Experimentelle Medizin, Pathologie und Klinik

Band 21

Herausgegeben von

R. Hegglin · F. Leuthardt · R. Schoen · H. Schwiegk
A. Studer · H. U. Zollinger

Die kongenitale Hypothyreose und der endemische Kretinismus

Von

Max Pierre König

Mit einem Geleitwort von Professor Dr. F. Wyss, Bern

Mit 20 Abbildungen

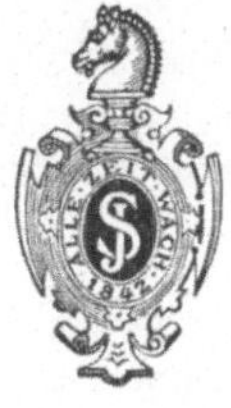

Springer-Verlag Berlin · Heidelberg · New York 1968

Privatdozent Dr. Max Pierre König, Konsiliarius für Endokrinologie,
aus der Medizinischen Klinik (Direktor: Prof. Dr. F. Wyss) und der Kinderklinik
(Direktor: Prof. Dr. E. Rossi) der Universität Bern

ISBN-13: 978-3-642-95019-3   e-ISBN-13: 978-3-642-95018-6
DOI: 10.1007/978-3-642-95018-6

Titel-Nr. 6544

Geleitwort

Ist es sinnvoll, eine aussterbende Krankheit zu beschreiben? Zweifellos ist der endemische Kretinismus in unserer Gegend seit der Einführung der Jodprophylaxe im Verschwinden begriffen. Herr KÖNIG konnte in den verschiedenen Anstalten des Kantons Bern und im Wallis nur noch eine kleine Gruppe von Kretinen finden, die überdies ein respektables Durchschnittsalter aufweisen. Mehrere der noch lebenden Kranken sind in der klassischen Monographie von DE QUERVAIN und WEGELIN 1936 schon eingehend dargestellt worden. Läßt diese kleine Schar von alten, drolligen Kretinen noch Aussagen zu, die als Ergänzung der gültigen Beschreibung von DE QUERVAIN und WEGELIN von Bedeutung sind? Sicher! Es war äußerst wertvoll, die schweizerischen Kretine und auch solche aus der Steiermark sozusagen in letzter Stunde mit modernen Mitteln zu untersuchen, wobei vor allem die Prüfung der Schilddrüsenfunktion neue Ergebnisse zeitigte. Der Nachteil, daß nur alte Kretine zur Verfügung standen, ließ sich dadurch wettmachen, daß KÖNIG seine Ergebnisse mit den Resultaten von Untersuchungen, die von verschiedenen Forschergruppen in „jungen" außereuropäischen Endemiegebieten gewonnen wurden, vergleichen konnte. Dadurch ließen sich Einblicke in Eigenheiten der verschiedenen Kropfendemiegebiete gewinnen, die von großem Interesse sind.

Besonders wertvoll ist der Versuch, das klinische Bild und die Schilddrüsenfunktion von endemischen Kretinen mit denjenigen von sporadischen Kretinen, besser ausgedrückt, mit dem Bilde der sporadischen kongenitalen Hypothyreose zu vergleichen. Es standen dem Autor 40 sporadische kongenitale Hypothyreosen zur Verfügung, die auf das sorgfältigste mit modernen Methoden untersucht worden sind. Die Untersuchungsergebnissse an einheimischen Kretinen, an sporadischen kongenitalen Hypothyreosen und die Resultate aus Gebieten, wo der Kretinismus heute noch endemisch ist, bilden die Basis für grundlegende Analysen. KÖNIG versucht, trotz der Vielfalt der Symptome die wichtigsten Kriterien des endemischen Kretinismus hervorzuheben, die Krankheit klar zu definieren und sie mit der sporadischen kongenitalen Hypothyreose zu vergleichen. Die Befunde, welche beiden Leiden gemeinsam sind und diejenigen, welche sie trennen, werden klar gezeichnet. Für alle scheint der Thyroxinmangel während des intrauterinen Lebensabschnittes ausschlaggebend zu sein. Zusätzliche Faktoren prägen gewisse Zeichen des endemischen Kretinismus. Wenn einerseits pränatale Schädigungen des zentralen Nervensystems irreversibel sind, kann anderseits das frühzeitige Erkennen eines postnatalen Thyroxinmangels das Schicksal der Kranken entscheidend beeinflussen.

Die Monographie von KÖNIG ist damit keineswegs etwa eine historische Schrift; sie greift mitten in aktuelle Probleme der Schilddrüsenfunktion hinein, weshalb ihr eine günstige Aufnahme in interessierten Kreisen zu wünschen ist.

Bern, März 1967   F. WYSS

Danksagung

Die Arbeit wurde durch die Unterstützung des Schweizerischen Nationalfonds zur Förderung der Wissenschaftlichen Forschung und durch den Hochschulfonds der Universität Bern ermöglicht.

Für die Erlaubnis zur Untersuchung der Insassen der Anstalten Bärau, Dettenbühl, Frienisberg, Ittigen, Riggisberg und Utzingen im Kanton Bern, von Kainbach, Kindberg, Schwanberg und vom Pius-Institut Bruck a. d. Mur in der Steiermark bin ich den Vorsteherinnen und Herren Verwaltern zu Dank verpflichtet.

Herr Hofrat Dr. med. H. KALLOCH, Sanitätsdirektor der Landesregierung in Graz verhalf mit seinen Mitarbeitern der Expedition in die Steiermark zum Erfolg.

Die Radiojod-Tests wurden im Isotopenlabor des Zentralen Strahleninstituts der Universität Bern (Direktor: Prof. Dr. A. ZUPPINGER) ausgeführt, die Bestimmungen der Schilddrüsen-Antikörper im Zentrallabor des Schweiz. Roten Kreuzes (Direktor: Prof. A. HÄSSIG), die TSH-Bestimmung durch Herrn Dr. A. BURGER.

Folgende Bilder sind in verdankenswerter Weise zur Verfügung gestellt worden:
Abb. 15: durch Herrn Dr. F. DELANGE, Clinique Universitaire de Pédiatrie, Bruxelles, Belgien; Abb. 16 a, b, c: durch Herrn Dr. J. E. DUMONT, Université Libre de Bruxelles, Belgien; Abb. 17 a—f: durch Herrn J. C. CHOUFOER, Universitätsspital Leiden, Holland; Abb. 18 a—d: durch Herrn Dr. V. RAMALINGASWAMI, All India Institute of Medical Science, New Dehli, Indien. Abb. 20 a entstammt der Monographie von J. EUGSTER.

Herr Prof. F. WYSS schlug mir 1957, durch ausländische Arbeiten über den Kretinismus angeregt, eine eingehende Untersuchung der endemischen Kretinen unserer Gegend vor. Sein Interesse und seine wohlwollende Unterstützung waren für das Gelingen der vorliegenden Arbeit entscheidend. Die Assistenten, Krankenschwestern und Laborantinnen der Medizinischen Abteilung des Anna Seiler Hauses/

Inselspital haben tatkräftig und mit großem Einsatz bei der nicht immer leichten Abklärung mitgeholfen. Ihnen allen gebührt Dank.

Großen Dank schulde ich PD Dr. H. STUDER und Dr. J. C. CHOUFOER für die vielen Anregungen und ihre so wertvolle Kritik.

Dem Springer-Verlag danke ich für die prompte Arbeit und das große Verständnis und Entgegenkommen bei der Drucklegung.

Schließlich möchte ich die ständige Aufmunterung und Hilfe meiner Frau herzlich dankend erwähnen. Ihr sei dieses Buch gewidmet.

M. P. K.

Inhaltsverzeichnis

I. Einleitung

Es ist in letzter Zeit eine lebhafte Diskussion um den Ausdruck „Kretinismus" entstanden, die teilweise daher rührt, daß für viele „Kretinismus" ein Sammeltopf für verschiedene Krankheiten mit gewisser Ähnlichkeit geworden ist (KÖNIG, 1962). In Vergangenheit und Gegenwart ist „Kretin" häufig als gleichbedeutend mit „Trottel" oder „Schwachsinniger" verwendet worden. Die Bezeichnung ist ja nicht bloß medizinischer Fachausdruck, sondern hat aus der Umgangssprache Eingang in die medizinische Terminologie gefunden.

Die historischen und etymologischen Aspekte des Begriffes „Kretin" sollen hier nicht näher diskutiert werden, da wiederholt Abhandlungen darüber veröffentlicht worden sind, so in letzter Zeit von MERKE (1960) und von CRANEFIELD (1962). Im übrigen besitzen die Ausführungen von WEGELIN in der Monographie von DE QUERVAIN u. WEGELIN noch ihre volle Gültigkeit.

Anlaß zu Diskussion und Verwirrung haben aber in erster Linie folgende Tatsachen geliefert:

Das klinische Bild dessen, was gemeinhin als endemischer Kretinismus bezeichnet wird, ist individuell außerordentlich variabel und weist gewisse schwer erklärbare regionale Unterschiede auf.

Es herrscht eine ausgesprochene Meinungsverschiedenheit über die Ursache des endemischen Kretinismus.

Schließlich ist angeblich die Verwirrung dadurch noch größer geworden, daß englische Autoren im 19. Jahrhundert (CURLING, FAGGE, u. a.) den Begriff „Kretinismus" sozusagen aus der Endemie herausgeholt und für nichtendemische Krankheitsbilder, die mit einer Schilddrüseninsuffizienz einhergehen, gebraucht haben. Damit ist es im angelsächsischen Sprachgebrauch üblich geworden, ganz allgemein kongenital hypothyreote Patienten als Kretine zu bezeichnen.

Die vorliegende Arbeit ist mit der Absicht geschrieben worden, durch Vergleich von endemischem Kretinismus mit der sporadischen, kongenitalen Hypothyreose in der Frage Klarheit zu bekommen, welche Bedeutung heute dem Begriff des Kretinismus zukommt, das heißt, Antworten auf die Fragen zu suchen:

1. Ist die *Symptomatologie* des endemischen Kretinismus mit derjenigen der sporadischen kongenitalen Hypothyreose, dem sogenannten „sporadi-

schen Kretinismus", vergleichbar, mit ihr identisch oder grundsätzlich verschieden davon?

2. Läßt sich das vielfältige und regional angeblich so unterschiedliche klinische Bild des endemischen Kretinismus durch eine kongenitale oder frühkindliche Hypothyreose erklären? Ist die *Pathogenese* dieser beiden Krankheitsbilder dieselbe, nämlich ein (kongenitaler) Mangel an Schilddrüsenhormon? Können alle oder nur einzelne Symptome als Folgen einer Schilddrüseninsuffizienz betrachtet werden? Bestehen Anhaltspunkte dafür, daß prinzipiell verschiedene Ursachen für die Variabilität der einzelnen Krankheitsbilder verantwortlich sind, oder sind letztere Ausdruck eines graduellen Unterschiedes derselben Ursache?

3. Rechtfertigen die auf diese Fragen sich ergebenden Antworten den Ausdruck „Kretinismus"? Sollten damit nur die endemischen Krankheitsformen bezeichnet werden oder auch die sporadischen?

Durch die Analyse von Ätiologie, Pathogenese und Symptomatik der beiden Krankheitsgruppen soll versucht werden, Antworten auf diese Fragen zu finden.

II. Anatomische und pathophysiologische Grundlagen

1. Die pränatale Schilddrüsenentwicklung

1.1. Morphologische Entwicklung

Bereits im Laufe der 3. Fetalwoche, also so früh wie die Hypophysenanlage, stülpt sich am Boden der entodermalen Mundbucht eine epitheliale Wucherung aus und wandert etwas später, ungefähr zum Zeitpunkt des Descensus der Herzanlage, caudalwärts. Dabei kommt das umgebende, namentlich die Blutgefäße des Truncus arteriosus bildende mesenchymale Gewebe mit. Diese vom Foramen caecum ausgehende Ausstülpung bildet bald zwei Lappen, die vorerst die Form eines auf dem Kopf stehenden Y einnehmen und sich allmählich cranialwärts aufstellen. Es wird allgemein angenommen, daß diese zwei medialen Lappen sich mit den Abkömmlingen des 4. (eventuell auch 5.) Branchialbogens, welche in der 7. bis 8. Fetalwoche ebenfalls descendieren, vereinen. Dieses Zusammenschmelzen von Gewebe aus der ursprünglich medianen Schilddrüsenanlage mit lateralen Kiemenbogenabkömmlingen ist noch nicht völlig geklärt (BOYD, NEIMANN u. Mitarb., 1961, u. a.). Immerhin scheint es einigermaßen gesichert, daß das laterale Gewebe mit den median entstandenen Lappen eine nicht mehr zu trennende Einheit bildet, daß aber bei fehlender mediolateraler Vereinigung, also z. B. bei Schilddrüsenektopien, die Branchialbogenanteile kein funktionierendes Schilddrüsengewebe zu bilden vermögen (BOYD, NEIMANN u. Mitarb., 1961, u. a.).

Zur Zeit der Lappenbildung atrophiert normalerweise der vom Zungengrund stammende Ductus thyreoglossus. Hin und wieder bleibt ein rudimentärer Gang oder Geweberest zwischen Zungengrund und Zungenbein (cranialer Rest des Ductus thyreoglossus) bestehen. Der untere, caudale Teil bildet sich zum Lobus pyramidalis aus. Dieser meist medial liegende Schilddrüsenlappen (das Gangsystem wird normalerweise vollständig von normalem Schilddrüsengewebe ersetzt) variiert in Form und Größe individuell sehr stark und kann noch BOYD in ungefähr 25% überhaupt fehlen.

Bereits während des Descensus wird die ursprünglich kompakte epitheliale Anlage allmählich in ein capillarreiches Balkenwerk umgebaut, aus welchem sich von der 7. bis 12. Fetalwoche an nach und nach Follikel bilden. Alles deutet darauf hin, daß die Schilddrüsenzellen von dieser Periode an über einen sehr aktiven Stoffwechsel verfügen (s. bei SHEPARD). Die Mitosen sind häufig, die intracellulären, peripheren, blassen Tröpfchen oder Vacuolen sind zahlreich und bilden wahrscheinlich das Kolloid. Allerdings findet sich pränatal üblicherweise nur wenig gespeichertes Kolloid.

Über die Rolle des sich in der Fetalzeit ebenfalls stark entwickelnden Lymphgefäß-Systems ist man sich noch nicht im klaren (BOYD).

Mit der allgemeinen fetalen Entwicklung vergrößert sich auch die Schilddrüse und vermehrt ihr Gewicht nach POTTER ziemlich parallel zur Gesamtkörpergewichtszunahme.

1.2. Funktionelle Entwicklung

Verschiedene Autoren (YAMAZAKI u. Mitarb.; ANDERSEN u. Mitarb., 1959; ABOUL-KHAIR u. Mitarb.; COSTA u. Mitarb., 1965, u. a.) haben Radiojoduntersuchungen beim Embryo im Laufe von legalen Schwangerschaftsunterbrechungen gemacht, indem sie der Mutter vor der Interruptio Spürdosen Radiojod verabreichten und dann die fetale Schilddrüse kontrollierten. Die zum Teil früher schon gemachte Feststellung, wonach die fetale Schilddrüse um die 12. Fetalwoche Jod zu speichern anfängt, ist bestätigt worden. Angaben über frühere Zeitpunkte (z. B. 7. Fetalwoche nach CHAPMAN u. Mitarb.) sind umstritten (vergleiche dazu SHEPARD).

Ungefähr in der 18.—20. Woche werden, gleichzeitig mit dem Auftreten von Follikel und Kolloid, in der fetalen Schilddrüse Thyroxin und Trijodthyronin synthetisiert. Die entsprechenden Daten variieren je nach Tierspecies beträchtlich (s. z. B. Zeitangabe oben), möglicherweise in Abhängigkeit vom Reifegrad, den das Jungtier bei der Geburt erreicht (MYANT).

Es ist bis heute noch nicht gelungen, genaue Zahlen oder auch nur nähere Anhaltspunkte über die quantitativen Aspekte der fetalen Schilddrüsenhormonproduktion zu erhalten. So ist z. B. nicht bekannt, wieviel Thyroxin die fetale Schilddrüse produzieren kann und wie sehr sie durch die Zufuhr von mütterlichen Hormonen beeinflußt wird.

Dagegen kann angenommen werden, daß der sogenannte Rückkoppelungsmechanismus (feed-back mechanism) zwischen Hypophyse und Schilddrüse bereits beim Fetus funktioniert:

Es ist in verschiedenen Tierexperimenten gelungen, nach Hypophysektomie des Fetus eine Entwicklungsstörung der Schilddrüse nachzuweisen (Literatur bei MYANT). Beim Menschen und bei Tieren konnte nach Verabreichung von Thyreostatica (z. B. Thiouracil) in der Schwangerschaft das Auftreten eines Kropfes beim Fetus beobachtet werden (s. bei MYANT, BURROW, u. a.). Da mütterliches thyreotropes Hormon (TSH) die Placenta nicht durchdringen kann, muß fetales TSH für diese Reaktion verantwortlich gemacht werden.

Einen weiteren Hinweis für die Aktivität des fetalen Hypophysen-Schilddrüsen-Systems liefern C. A. Smith u. Mitarb. Sie haben graviden Hündinnen hohe Dosen Radiojod verabfolgt und dadurch die fetalen Schilddrüsen zerstören können. Die kurz nach der Geburt schon eindeutig hypothyreoten Jungtiere hatten in der stets vergrößerten Hypophyse histologische Zeichen erhöhter Aktivität.

Die fetale Schilddrüsentätigkeit steht also mit großer Wahrscheinlichkeit unter dem Einfluß der fetalen Hypophyse. Allerdings sind die morphologische Differenzierung der Schilddrüse und die Jodspeicherung weitgehend auch ohne Hypophyse möglich (Saxen).

In welchem Ausmaß und wann der fetale thyreohypophysäre Rückkoppelungsmechanismus unter normalen und pathologischen Bedingungen einsetzt, ist noch nicht geklärt.

2. Veränderungen des mütterlichen Jodstoffwechsels während der Schwangerschaft

Es ist eine häufig gemachte Erfahrung, daß die Schilddrüse sich in graviditate noch mehr vergrößert als prämenstruell und daß Frauen, welche vorher nicht wußten, daß sie einen Kropf hatten, dies in der Schwangerschaft realisieren. Dieser „Schwangerschaftskropf" kann sich nach der Geburt gelegentlich beträchtlich verkleinern.

Von der zweiten Hälfte der Schwangerschaft an ist eine Erhöhung des Grundumsatzes feststellbar, die leicht mit der Zunahme des aktiven Protoplasmas (Mutter und Kind) erklärt werden kann. Ob das mütterliche Gewebe an sich mehr Sauerstoff verbraucht, ist nicht bekannt (Myant).

Die übliche Zunahme von Pulsfrequenz und Blutdruck findet in der veränderten Hämodynamik ihre Erklärung.

Es gibt aber spezifischere Maße der Schilddrüsenfunktion, die in der Schwangerschaft verändert sind. Die Radiojodaufnahme in der Schilddrüse ist erhöht, der Hormonspiegel als PBI gemessen ist erhöht, die thyroxinbindenden Eiweiße (TBP) sind vermehrt, und die Thyroxin-Halbwertzeit (T4^1/$_2$) ist verlängert (Engbring u. Engstrom).

Zum Teil können diese Veränderungen durch den erhöhten Oestrogenspiegel erklärt werden. Oestrogenzufuhr bei völlig athyreoten und euthyreoten nicht schwangeren Individuen erhöht das TBP. Mit Oestrogen kann ebenfalls ein Anstieg des PBI und eine Verlängerung der biologischen Thyroxin-Halbwertzeit erzielt werden. Die Radiojodaufnahme in der Schilddrüse jedoch nimmt bei Nicht-Schwangeren unter Oestrogen nicht zu (Engbring u. Engstrom; Dowling u. Mitarb.).

3. Die Bedeutung der Placenta im mütterlich-fetalen Jodstoffwechsel

3.1. Jod

LOGOTHETOPOULOS u. SCOTT haben bei Meerschweinchen, Kaninchen und Ratten einen aktiven Jodtransport durch die Placenta nachgewiesen. Das den mütterlichen Tieren injizierte Radiojod fand sich nach relativ kurzer Zeit im fetalen Kreislauf in höherer Konzentration als im mütterlichen. Wurden aber mütterliches und fetales Serum nur durch eine Membran getrennt, so fand sofort ein Ausgleich der verschiedenen Konzentrationen statt, als Zeichen dafür, daß Jod nicht gebunden, sondern frei diffundierbar blieb. Dieser aktive Jodtransport konnte von den Autoren mit NaSCN blockiert werden.

Entsprechende Untersuchungen beim Menschen sind uns unbekannt. Existiert dieser aktive Jodtransport beim Menschen ebenfalls, so darf daraus geschlossen werden, daß dem Fetus wesentlich mehr als nur das Jod zur Verfügung steht, das durch Diffusion allein durch die Placenta gelangt. Dies ist nicht nur für die fetale Thyroxinproduktion sehr wichtig, sondern könnte dann von besonderer Bedeutung sein, wenn Jod an sich für den Zellstoffwechsel nötig ist. Man weiß nicht, inwieweit die morphologisch nicht faßbare, celluläre Entwicklung funktionell durch Jod beeinflußt wird. Diese Frage ist jedoch für das Kretinenproblem deshalb so entscheidend wichtig, weil die Organbildung weitgehend in einer Periode sich abspielt, in welcher noch kein embryonales Thyroxin zur Verfügung steht und sehr wahrscheinlich nur sehr wenig oder kein mütterliches Thyroxin durch die Placenta gelangt. Sollte es sich herausstellen, daß z. B. die Embryogenese des Zentralnervensystems durch Jod beeinflußt wird, so käme dem transplacentaren Jodtransport eine ganz besondere Wichtigkeit zu. Der Jodmangel als Ursache des Kretinismus würde dadurch einen ganz neuen Aspekt erhalten.

3.2. Mütterliches Thyroxin und TSH

Zahlreiche Tierexperimente und vereinzelte Untersuchungen am Menschen sind mit der Absicht durchgeführt worden, zu erfahren, wieviel Thyroxin und TSH unter physiologischen Bedingungen transplacentar von der Mutter zum Kind und vom Kind zur Mutter gelangen. In Anlehnung an MYANT, an ROBBINS u. NELSON, BEIERWALTES u. MATOVINOVIC, FRENCH u. VAN WYK, 1964, und SCHULZ u. Mitarb. können die heutigen Kenntnisse folgendermaßen zusammengefaßt werden:

Normalerweise geht kein mütterliches oder fetales TSH durch die Placenta.

Thyroxin und Trijodthyronin passieren die Placenta nur in freier, nicht in eiweißgebundener Form. Am Anfang der Schwangerschaft wandern nur geringe Mengen, mit zunehmender Dauer der Gravidität immer mehr Schilddrüsenhormon transplacentär. Es ist anzunehmen, daß Thyroxin und Trijodthyronin in beiden Richtungen durch die Placenta gehen können.

Der Thyroxinspiegel im Blut ist nicht nur von der Funktionskapazität der Schilddrüse und dem peripheren Hormonabbau sowie möglicherweise von der placentaren Durchgängigkeit für Thyroxin abhängig, sondern weitgehend auch von der Konzentration des Trägerproteins (dem thyroxin binding protein TBP) und der Affinität desselben zu Thyroxin. Da die Eiweißverhältnisse bei Mutter und Kind verschieden sind und sich während der Schwangerschaft verändern, und weil ein dynamisches Gleichgewicht zwischen freiem und gebundenem Thyroxin beidseits der Placentarschranke besteht, ist es außerordentlich schwer abzuschätzen, in welcher Größenordnung sich der mütterlich-fetale Hormonaustausch unter physiologischen Bedingungen abspielt.

Die vorliegenden Befunde lassen vermuten, daß physiologischerweise nur ein geringer transplacentärer Thyroxintransport stattfindet, und daß eine fetale Schilddrüseninsuffizienz kaum durch mütterliches Thyroxin und/oder Trijodthyronin vollständig kompensiert werden kann.

Diese Annahme wird durch folgende klinische Erfahrung gestützt. CARR u. Mitarb. (1959) haben eine hypothyreote Frau beobachtet, welche mit „physiologischen" Dosen Thyreoidea sicca (60—90 mg täglich) während zwei Schwangerschaften behandelt worden war. Damit hatte nicht vermieden werden können, daß zwei während dieser Behandlung geborene athyreote Kinder kongenital hypothyreot zur Welt kamen und Kretine wurden. Während der dritten Schwangerschaft verabreichten die Autoren der Patientin Dosen von über 1500 mg Thyreoidea sicca und erhöhten damit ihr Serum-PBI auf über 20 μg-%. Das dritte Kind, wiederum athyreot, war bei der Geburt völlig normal und ausgereift (kein Entwicklungsrückstand im Knochenalter) und hat nie kretine Züge entwickelt.

FRENCH u. VAN WYK (1964) haben einen normal intelligenten Patienten mit gesicherter Athyreose beobachtet, dessen Mutter während der Schwangerschaft hyperthyreot gewesen ist.

Auch v. HARNACK u. HORST (1958) haben eine hyperthyreote Mutter mit hypothyreotem Kind beschrieben, bei welchem trotz frühem Krankheitsbeginn und spätem Einsetzen der Substitutionsbehandlung eine normale geistige Entwicklung erreicht wurde. Der Knabe war allerdings infolge einer Schilddrüsen*ektopie* hypothyreot und hatte einen völlig normalen, euthyreoten Zwillingsbruder (s. S. 16).

Daß große zirkulierende Schilddrüsenhormonmengen auf der mütterlichen Seite nötig sind, um das gestörte thyreohypophysäre Gleichgewicht beim Fetus herzustellen, geht auch aus der Mitteilung von KEYNES hervor. Hyperthyreote Mütter hatten während der Schwangerschaft neben dem Thyreostaticum zur Vermeidung einer kindlichen Schilddrüsenstörung Thyroxin bis zu 0,5 mg täglich erhalten. Unter den Neugeborenen dieser Mütter wiesen trotzdem mehrere einen Kropf auf (s. Tab. 2).

4. Der Einfluß von mütterlichen Schilddrüsenkrankheiten auf die fetale Entwicklung

4.1. Mütterliche Hypothyreose

Hypothyreote Frauen werden relativ selten gravid. Kommt es aber zu einer Schwangerschaft, so wird diese recht häufig in den ersten Monaten durch einen Spontanabort unterbrochen, bemerkenswerterweise auch bei klinisch wenig eindrücklicher Hypothyreose (HOET u. Mitarb.; GREENMAN u. Mitarb.; NAUMOFF u. SHOOK, u. a.).

GREENMAN u. Mitarb. und vor allem EVELYN MAN und ihre Mitarbeiter (1958) finden bei denjenigen Frauen eine erhöhte Gefahr eines Abortes oder eines kongenital geschädigten Kindes, bei denen ein niedriges PBI oder BEI besteht und bei denen die Hypothyreose nicht genügend substituiert wird.

Der mütterliche Schilddrüsenhormonmangel kann sich, wenigstens theoretisch, in verschiedener Weise auf den kindlichen Organismus auswirken.

Es ist unbestritten, daß für die fetale Entwicklung Thyroxin nötig ist (wobei die Frage noch nicht eindeutig beantwortet ist, inwieweit der Fetus diesen Thyroxinbedarf selbst deckt). Über die Notwendigkeit und Bedeutung von Schilddrüsenhormonen für die Embryogenese dagegen existieren zur Zeit nicht viel mehr als Vermutungen (SAXEN). Da die Embryogenese hauptsächlich zu einem Zeitpunkt abläuft, in welchem die kindliche Schilddrüse sich erst bildet und noch nicht selbst Thyroxin produziert, muß mütterliches Hormon die embryonalen Bedürfnisse decken, wenn solche für die Organbildung bestehen. Demnach ist zu erwarten, daß eine mütterliche Hypothyreose in erster Linie zu Embryopathien führen sollte.

Es sind nicht viele Mitteilungen über hypothyreote Mütter und ihre Kinder in der Literatur zu finden, und oft sind die klinischen Angaben namentlich über das Kind dürftig. Die einzelnen Autoren sind zum Teil von verschiedenen Ausgangspunkten ausgegangen. Häufig beschränkt sich die Beurteilung des Kindes auf das Untersuchungsergebnis bei der Geburt.

Trotz diesen Einschränkungen ist die Tatsache festzuhalten, daß eine auffallend große Anzahl der Kinder von hypothyreoten Müttern kongenitale Anomalien aufweist, daß Aborte häufig sind, wie eingangs bereits erwähnt, und daß in nur ungefähr der Hälfte der in der Literatur bekannten Fälle normale Kinder geboren worden sind (s. Tab. 1).

Die Zahl der normalen Kinder bedarf allerdings nach oben und nach unten einer gewissen Korrektur. Einerseits muß angenommen werden, daß nicht alle Fälle von Hypothyreose in der Schwangerschaft publiziert werden, namentlich nicht wenn das Kind normal ist. Andrerseits sind möglicherweise einzelne Kinder, die nur bei der Geburt untersucht und als normal bezeichnet worden sind, kongenital geschädigt und deshalb nicht als solche erkannt worden, weil sich dieser Schaden bei der Geburt oder kurz nachher noch nicht manifestiert (z. B. Gehirnschaden mit später auftretendem Intelligenzdefekt, Herzvitien, usw.). Es ist daher eine berechtigte Forderung von GREENMAN u. Mitarb., daß Kinder von hypothyreoten Müttern noch mehrere Monate nach der Geburt auf kongenitale Defekte hin kontrolliert werden sollten.

Tabelle 1. *Einfluß der mütterlichen Hypothyreose während der Schwangerschaft auf auf die pränatale Entwicklung des Kindes*

Autoren (Publikationsjahr)	Anzahl Mütter	Anzahl Graviditäten	Aborte, Totgeb., früh gestorben	Kongenitale Anomalien	Normale Kinder	Angaben über Kind fehlen
PARKIN u. GREENE, 1943	6	9	4		3	2
HODGES et al., 1952	1	6	2	3	1	
MORAN, 1952	1	7	5 (6)	1	1	
SIEGLER, 1956	1	1			1	
CARR et al., 1959	1	3		3		
PAZ et al., 1959	1	2			2	
CHOSSON et al., 1960	1	1			1	
BOS, 1955	3	18	6	6	6	
MAN et al., 1958	4	4			3	1
SUTHERLAND et al., 1960	1	3	(2)	3		
HOET et al., 1960	32	32	8	8	16	
GREENMAN et al., 1962	19	20	5	4	11	
KÖNIG (eigene Fälle)	3	4			4	
Total	74	110	30	28	49	3

Die genaue Natur des kongenitalen Defektes ist nicht bei allen in der Tab. 1 zitierten Kindern hypothyreoter Mütter angegeben, bei einzelnen fehlt jegliche Angabe. Die etwas näher beschriebenen Anomalien dieser Fälle gruppieren sich folgendermaßen:

19 Mißbildungen des Zentralnervensystems
und des Schädels

6 kongenitale Hypothyreosen

2 kongenitale Herzvitien

2 Augenmißbildungen

1 Mongoloismus

1 Zahnanomalie und Kryptorchismus

1 Fehlen der linken Niere (Mutter dieses
Kindes ist hypothyreot und Diabetikerin).

Unter den 19 Mißbildungen des ZNS werden je eine Anencephalie, eine craniocerebrale Mißbildung, 1 Oligophrenie, 2 Fälle von Hydrocephalus und 4 geistige (meistens psychomotorische) Entwicklungsstörungen angegeben. Die 10 Fälle von HOET u. Mitarb. werden in einer Gruppe von 30 Kindern mit kongenitalen ZNS-Mißbildungen erwähnt, wobei 10 von hypothyreoten Müttern, die anderen von Diabetikerinnen und anderen nicht-hypothyreoten Müttern stammen. Von diesen 30 zentralnervös geschädigten Kindern haben 24 eine Meningomyelocele, 2 einen Hydrocephalus, 4 craniocerebrale Mißbildungen mit psychosomatischer Reifestörung.

Von den 6 hypothyreoten Kindern stammen je 3 aus zwei Familien. Im einen Fall handelt es sich um die bereits zitierte Familie von CARR u. Mitarb. (1959) mit den 3 athyreoten Kindern (s. S. 7), im anderen Fall wurde von SUTHERLAND u. Mitarb. eine Autoimmunkrankheit vermutet (s. S. 15). Es liegt auf der Hand, in diesen zwei Familien einen Gendefekt zu vermuten und die gehäuft vorkommende Hypothyreose nicht als Folge der mütterlichen Schilddrüseninsuffizienz während der Schwangerschaft, sondern als Ausdruck einer familiären Thyreopathie zu betrachten. GREIG u. Mitarb. erwähnen den Fall eines wahrscheinlich „athyreoten Kindes", dessen Mutter ebenfalls kongenital hypothyreot (angeblich ebenfalls „athyreot") gewesen ist. Die Mutter erhielt während der Schwangerschaft 180—240 mg getrocknete Schilddrüse täglich.

Als Ergänzung dieser klinischen Befunde seien noch die tierexperimentellen Untersuchungen von CARR u. Mitarb. (1959) erwähnt. Diese Autoren haben, in Übereinstimmung mit anderen, gezeigt, daß eine während der Gravidität auftretende, künstlich herbeigeführte Hypothyreose beim Muttertier weder auf das PBI, noch auf die Allgemeinentwicklung der Jungtiere einen Einfluß ausübt.

Scheint also die mütterliche Hypothyreose wenig Einfluß auf die fetale Schilddrüsenfunktion auszuüben, so sprechen die vorliegenden Befunde für eine gewisse Abhängigkeit der frühembryonalen Organogenese von der mütterlichen Thyroxinproduktion.

Eine besondere Situation besteht beim schweren Jodmangel. Jodmangel kann eine Hypothyreose auslösen (s. bei BECKERS). Ist der Jodmangel die Ursache der mütterlichen Hypothyreose, so könnte er sich in dreifacher Hinsicht auf den kindlichen Organismus auswirken.

Die wegen des Jodmangels hypothyreote Mutter stellt mit ihrem erniedrigten Hormonspiegel wenig Thyroxin für den transplacentaren Austausch zur Verfügung (wobei nach dem oben Gesagten die Rolle des mütterlichen Thyroxins für das Kind noch nicht befriedigend abgeklärt ist).

Das Kind erhält zu wenig Jod für seine eigene Thyroxinproduktion und kann dadurch schon pränatal hypothyreot werden.

Schon bevor die fetale Schilddrüse Thyroxin produzieren kann, gelangt zu wenig Jod durch die Placenta, dies umso mehr, als die jodarme mütterliche Schilddrüse eine ausgeprägte Jodaktivität entwickelt und das durch die Nahrung vermindert aufgenommene Jod vermehrt speichert. Es ist unbekannt, ob unter diesen Umständen die Placenta eine gewisse Kompensation durch ihren aktiven Jodtransportmechanismus zustandebringt (s. S. 6). Jedenfalls ist anzunehmen, daß auch das Kind in seiner Frühentwicklung dem Jodmangel ausgesetzt ist. Ob sich dies für die Embryogenese nachteilig auswirkt, ist nicht mit Sicherheit zu sagen. EGGENEBRGER hat einen Rückgang der kongenitalen Mißbildungen parallel zum Einführen des Jodsalzes in der Schweiz beobachtet. Die Versuchung ist groß, in diesem Zusammentreffen mehr zu sehen als eine Zufälligkeit und den Rückgang der kongenitalen Anomalien als Ausdruck einer erfolgreich bekämpften Jodmangelerscheinung zu interpretieren. Inwieweit eine vermehrte mütterliche Thyroxinproduktion oder die erhöhte Jodzufuhr allein entscheidend ist, kann nach den obigen Ausführungen nicht gesagt werden.

Zusammenfassend halten wir fest, daß vorderhand eindeutige Beweise für die Abhängigkeit der pränatalen Entwicklung des Kindes vom mütterlichen Thyroxinspiegel fehlen. Hypothyreote Mütter haben gehäuft Aborte und Kinder mit kongenitalen Mißbildungen aller Art. Es ist möglich, daß der mütterliche Hormonmangel ganz oder teilweise für diese Anomalien verantwortlich ist. Jedoch herrscht kein bestimmter Typ von Embryopathien bei Kindern von hypothyreoten Müttern vor. Die Mißbildungen oder Entwicklungsstörungen sind im Gegenteil auffallend wenig einheitlich. Zudem können Frauen mit Hypothyreosen verschiedenster Genese leichten oder schweren Grades völlig normale Kinder haben.

Besonders wichtig ist die Feststellung, daß die Kinder von hypothyreoten Müttern nur ausnahmsweise hypothyreot sind oder Zeichen einer verzögerten pränatalen Entwicklung aufweisen. Kommt aber Hypothyreose bei Mutter und Kind vor, so handelt es sich wahrscheinlich um eine familiäre, genetisch bedingte Schilddrüseninsuffizienz.

Der schwere Jodmangel hat möglicherweise für den kindlichen Organismus ebenso schwerwiegende, vielleicht sogar schlimmere Konsequenzen als die einfache Hypothyreose der Mutter, indem er sich sowohl auf die Organogenese wie auf die Fetalentwicklung deletär auswirken kann. Diese pathogenetische Hypothese ist vorläufig unbewiesen, wenn auch gewisse Anhaltspunkte dafür sprechen.

4.2. Mütterliche Hyperthyreose

Hyperthyreosen kommen während der Schwangerschaft nicht selten vor. Berichte über pathologische Veränderungen bei Kindern von Müttern mit Hyperthyreose in graviditate sind, wenn man von der kongenitalen Hyperthyreose absieht, kaum zu finden. Man sollte erwarten, daß die pathologische Erhöhung des Thyroxinspiegels im mütterlichen Kreislauf zu einer Überschwemmung des fetalen Organismus mit Beschleunigung der Entwicklung (z. B. des Knochenalters) führt. Indessen ist dies unseres Wissens nie beschrieben worden. Im Gegenteil berichten v. HARNACK u. Mitarb. (1958), wie bereits erwähnt, über eine Familie, in welcher die hyperthyreote Mutter Zwillinge geboren hat, von denen der eine hypothyreot, der andere euthyreot war.

In der verfügbaren Literatur über *kongenital hyperthyreote Kinder* (Literatur bei McKENZIE) wird angegeben, daß die Mutter entweder zur Zeit der Geburt selbst hyperthyreot gewesen ist oder früher eine meist schwere Hyperthyreose durchgemacht hat. Nach McKENZIE ist die kindliche, kongenitale Hyperthyreose auf den Übertritt vom „Long Acting Thyroid Stimulator" (LATS) von der Mutter auf das Kind zurückzuführen.

Es liegen also wenig Anhaltspunkte vor, die vermuten lassen, daß eine Hyperthyreose der Mutter während der Schwangerschaft den kindlichen Organismus dauernd wesentlich schädigt (die Fälle von kongenitaler Hyperthyreose heilen häufig spontan in den ersten 2—4 Monaten nach der Geburt). Dagegen gibt es zahlreiche Publikationen über die schädlichen Folgen der thyreostatischen Therapie bei graviden Frauen für das Kind.

4.3. *Folgen der Thyreostatica-Therapie während der Schwangerschaft*

Alle in der Hyperthyreose-Behandlung gebräuchlichen Thyreostatica (Thiouracilderivate, Perchlorat, unter Umständen Jod in hohen Dosen) passieren die Placenta und werden von der fetalen Schilddrüse aufgenommen, wo sie die Thyroxinsynthese blockieren und über den Rückkoppelungsmechanismus zu einer vermehrten TSH-Stimulation und dadurch zu makroskopischen und mikroskopischen Schilddrüsenveränderungen führen können.

Tatsächlich sind wiederholt Kröpfe und andere morphologische Veränderungen in Schilddrüsen von Feten und Neugeborenen von hyperthyreoten Müttern, welche während der Gravidität mit Thyreostatica behandelt worden sind, beschrieben worden. Die Tabelle 2 ist eine Zusammenstellung der wichtigsten Arbeiten über mehrere Fälle von Thyreostatica-behandelten schwangeren Frauen. Absichtlich ist auf diejenigen Publikationen verzichtet worden, in welchen nur Einzelfälle beschrieben wurden.

Die große Mehrzahl der in solchen Situationen geborenen Kinder ist normal. Ungefähr 5% zeigen bei der Geburt einen Kropf, der in der Regel im Laufe der ersten drei Lebensmonate spontan verschwindet. Annähernd 15% der Schwangerschaften führen zu einem Abort oder zu einem geschädigten Kind. Wiederum, wie bei der Hypothyreose (s. S. 9), sind es nicht bestimmte Mißbildungen, die vorherrschen.

Es ist ohne weiteres einzusehen, daß ein vollständiger Block der Thyroxinsynthese, namentlich wenn er eine Zeitlang dauert, beim Fetus zu einem Entwicklungsrückstand führen muß, der sich in leichteren Fällen bei der Geburt einzig in einem etwas retardierten Knochenalter äußern, in schwereren Fällen aber bis zum Vollbild der kongenitalen Hypothyreose führen kann.

Dosis und Dauer der Applikation des Thyreostaticums spielen nicht die einzige Rolle (BURROW). Die unter der Therapie sich entwickelnde mütterliche Hypothyreose, die familiäre Belastung mit Schilddrüsenleiden und zu-

Tabelle 2. *Einfluß der Thyreostitica-Therapie während der Schwangerschaft auf das Kind*

Autoren (Jahr der Publikation)	Anzahl der Graviditäten	verwendete Medikamente	Kind			Abort oder Totgeb.
			normal	Kropf	Anomalie	
ASTWOOD, 1951	22	PTU	21	0	1 Klumpfuß	0
KEYNES, 1952	18	Thiouracil	12[1]	3	2 Hydramnia	0
MACGREGOR u.					3 Kretine	2
GOODWIN, 1953	33	„Thyreost."	31	0	1 Anenceph.	1[2]
FRASER u.						
FISHER, 1953	11	„Thyreost."	10	0	1 Hypothyr.[3]	0
HAWE u.						
FRANCIS, 1962	30	Carb., MTU, Perchlorat	25	0	1 Kretine	4
BURROW, 1965	41	PTU	28	5	1 Mongol. 1 Hypothyr.	5
HERBST u. SELENKOW, 1965	32	Thyreostatica + Thyr. sicc.	27	0	1 Hyperthyr.[4] 1 Kryptorch.[4] 2	3
Total	187		154	8	15	13

[1] Die 12 normalen Kinder bei den Fällen von KEYNES stammen von Müttern, welche nur kürzere Zeit während der Schwangerschaft Thiouracil einnahmen. Die 6 abnormen Kinder hatten evtl. mehrere Anomalien (z. B. Kretinismus + Kropf), ihre Mütter waren längere Zeit behandelt worden.

[2] Das totgeborene Kind bei MACGREGOR u. GOODWIN war durch die Nabelschnur stranguliert worden.

[3] Das hypothyreote Kind in der Serie von FRASER u. FISHER stammte von einer Mutter, die irrtümlicherweise die doppelte Dosis Thyreostatica eingenommen hatte.

[4] Die beiden Kinder mit Hyperthyreose und Kryptorchismus bei BURROW waren Zwillinge.

Medikamente: MTU = Methylthiouracil; PTU = Propylthiouracil; Carb. = Carbimazol; „Thyreostatica" = keine nähere Bezeichnung des Medikamentes in der betreffenden Publikation.

sätzliche Jodbehandlung sind weitere Faktoren, die für die Art und das Ausmaß der pränatalen kindlichen Schädigung durch die Thyreostatica von nicht zu unterschätzender Bedeutung sind. Darin liegt möglicherweise auch die Erklärung, warum ein so unterschiedliches Resultat bei gleicher Dosierung der Thyreostatica zu finden ist, d. h. warum nicht alle Mütter, welche lange und hochdosiert Thyreostatica erhalten, Kinder mit Kröpfen oder anderen Anomalien gebären.

4.4. Folgen der Radiojod-Therapie

Radioaktives Jod, zu therapeutischen Zwecken einer schwangeren Frau verabreicht, wird in der fetalen Schilddrüse ab der 10.—12. Woche gespeichert und kann zu einer Zerstörung des Schilddrüsengewebes mit kongenitaler Hypothyreose führen.

W. D. FISHER u. Mitarb. haben kürzlich vier Kinder beschrieben, deren kongenitale Hypothyreose durch eine der Mutter in graviditate verabfolgte Radiojodtherapie verursacht worden ist.

PFANNENSTIEL u. Mitarb. haben eben einen fünften Fall mitgeteilt. Viermal wurde das Radiojod wegen eines Schilddrüsencarcinoms bei der Mutter hochdosiert (75—225 mC) gegeben, einmal wegen einer Hyperthyreose in einer Dosierung von 14,5 mC. Es sind nicht alle fünf Kinder unmittelbar nach der Geburt eingehend untersucht worden, doch wiesen alle im Laufe der ersten Lebensmonate eindrückliche Zeichen einer kongenitalen Hypothyreose auf. Wohl weil die Substitutionsbehandlung mit Schilddrüsenhormon nicht früh genug einsetzte, haben einige dieser Kinder einen bleibenden Intelligenzdefekt selbst nach längerer Zeit genügender Therapie gezeigt.

PFANNENSTIEL u. Mitarb. weisen mit Recht auf die Wichtigkeit der genügend hohen Dosierung der Substitutionsbehandlung schon während der Schwangerschaft hin. Sie haben in ihrem Fall die Thyreoidea-sicca-Dosis sofort nach Kenntnisnahme der Schwangerschaft von 180 auf 600 mg täglich erhöht.

Es sind auch Fälle von hyperthyreoten Müttern bekannt (Literatur bei PFANNENSTIEL u. Mitarb.), die nach Radiojodtherapie während der Schwangerschaft ein euthyreotes, normales Kind geboren haben.

C. A. SMITH u. Mitarb. (s. S. 5) sowie COSTA u. Mitarb. (1961) haben experimentell bei Hunden die Wirkung von Radiojod auf die Nachkommen trächtiger Muttertiere, welche zu verschiedenen Zeitpunkten vor der Niederkunft Radiojod erhalten hatten, studiert. Die Resultate dieser untersuchungen stimmen mit den Erfahrungen beim Menschen überein: Das Radiojod zerstört die fetale Schilddrüse und verursacht eine kongenitale Hypothyreose, die umso ausgesprochener ist, je früher in der Schwangerschaft Radiojod gegeben worden ist und je höher die verabreichte Dosis war.

4.5. Mütterliche Schilddrüsen-Antikörper

Seit dem häufigen Nachweis von Schilddrüsen-Autoantikörpern bei der Hypothyreose von Erwachsenen im Anschluß namentlich an die Arbeiten von ROITT u. DONIACH stellte sich die Frage, ob vielleicht die kongenitale Hypothyreose als Folge einer transplacentaren Schädigung durch mütterliche Autoantikörper entstehen könnte (BEIERWALTES u. Mitarb., 1959 a; BLIZZARD u. Mitarb.; CHANDLER u. Mitarb., 1962 a).

Die umfangreichen Untersuchungen haben zu folgenden Resultaten geführt:

Außerhalb einer schweren Kropfendemie sind Mütter von kongenital hypothyreoten, meist „athyreoten" Kindern häufiger Trägerinnen von Schilddrüsen-Autoantikörpern als Mütter von gesunden Kindern (CHANDLER u. Mitarb., 1962 a; BEIERWALTES u. Mitarb., 1959 a); bei den letzteren konnten jedoch gelegentlich ebenfalls Autoantikörper nachgewiesen werden. Auch kongenital hypothyreote Individuen können solche Antikörper im Blut haben; bei den Müttern dieser Patienten mit oder ohne Antikörper sind sie aber kein regelmäßiger Befund.

In allen Fällen, in denen im mütterlichen *und* im kindlichen Blut Antikörper vorhanden waren, handelte es sich bei Mutter und Kind um die gleiche Art der Antikörper. Dies spricht für den transplacentaren Durchtritt dieser Substanzen.

In den Familien mit kongenital hypothyreoten Kindern konnten weder eine für sie spezifische Antikörperart, noch ein minimaler Antikörpertiter bestimmt werden, der gestattet hätte, diese Familien von anderen Familien mit oder ohne Schilddrüsenkrankheiten zu unterscheiden.

Im Tierexperiment ist es CHANDLER u. Mitarb. (1962 b) nicht gelungen, durch Autoimmunisierung der Kaninchenweibchen und passive Immunisierung der Jungtiere eine fetale oder perinatale Schilddrüsenzerstörung und damit eine kongenitale Hypothyreose auszulösen.

Die Rolle dieser Antikörper für die Entstehung einer kongenitalen Hypothyreose war besonders nach der aufsehenerregenden Mitteilung von SUTHERLAND u. Mitarb. hoch eingeschätzt worden.

Im Hinblick auf die im vorderen Abschnitt zitierten Befunde muß die Wahrscheinlichkeit, daß Autoimmunisierungsvorgänge bei der Entstehung von kongenitalen Hypothyreosen eine entscheidende Rolle spielen könnten, wieder als erheblich geringer betrachtet werden (CHANDLER; BLIZZARD u. Mitarb.).

Die ätiologische Bedeutung der antithyreoidalen Antikörper ist noch nicht bestimmt. Sicher sind sie im Krankheitsgeschehen verschiedener Thyreopathien wichtig. Daß sie auslösender Faktor einer kongenitalen Hypothyreose sind, erscheint heute wenig wahrscheinlich; daß sie ein die Krankheit begünstigendes Agens darstellen, kann vorderhand weder ausgeschlossen noch bewiesen werden.

5. Folgen der Jodtherapie während der Schwangerschaft

Ausnahmsweise führt Jod zu Kropf und Hypothyreose, wenn es in größeren Mengen, wie z. B. bei der Asthmabehandlung, eingenommen wird (Lit. bei WAYNE u. Mitarb.). Wird eine solche Jodtherapie bei einer schwangeren Frau durchgeführt, so kann beim Kind ein Kropf entstehen, eventuell sogar eine kongenitale Hypothyreose. Dieses seltene Geschehen beruht wahrscheinlich auf einer abnormen Prädisposition. Es sind aber Fälle bekannt, bei denen das neugeborene Kind an seinem Jodkropf erstickte (Galina u. Mitarb.).

6. Kongenitale Hypothyreosen bei Zwillingen

Wenn ein gewisser, in bestimmten Fällen korrigierender Hormonaustausch zwischen Mutter und Kind stattfinden kann, so muß angenommen werden, daß dieser Ausgleich bei Zwillingen mindestens ebenso leicht zustande kommen sollte.

Von den 12 in der Literatur zitierten Zwillingspaaren mit Hypothyreose (v. Harnack u. Mitarb., 1958; Dorff; Forsyth; Faxen; Grebe; Warkany u. Selkirk; Pickering u. Koulischer; James; Frierson u. Mitarb.; Greig u. Mitarb.; Bamatter u. Mitarb., mündl. Mitteilung) sind nur in einem einzigen Fall beide Zwillinge hypothyreot (Frierson u. Mitarb.), in allen anderen Fällen ist der eine Zwilling diskordant euthyreot, bzw. hypothyreot. In dieser Serie von zwölf Zwillingspaaren handelt es sich achtmal um eineiige und zweimal um zweieiige Zwillinge. Von zwei Fällen ist der Befund nicht bekannt.

Die Zwillinge von Frierson u. Mitarb. wurden nicht eingehend untersucht. Beide litten vom dritten Monat an unter Kröpfen, so daß angenommen werden muß, daß bei ihnen ein Hormonsynthesefehler, wahrscheinlich also ein genetisch bedingtes Leiden vorliegt.

Auch diese Beobachtung von Zwillingspaaren bestätigt den oben schon geäußerten Eindruck, daß der Fetus für seinen Thyroxinbedarf größtenteils selbst aufzukommen hat. Weder die euthyreote Mutter noch der gesunde Zwilling vermögen einen schweren oder gar totalen Hormonmangel zu kompensieren, zeigen doch z. B. einige dieser hypothyreoten Zwillinge einen pränatalen Entwicklungsrückstand im Knochenalter.

III. Kongenitale Hypothyreose

1. Einteilung, Häufigkeit und Geschlechtsverteilung

Die Einteilung der Hypothyreosen im Kindesalter erfolgt am besten nach ätiologischen Gesichtspunkten (Tab. 3).

Tabelle 3. *Einteilung der Hypothyreosen im Kindesalter*
(modifiziert nach PRADER, *1957)*

I. Primäre Hypothyreosen

    1. Kongenitale Formen
        a) morphologische Entwicklungsstörungen
            Ektopie   } Schilddrüsen-Dysplasien
            Hypoplasie }
            Athyreose   Schilddrüsen-Aplasie
        b) genetisch bedingte Störungen der Hormonsynthese
            fehlerhafte Jodaufnahme
            fehlerhafte Jodoxydation
            fehlerhafte Koppelung von Jodtyrosinen zu Jodthyroninen
            Abgabe pathologischer Jodeiweißkörper ins Blut
            fehlerhafte Dejodierung der Jodtyrosine
        c) exogen bedingte Hypothyreosen
            durch Thyreostatica während der Schwangerschaft
            durch Radiojod während der Schwangerschaft
            durch Zufuhr von großen Jodmengen während der Schwangerschaft
            durch Jodmangel während der Schwangerschaft

    2. Erworbene Formen
        a) Atrophie aus unbekannten Ursachen
        b) Entzündungen (z. B. chronische Thyreoiditis Hashimoto)
        c) Tumoren
        d) nach Strumektomie
        e) nach Röntgenbestrahlung

II. Sekundäre oder hypophysäre Hypothyreosen durch Ausfall der hypophysären Stimulation (TSH-Mangel)

Die folgenden Ausführungen beziehen sich ausschließlich auf die primären kongenitalen Formen der Hypothyreose.

Es mag auffallen, daß der Ausdruck „Kretinismus" in dieser Einteilung nicht figuriert. Die Bezeichnung Kretinismus entspricht einem klinischen Syndrom, das hauptsächlich durch irreversible Defekte des Zentralnervensystems und des Skelets charakterisiert ist. Die kongenitalen Hypothyreosen führen aber nicht notwendigerweise zu solchen Störungen. Deshalb soll Kretinismus nicht als Synonym für kongenitale Hypothyreose gebraucht werden (s. S. 150).

Die Ursache der kongenitalen Hypothyreose ist manchmal schwer zu ermitteln. Falsche Interpretationen der klinischen Befunde sind häufig und damit auch falsche Beurteilung der einzelnen Formen. Oft sind die Hypothyreosezeichen nicht schon bei der Geburt zu erkennen, sondern erst in der frühen Kindheit oder sogar noch später. So verlaufende Hypothyreosen (namentlich bei Schilddrüsenektopien) werden daher nicht selten fälschlicherweise als erworbene Formen klassiert. Allzu leicht wird eine Athyreose ver-

Tabelle 4. *Häufigkeit und Geschlechtsverteilung der einzelnen Formen*

	Mégevand et al., 1961	Desgrez et al., 1961	Bernheim et al., 1961	v. Harnack u. Horst, 1962	Gabr, 1962	Neimann et al., 1961		
	T	T	T	T	T	T	♀	♂
A Ektopien	8	8	8	5	8	46	34	12
B fragl. Ektopien			17					
C Athyreosen	2	12	28	72	17	7	6	1
D+E Hypothyreosen mit normal lokalisierter, evtl. vergrößerter Schilddrüse	5	8	27	14	9	21	12	9
							52	22
Total	15	28	80	91	34	74		

Anmerkungen:
1. Es wurden nur die eindeutig abgeklärten Fälle der betreffenden Publikation berücksichtigt, z. B. nur die 27 mit Radiojod untersuchten Fälle, nicht aber die anderen 20 kropffreien Patienten von Najjar *.
2. Die Geschlechtsangabe fehlt in einzelnen Publikationen teilweise oder ganz.

mutet, wenn keine Schilddrüse palpiert werden kann („nackte Trachea"), oder wenn in der Halsregion kein Radiojod gespeichert wird. Es ist auch nur bedingt zulässig, vom Schweregrad der Krankheit auf die Ätiologie zu schließen. Die Annahme, eine schwere Hypothyreose sei am ehesten die Folge einer Athyreose, ist nicht allgemein gültig. Auch der Nachweis eines Kropfes ist nicht immer wegleitend, d. h. stets Ausdruck eines genetisch bedingten Hormonsynthesefehlers. Jodverwertungsstörungen können mit oder ohne Kropf einhergehen. Derselbe biochemische Defekt kann, eventuell in der gleichen Familie, einmal als „athyreoter Kretinismus", das andere Mal als Struma mit leichter Hypothyreose imponieren (z. B. in der von LAHAM mitgeteilten Familie).

Häufigkeit: Die Hypothyreose ist, abgesehen vom Diabetes mellitus, die häufigste endokrine Störung im Kindesalter (ANDERSEN; PRADER, 1957; WILKINS, 1957; u. a.).

An der Universitätskinderklinik Bern und der medizinischen Abteilung des Inselspitals haben wir in den Jahren 1958—1965 etwas über 50 sichere kongenitale Hypothyreosen beobachtet, von denen 40 in diese Arbeit aufgenommen worden sind. Sie sind mit 461 Fällen des Schrifttums in der Tab. 4 ätiologisch zusammengestellt. Als Einteilung wurde, der Tab. 3 entsprechend, folgende Gruppierung gewählt:

von kongenitaler Hypothyreose nach Literatur und eigenen Fällen

ANDERSEN, 1961			CARR jr., et al., 1961			NAJJAR, 1964*			KÖNIG (eigene Fälle)			Total			
T	♀	♂	T	♀	♂	T	♀	♂	T	♀	♂	Fälle	%	%♀	%♂
14	9	5	?			?			10	7	3	107	21	71	29
									7	5	2	24	5		
24	15	9	38	27	11	3	3	0	5	5	0	208	41	73	27
18	8	10	18	10	8	24	11	13	18	8	10	162	33	54	46
	32	24		37	19		14	13		25	15			63	37
56			56			27*			40			501	100		

3. Sekundäre, d. h. hypophysär bedingte Hypothyreosen wurden nicht in die Tabelle aufgenommen.
4. In einer kürzlich aus der Klinik NEIMANN (Nancy) veröffentlichten Zusammenstellung (SAPELIER) wird die Häufigkeit der einzelnen Hypothyreosen folgendermaßen angegeben: Schilddrüsenektopie 68%, Athyreose 7%, Hormonsynthesestörungen 25% (total 131 Fälle).

A   Hypothyreose infolge Schilddrüsenektopie,

B   Hypothyreose infolge fraglicher Schilddrüsenektopie,

C   Hypothyreose infolge Athyreose,

D   Hypothyreose mit normal lokalisierter, palpatorisch nicht vergrößerter Schilddrüse,

E   Hypothyreose mit normal lokalisierter, palpatorisch vergrößerter Schilddrüse (Struma).

Wie die Tab. 4 zeigt, sind die morphologischen Entwicklungsstörungen (A—C) ungefähr zweimal häufiger als die biochemischen Funktionsdefekte

2*

(D—E), Ektopien umso häufiger, je sorgfältiger danach gesucht wird. So fanden z. B. Murray u. McGirr bei 51 scheinbar athyreoten Patienten nach genauer Untersuchung 27mal ektopisches Schilddrüsengewebe. Manchmal gelingt es allerdings selbst unter Einsatz von Kunstgriffen nicht (Stimulation mit TSH, Absuchen des Körpers mit einem Monitor, usw.), eine ektopische Radiojodspeicherung nachzuweisen, obschon im Blut signifikante Mengen Schilddrüsenhormon gemessen werden können und auch das klinische Bild darauf schließen läßt, daß nicht ein vollständiger Hormonmangel besteht. Es ist in diesen Fällen wohl besser, von „fraglicher Ektopie" (eventuell Hypoplasie) zu sprechen und den Ausdruck „Athyreose" für diejenigen Fälle zu reservieren, bei denen sowohl klinisch wie labormäßig Hinweise für das Vorhandensein von Schilddrüsenhormon-produzierenden Geweben fehlen.

Geschlechtsverteilung: Wie aus der Tab. 4 ersichtlich ist, haben verschiedene Autoren das Überwiegen der Mädchen gegenüber den Knaben bei den morphologischen Anomalien, jedoch eine ausgeglichene Geschlechtsverteilung bei den Stoffwechselstörungen festgestellt. Da allgemein angenommen wird, daß Hormonsynthesefehler der Schilddrüse recessiv autosomal vererbt werden, ist die gleichmäßige Geschlechtsverteilung verständlich.

Die Prävalenz des weiblichen Geschlechts bei Athyreosen und Schilddrüsenektopien ist schwer erklärbar. Bernheim u. Mitarb. vermuten, daß eine erhöhte Mortalität der hypothyreoten Knaben eine Rolle spiele: in ihrer Serie von 171 Geschwistern von 50 athyreoten Patienten überwiegen bei den Hypothyreoten die Mädchen; unter den gesunden Geschwistern hingegen sind Mädchen und Knaben gleich häufig; unter den verstorbenen Geschwistern figurieren mehr Knaben. Die 3 verstorbenen Mädchen waren Frühgeburten, von den 11 verstorbenen Knaben war die Todesursache in 9 Fällen unbekannt. Die Autoren folgern, daß die Knaben mutmaßlich an einer Hypothyreose verstorben seien. Bei einer solchen Annahme wäre die kongenitale Hypothyreose statistisch bei Knaben und Mädchen gleich häufig, bei den Knaben müßte das Leiden aber vermutlich wesentlich schwerer verlaufen als bei Mädchen.

Andersen hat die Patienten mit Athyreose und Schilddrüsenektopie nach dem Zeitpunkt der Diagnosestellung (vor oder nach dem 6. Lebensmonat) eingeteilt. Dabei ergaben sich folgende Zahlen (neben seinen eigenen 38 Fällen berücksichtigte er noch 85 Fälle der Literatur):

Diagnose innerhalb der ersten 6 Monate	*nach dem 6. Monat*
26 Knaben : 29 Mädchen	19 Knaben : 49 Mädchen

Bei kurz nach der Geburt diagnostizierter Hypothyreose finden sich somit Knaben und Mädchen in ungefähr gleicher Zahl, bei späterer Diagnosestellung dominieren die Mädchen. Folgt man den Gedankengängen von

BERNHEIM u. Mitarb., so drängt sich die Vermutung auf, daß $^2/_3$ der hypothyreoten Knaben früh gestorben sind. Es sind uns keine Hinweise bekannt, daß andere Autoren zu ähnlichen Schlüssen gekommen wären. In unserer eigenen Serie von 40 kongenital hypothyreoten Patienten ergibt sich folgende Geschlechtsverteilung:

Diagnose innerhalb der ersten 6 Monate   *nach dem 6. Monat*

a) Gruppen A, B, C 2 Knaben : 10 Mädchen 4 Knaben : 6 Mädchen
  (nach Tab. 4)

b) Gruppen D u. E 5 Knaben : 3 Mädchen 5 Knaben : 5 Mädchen
  (nach Tab. 4)

2. Morphologische Entwicklungsstörungen der Schilddrüse

Morphologische Schilddrüsenanomalien lassen sich in folgende Gruppen einteilen (für Einzelheiten und ausführliche Literaturhinweise sei auf die umfassende Arbeit von NEIMANN u. Mitarb., 1961, hingewiesen): akzessorische, aberrierende und ektopische Bildungen sowie Strumen. Die letzteren sollen im nächsten Kapitel (genetisch bedingte Störungen der Hormonsynthese) besprochen werden.

Akzessorische Schilddrüsen kommen nur bei an normaler Stelle vorhandener „Hauptschilddrüse" vor, wenn auch die „Hauptdrüse" hin und wieder partielle Mißbildungen wie Fehlen eines Lappens oder des Isthmus aufweisen kann. Die Lokalisation dieser zusätzlichen Organelemente stimmt mit der embryonalen Entwicklungsbahn der Schilddrüse ziemlich überein. Man findet diese Mißbildungen im Hals und in der oberen Thoraxgegend. Aberrierendes Schilddrüsengewebe ist unter anderem auch als intratrachealer Kropf beschrieben worden (WEGELIN, 1939; RANDOLPH u. Mitarb., u. a.). Es kann vorkommen, daß Metastasen eines papillären Schilddrüsencarcinoms mit diesen seltenen aberrierenden Gebilden verwechselt werden. Das akzessorische Gewebe ist in der Regel glandulär oder glandulär-cystisch.

Als *„ultimobranchiale Körper"* werden seitlich der Trachea gelegene, meist sehr kleine Schilddrüsenreste bezeichnet, die häufig in engem Kontakt mit den Nebenschilddrüsen stehen und bei Ektopien der (medianen) Schilddrüse vorkommen. Ihre Herkunft und Bedeutung ist umstritten. Offensichtlich handelt es sich um Residuen der lateralen, aus den Branchialbogen stammenden Schilddrüsenanlagen, welche sich wegen der fehlerhaften medianen Anlage nicht weiterentwickelt haben (NEIMANN u. Mitarb., 1961; BOYD; s. auch S. 3).

Die ektopischen Fehlbildungen: Die Schilddrüsenektopie ist wesentlich häufiger als die akzessorischen Anomalien. Sie unterscheidet sich von den letzteren durch die wichtige Tatsache, daß bei ihr an normaler Stelle kein Schilddrüsengewebe nachweisbar ist. Diese embryologische Fehlentwicklung ist im ersten Viertel dieses Jahrhunderts verschiedentlich beschrieben worden (Literatur bei WEGELIN, 1926; NEIMANN u. Mitarb., 1961), geriet dann in eine Periode der Vergessenheit und hat seit der Anwendung von Radiojod in der Schilddrüsendiagnostik wieder vermehrt Beachtung gewonnen.

In ganz vereinzelten, seltenen Fällen wird ausschließlich embryonales, undifferenziertes Gewebe am Zungengrund gefunden. Der Nachweis der rudimentären Organanlage ist nur morphologisch (meistens nur histologisch) möglich, da Funktionsprüfungen versagen. Wie WEGELIN bereits 1926 erkannt hat, ist dies die Situation der meisten Fälle von sogenannter Athyreose. Der Übergang zur vollständigen, wahrscheinlich äußerst seltenen Athyreose ist fließend, so daß dieselbe als Extremfall der Schilddrüsen-Dysgenesie mit den Ektopien in denselben Rahmen gestellt werden kann. Die Häufigkeit der Diagnose „Athyreose" oder „Ektopie" hängt weitgehend von der Untersuchungstechnik ab (vgl. dazu Tab. 4). Von den winzigen, nur mikroskopisch erkennbaren Zellagglomeraten bis zu regelrechten Kröpfen von erstaunlicher Größe gibt es alle Übergänge. Thyreoidale Ektopien werden vom Zungengrund bis auf die Höhe des Schildknorpels entlang dem Ductus thyreoglossus gefunden, selten tiefer, im Thoraxraum. Sie weisen außer normalem Schilddrüsengewebe alle Stadien der Hyperplasie und degenerative Veränderungen auf. Unter 231 von MONTGOMERY zusammengestellten Fällen von sicheren Schilddrüsenektopien hatten 55% normales Schilddrüsengewebe, 20% fetales Gewebe, 25% mehr oder weniger ausgesprochene Degenerationszeichen. Maligne Entartungen sind außerordentlich selten und nur bei Erwachsenen beobachtet worden (NEIMANN u. Mitarb., 1961, zitieren sechs Fälle aus der Weltliteratur).

Nur 17% aus MONTGOMERYs Serie hatten eine Hypothyreose. Nach einer persönlichen Mitteilung von McCONAHEY sind auch die meisten Patienten mit Schilddrüsenektopien an der Mayoklinik euthyreot und klinisch unauffällig, die Schilddrüsenanomalie bloß ein Zufallsbefund. Auch HUNG u. Mitarb. haben kürzlich euthyreote Kinder mit ektopischen Schilddrüsen beschrieben. Der Schweregrad der Hypothyreose geht parallel zur Größe der ektopischen Drüse, d. h. je kleiner das Organ, desto schwerer der Hormonmangel. (Dies wird von MEDEIROS-NETO u. Mitarb. teilweise in Frage gestellt.) Nach MONTGOMERY und NEIMANN u. Mitarb. (1961) ist das kritische Gewicht 8 g, unterhalb dessen eine genügende Hormonproduktion für den Erwachsenen nicht mehr gewährleistet ist (8 g entsprechen für normales Drüsengewebe ungefähr einer baumnußgroßen Schilddrüse). Ektopische Drüsen von mehr als 8 g verursachen praktisch immer mechanische Beschwerden. Beim Kind genügen wahrscheinlich entsprechend kleinere Drüsen, um eine Euthyreose zu ermöglichen, vorausgesetzt, daß das vorhandene Gewebe funktionell vollwertig ist. Es ist anzunehmen, daß es im Kleinkindesalter zahlreiche euthyreote Kinder mit symptomlosen ektopischen Schilddrüsen von genügender Größe gibt, daß aber mehrere dieser Kinder mit zunehmendem

Alter in eine Schilddrüseninsuffizienz geraten, weil das ektopische Organ sich nicht genügend entwickeln kann (Joss u. König). Bernard u. Mitarb. fordern deshalb mit Recht, daß im Kindesalter bei jedem Fall von spät beginnender Hypothyreose an eine Schilddrüsendysplasie gedacht werden muß. Little u. Mitarb. haben kürzlich nun auch im neuesten amerikanischen Schrifttum die Häufigkeit der Schilddrüsenektopie und ihre Hauptrolle beim sogenannten „sporadischen athyreoten Kretinismus" hervorgehoben.

Die Bedeutung dieser Feststellung erstreckt sich nicht nur auf die Häufigkeit der einzelnen kongenitalen Schilddrüsen-Anomalien. Es liegt darin eine Erklärung, warum sich hypothyreote Kinder im Säuglingsalter trotz angeblich gleicher Krankheitsursache (Fehlen einer funktionstüchtigen Schilddrüse) klinisch so verschieden verhalten können (Unterschied im Zeitpunkt des Auftretens und im Schweregrad der Hypothyreose bei sogenannten Athyreosen). Nach der Tab. 4 müßte man annehmen, daß die Athyreose die häufigste morphologische Schilddrüsenstörung darstellt. Die von Andersen; Neimann u. Mitarb., 1961; Little u. Mitarb., u. a. mitgeteilten Resultate bei sogenannten „Athyreoten" (s. S. 40) lassen jedoch vermuten, daß die meisten kongenital hypothyreoten Kinder dieser Gruppe an normaler oder ektopischer Lokalisation eine rudimentäre Schilddrüse besitzen, die die perinatalen Hormonbedürfnisse mehr oder weniger genügend decken kann, früher oder später aber funktionsuntüchtig wird. Die Mehrzahl der als athyreot bezeichneten Kinder sind deshalb in den ersten Lebenswochen wahrscheinlich nicht wegen des mütterlichen Thyroxins, das in utero transplacentar zu ihnen gelangt ist, euthyreot, sondern weil sie über eine eigene, wenn auch geringe Schilddrüsenhormonproduktion verfügen (s. auch S. 6). Damit wird verständlich, warum das klinische Spektrum bei den morphologischen Entwicklungsstörungen von der Euthyreose bis zur schwersten Hypothyreose reicht. Die Mannigfaltigkeit des klinischen Bildes unserer Patienten mit Schilddrüsen-Dysplasien (Gruppen A—C der Tab. 4, 6, 8, 10, 12, 13 u. 15) ist kürzlich zusammengestellt worden (Joss u. König).

Die topographische Lage der Ektopien läßt eine Entwicklungsstörung als am wahrscheinlichsten erscheinen. Inwieweit dieser Defekt durch genetische und andere Faktoren beeinflußt wird, ist nicht abzuschätzen.

Neimann u. Mitarb. haben in einer eben publizierten Arbeit (1966) die Entstehungsursachen der Hypothyreose bei normal lokalisierter Schilddrüse kritisch beleuchtet. Die *Hypoplasie der normal lokalisierten Schilddrüse* scheint eine außerordentlich seltene Affektion zu sein. Unter den übrigen Ursachen spielen praktisch nur die Hormonsynthesestörungen eine wichtige Rolle; sie werden im nächsten Kapitel besprochen werden. Möglicherweise liegt bei der Beobachtung von Job u. Canlorbe an 10 Fällen von kongenitaler Hypothyreose eine echte Hypoplasie zu Grunde:

Kongenital schwer hypothyreote Kinder wiesen im Säuglingsalter vor der Hormonbehandlung eine normal lokalisierte Schilddrüse auf, nach einer

z. T. mehrjährigen Substitutionstherapie konnte mit Radiojod auch nach starker Stimulation mit TSH kein funktionierendes Schilddrüsengewebe mehr gefunden werden. Die Jodaufnahme änderte sich bei 17 anderen Kindern mit kongenitaler Hypothyreose unter gleich langer Thyroxin-Behandlung nicht. Wie bei den meisten Schilddrüsen-Dysplasien konnten auch in diesen Fällen keine Schilddrüsen-Antikörper nachgewiesen werden. Die Autoren vermuten als Ursache eine Organinvolution bei vorgeschädigtem Gewebe.

3. Der Jodstoffwechsel und die genetisch bedingten Störungen der Schilddrüsen-Hormonsynthese

Eine Gruppe von Patienten mit kongenitaler Hypothyreose leidet an einem angeborenen Stoffwechselfehler der Schilddrüse, wie er auch bei gewissen erworbenen Thyreopathien beobachtet werden kann. Das Studium der biochemischen Entgleisungen hat viel zum Verständnis dieser Schilddrüsenerkrankungen beigetragen und zudem die Kenntnisse der normalen Hormonsynthese und des Jodstoffwechsels wesentlich erweitert (Pitt-Rivers u. Trotter, 1964; Stanbury, 1963; Neimann u. Mitarb., 1961; Joseph u. Mitarb., 1961; Klein, 1960; De Groot, 1965; u. a.).

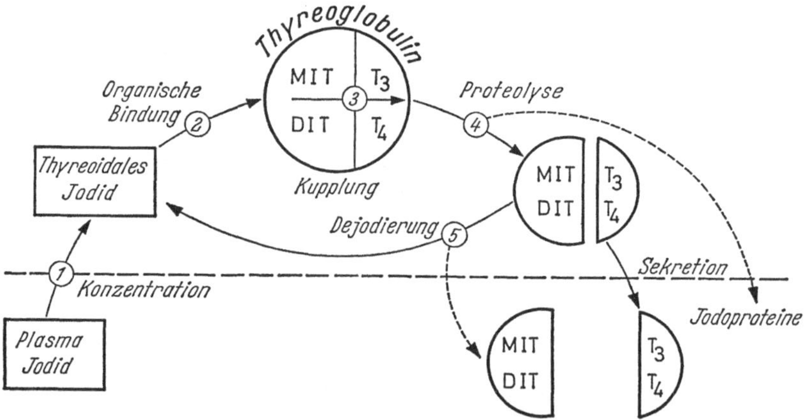

Abb. 1. Schematische Darstellung der Schilddrüsenhormonsynthese und deren Störungen. (Nach J. C. Choufoer)

Im Folgenden werden die einzelnen Schritte der Thyroxinsynthese kurz dargestellt und anschließend die Synthese-Störungen erläutert. In Abb. 1 sind der Jodstoffwechsel und die intrathyreoidale Hormonproduktion schematisch dargestellt.

Das mit der Nahrung zugeführte Jod (normalerweise täglich um 150 μg) wird im Magendarmtrakt rasch resorbiert und gelangt ins Blut.

Ein Teil wird durch die Nieren ausgeschieden, ein anderer Teil durch die Schilddrüse aufgenommen. Die Schilddrüse hat die Fähigkeit, Jodid zu speichern; und zwar besteht ein Konzentrationsgradient zwischen Schilddrüse und Blut. Das innert kürzester Zeit aufgenommene Jodid wird in der Schilddrüse oxydiert, am Tyrosin gebunden, wodurch Monojod- und Dijodtyrosin (MIT und DIT) entstehen. Durch Koppelung dieser jodierten Aminosäuren bilden sich die eigentlichen Schilddrüsenhormone, Thyroxin und Trijodthyronin, welche im Thyreoglobulinmolekül gebunden sind. Durch proteolytische Enzyme werden sowohl MIT und DIT, als auch Thyroxin und Trijodthyronin aus dem Thyreoglobulinmolekül abgespalten. Während MIT und DIT intrathyreoidal dejodiert werden und das freiwerdende Jod in der Schilddrüse wieder verwendet wird, gelangen Thyroxin und Trijodothyronin ins Blut, wo sie zum größten Teil an Eiweiß gebunden, zum kleinsten Teil in freier Form zirkulieren.

Zu den einzelnen Stufen des intrathyreoidalen Jodstoffwechsels seien noch folgende Bemerkungen angefügt.

3.1. *Akkumulation des Jodids* („Konzentration", Jodination)

Jod gelangt zur Hauptsache durch aktiven Transport in die Schilddrüse, außerdem in normalerweise zu vernachlässigenden Mengen auch durch Diffusion. Neben der Schilddrüse nehmen auch die Speicheldrüsen, die Magendrüsen, die Brustdrüsen, das Ovar, die Placenta (s. S. 6), der Ciliarkörper des Auges sowie der Plexus chorioideus Jod aktiv auf. Der genaue Mechanismus des Jodtransportes ist nicht bekannt. Es ist erwiesen, daß es ein energiefordernder Prozeß ist, der durch das thyreotrope Hypophysenhormon (TSH) wesentlich aktiviert wird.

Es gibt eine seltene Jodverwertungsstörung, bei der dieser aktive Jodtransport blockiert ist. Die Anomalie bildet in der Gruppe der kongenitalen Hormonsynthesestörungen den *Typ 1* und ist nicht nur in der Schilddrüse, sondern ebenfalls in den Speicheldrüsen und Magendrüsen nachweisbar (STANBURY u. CHAPMAN). Auf dieser Eigenschaft beruht der einfache Nachweis dieser Synthesestörung. Da die normalen Speicheldrüsen Jod konzentrieren wie die Schilddrüse und dieses Jod unverändert im Speichel wieder sezernieren, ist die Radioaktivität im Speichel nach einer Radiojod-Gabe normalerweise deutlich höher als diejenige des Serums (Speichel-Serum-Quotient wesentlich höher als 1). Bei den Patienten mit gestörter Jodaufnahme beträgt dieser Quotient praktisch 1, die Aktivität in Speichel und Serum ist gleich. Dieser Hormonsynthesefehler ist bis heute erst viermal beobachtet worden (FEDERMAN u. Mitarb.; STANBURY u. CHAPMAN; GILBOA u. Mitarb.; WOLFF u. Mitarb.).

Wenn der aktive Jodtransport nicht funktioniert, kommt der Joddiffusion eine große Bedeutung zu. Durch massive Jodgaben kann der Jodspiegel im Blut so stark erhöht werden, daß durch Diffusion allein der

Schilddrüse genügend Jod, welches für die Hormonsynthese verfügbar ist, geliefert werden kann. Somit läßt sich der geschilderte Jodspeicherungsdefekt mit einer einfachen Jodtherapie leicht korrigieren.

3.2. Oxydation zu elementarem Jod und Synthese der Jodtyrosine ("Organische Bindung", Jodisation)

Die Oxydation des gespeicherten Jodids geschieht sehr wahrscheinlich mit Hilfe einer Peroxydase. Es ist nicht eindeutig abgeklärt, ob für die Bindung von Jod an Tyrosin ein weiteres Enzym (ein solches wäre nach STANBURY (1963) am besten als "Jod-Transferase" zu bezeichnen) nötig ist, oder ob dieser Vorgang ("Jodisation"), wie in vitro, auch in vivo ohne Enzym ablaufen kann. Es wird heute allgemein angenommen, daß die Jodisation an die Integrität der Struktur des Thyreoglobulins gebunden ist.

Jodspeicherung und Bindung an Tyrosin sind außerordentlich rasch ablaufende Prozesse. Nach einer oral verabfolgten Radiojodgabe werden beim euthyreoten Menschen innerhalb der ersten Stunde 90% der Radiojodmenge, die von der Schilddrüse aufgenommen worden ist, organisch gebunden.

Wenn die Bindung von Jod an Tyrosin verzögert ist (bei Enzymdefekt?), läßt sich das gespeicherte, aber nicht gebundene Jod sehr rasch durch Perchlorat oder Thiocyanat aus der Schilddrüse austreiben. Da kompetitiv zum Jod auch andere monovalente Anionen wie Perchlorat (ClO_4^-) oder Thiocyanat (SCN^-) von der Schilddrüse gespeichert werden, läßt sich jedes dieser Anionen durch das andere verdrängen.

Von dieser Tatsache wird im sogenannten *Perchlorat-* oder *Thiocyanat-Test* Gebrauch gemacht. Nach einer Test-Dosis Radiojod wird die Speicherung über der Schilddrüse gemessen, hierauf erhält der Proband Perchlorat oder Thiocyanat im Überschuß, welches durch die Schilddrüse gespeichert wird und das nicht organisch gebundene Radiojod verdrängt. Die Radioaktivität über der Schilddrüse nimmt in dem Maße ab, in welchem das zugeführte Perchlorat oder Thiocyanat das Radiojod, welches nicht organisch gebunden ist, verdrängt.

STEWART u. MURRAY haben in letzter Zeit die verschiedenen Perchlorat-Test-Variationen und ihren Aussagewert diskutiert.

Abb. 2 zeigt typische Schilddrüsenaktivitätskurven vor und nach Perchloratapplikation bei einer Patientin mit einer fehlerhaften Jodoxydation (Jodverwertungsstörung Typ 2).

Die Gruppe der Patienten mit positivem Perchlorat-Test ist relativ groß und heterogen. Sie läßt sich etwas schematisch in drei Untergruppen einteilen, wobei die Übergänge von einer Untergruppe zur anderen fließend sind.

Die erste Untergruppe umfaßt Individuen, bei denen eine mehr oder weniger ausgesprochene Hypothyreose besteht. Alle untersuchten, nicht hypothyreoten Familienmitglieder dieser Patienten, gleichviel, ob sie Kropfträger sind oder nicht, haben einen negativen Perchlorat-Test. Die Familie unserer beiden Schwestern E 1 und E 2 (Tab. 6 und 8) ist ein typisches derartiges Beispiel (Einzelheiten siehe bei KÖNIG u. Mitarb., 1964).

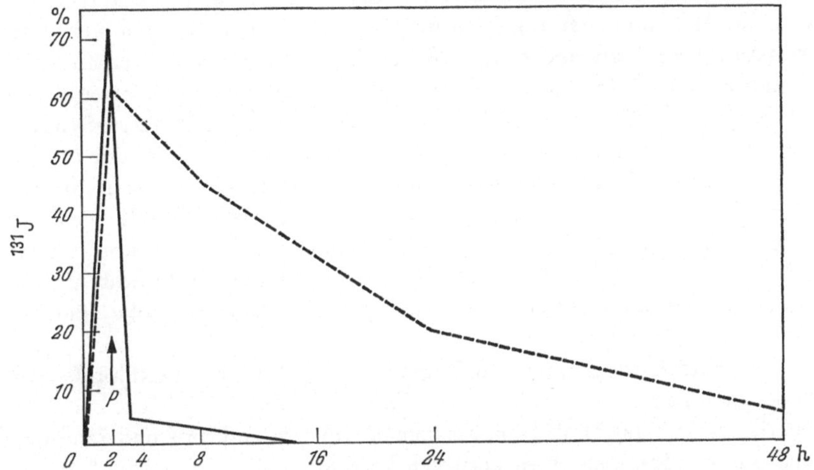

Abb. 2. Radiojodspeicherungskurven über der Schilddrüse (Struma) der Patientin E 1
- - - - - Aufnahme von Radiojod-131 über der Struma, gemessen in % der oral aufgenommenen Dosis (20 µC). Typische Kurve mit raschem Anstieg und frühem Abfall
——— Aufnahme von Radiojod-131 (5 µC) über der Struma. 2 Std nach der Radiojodgabe Einnahme (per os) von 600 mg Kaliumperchlorat (P.). Sofortiger Abfall der Schilddrüsenaktivität als Ausdruck der mangelhaften Jodoxydation und der dadurch bedingten ungenügenden Bindung von Jod an Tyrosin. *Positiver Perchlorat-Test*

Die zweite Untergruppe umfaßt das sogenannte „*Pendred-Syndrom*" oder „*Kropf-Taubheits-Syndrom*" (s. S. 137, 139). Mit dem Perchlorat-Test läßt sich auch hier eine mangelhafte Jodbindung in der Schilddrüse nachweisen, wenn auch im allgemeinen der Defekt nicht so ausgesprochen ist wie in der ersten Gruppe. Die Hypothyreose ist beim Pendred-Syndrom eher selten. Allerdings weist namentlich FRASER darauf hin, daß im Laufe der Entwicklung auch bei dieser Gruppe oft eine Periode von Schilddrüseninsuffizienz auftreten kann. Mehrere Individuen mit Pendred-Syndrom sind als eindeutig kongenital hypothyreote Kretine beschrieben worden (Literatur bei FRASER und v. HARNACK u. HORST, 1962).

Bei den beiden Untergruppen scheint der Synthesefehler auf einem rezessiv vererbbaren Enzymdefekt zu beruhen; für beide sind zahlreiche Familien mit mehreren betroffenen Mitgliedern beschrieben worden. Der Unterschied zwischen beiden Gruppen liegt wohl darin, daß im ersten Fall die Jodbindungsstörung schwerer, die Hypothyreose daher häufiger ist; in der Schilddrüse wie im Blut ist praktisch kein Thyroxin nachweisbar. Die Innenohrschwerhörigkeit dagegen gehört zur zweiten Gruppe, in welcher die Thyroxinsynthese zwar vermindert ist, aber doch vollständig ablaufen kann, weil die Jodbindungsstörung leichter ist. Es ist deshalb verlockend, mit STANBURY (1963) anzunehmen, daß bei der Gruppe mit fehlerhafter Jodoxydation *ohne* Schwerhörigkeit ein Peroxydasedefekt mit schwerwiegenden Folgen für die Schilddrüsenfunktion vorliegt, beim Pendred-Syndrom dagegen ein Jodtransferase-Defekt mit relativ besserer Möglichkeit für eine (knapp) genügende Hormonproduktion. Wie FRASER aber mit Recht ausführt, sind Übergänge zwischen beiden Formen fließend. Die wenigsten Patienten der ersten Untergruppe sind audiometrisch untersucht worden, und die klinische Feststellung eines guten Hörvermögens täuscht hin und wieder über einen diskreten, aber eindeutigen Hörverlust für hohe Töne hinweg.

Die dritte Untergruppe von Patienten mit positivem Perchlorat- bzw. Thiocyanat-Test ist viel heterogener. FLOYD u. Mitarb. erhielten bei 6 von 9 Patienten mit gewöhnlichem, adenomatösem Kolloidkropf und familiärer Belastung mit Strumen einen positiven Perchlorat-Test. Fehlte die familiäre Belastung, war der Perchlorat-Test nur in 1 von 10 Fällen positiv. Von diesen und anderen Autoren (MORGANS u. TROTTER; NIELSSON u. BERNE, u. a.) ist auch bei Patienten mit chronischer Hashimoto-Thyreoiditis gelegentlich ein Jodbindungsdefekt nachgewiesen worden. In den erwähnten Thyreopathien mit Jodbindungsstörungen ist der Abfall nach Perchlorat oder Thiocyanat immer eindeutig ausgefallen, in der Regel über 30% des unmittelbar vor der Gabe von ClO_4^- oder SCN^- erreichten Jodspeicherungswertes. BASCHIERI u. Mitarb. haben nun kürzlich einen Aktivitätsabfall von mehr als 5% schon als signifikant bezeichnet. Ihre statistische Berechnung scheint diese Annahme für die von ihnen verwendete Technik zu rechtfertigen. In der Regel sind aber so geringe Aktivitätsschwankungen bei Schilddrüsenmessungen kaum zu verwerten. BASCHIERI u. Mitarb. haben einen solchen, z. T. schwach positiven Perchlorat-Test bei folgenden Situationen beobachtet: sporadische Kretine mit Kropf, Verwandte von Schilddrüsenpatienten mit positivem Perchlorat-Test, Patienten mit klassischem Pendred-Syndrom.

Auch die von ROCHE u. Mitarb. (1957) mitgeteilten Resultate des Perchlorat-Tests bei endemischen Kropfträgern von Venezuela sind nicht sehr eindrücklich und hauptsächlich durch den relativ langsamen thyreoidalen Radiojod-Aktivitätsabfall nach Perchlorat-Gabe gekennzeichnet.

3.3. Synthese der Jodthyronine („Kupplung")

Die dritte Phase der Schilddrüsen-Hormonsynthese umfaßt die Kondensation oder Kupplung von zwei Jodtyrosinen (MIT und DIT) zu Jodthyroninen (Thyroxin = T_4 und Trijodthyronin = T_3, Abb. 1). Der Nachweis eines Kupplungsenzymes ist bis heute nicht gelungen.

Eine Störung in dieser Synthese-Stufe kann nur durch direkte biochemische Analyse von Schilddrüsengewebe gefunden werden (STANBURY, 1966).

Es sind ungefähr 20 Patienten beschrieben worden, bei denen ein Kupplungsdefekt angenommen werden muß, weil in der Schilddrüse vermehrt MIT und DIT und praktisch keine oder nur sehr kleine Mengen jodierter Thyronine gefunden wurden (Literatur bei JOSEPH u. Mitarb.; FRASER). Diese Hormonstörung führt nicht immer zu einer Hypothyreose, eine Struma tritt manchmal spät auf, in seltenen Fällen fehlt sie.

Da die Rolle der Eiweißbindung von MIT und DIT im Kupplungsprozeß noch nicht genau bekannt ist, muß möglicherweise als Krankheitsursache nicht ein Kondensations-Enzymmangel, sondern ein kongenitaler Defekt der Thyreoglobulinstruktur postuliert werden (TUBIANA u. VALLÉE; STANBURY, 1963; MURRAY u. McGIRR).

3.4. Sekretion der Schilddrüsenhormone („Proteolyse")

Der vierte Schritt in der Hormonproduktion ist die Hydrolyse oder Proteolyse (Abb. 1) zur Freisetzung von Thyroxin und Trijodthyronin, wodurch die Sekretion der Schilddrüsenhormone ins Blut (PBI) ermöglicht wird. PBI gilt als Symbol für die im Blut zirkulierenden Schilddrüsenhormone, obschon nicht alles Thyroxin und Trijodthyronin im Blut an Eiweiß gebunden ist und im Komplex, der als PBI (*Protein Bound Iodine*) bestimmt wird, nicht nur diese beiden Schilddrüsenhormone enthalten sind. Für praktische Belange ist aber das PBI ein durchaus gültiges Maß der im Blut zirkulierenden Schilddrüsenhormone. Dies geht unter anderem daraus hervor, daß üblicherweise ungefähr 90% des PBI in saurem Butanol löslich sind (*Butanol-Extractable-Iodine* = BEI), und daß der überwiegende Anteil dieses Butanolextraktes beim Normalen durch Thyroxin und Trijodthyronin gebildet wird.

Durch Hydrolyse oder Proteolyse gelangen in der Regel nur jodierte Thyronine und keine oder sehr wenig Jodproteine oder Jodpeptide ins Blut.

Es gibt eine Gruppe von Patienten mit kongenitaler Hypothyreose, bei denen abnorme jodierte Eiweiß-Stoffe im Blut zirkulieren. Diese butanolunlöslichen Jodproteine und Jodpeptide (*Non-Butanol-Extractable-Iodine* = NBEI) sind manchmal auch bei der Thyreoiditis Hashimoto, bei Schilddrüsencarcinom, Hyperthyreosen, familiärem Kropf mit und ohne Hypothyreose nachgewiesen worden. Das PBI ist dabei erhöht oder normal. Es

scheint, daß es sich bei der butanolunlöslichen Substanz um ein vom Thyreoglobulin verschiedenes Jodprotein mit albuminähnlichem Charakter handelt, in welchem bei enzymatischer Aufarbeitung sowohl MIT wie DIT und
jodierte Thyronine, aber wenig T_4 und T_3 zu finden sind. Gelegentlich erscheinen MIT und DIT sowie diese pathologischen Jodproteine in kleinen
Mengen auch im Urin.

Es entzieht sich unserer Kenntnis, ob eine Anomalie der Thyreoglobulinstruktur oder eine gestörte Proteolyse im Sinne eines Enzymdefektes diesem Stoffwechselfehler zugrunde liegt. Im allgemeinen wird angenommen,
daß die NBEI-Verbindungen hormonal nicht aktiv sind.

Nach PITTMAN u. PITTMAN könnte die Ursache dieser Störung auf einem
Enzymdefekt in der Thyreoglobulin-Synthese mit konsekutiver Drüsenhypertrophie und vermehrter Synthese anderer thyreoidaler Jodproteine beruhen (analog
der Situation im adrenogenitalen Syndrom).

3.5. Dejodierung der Jodtyrosine („Dejodierung")

Als Dejodierung wird ein Vorgang bezeichnet, der darin besteht, daß
MIT und DIT intrathyreoidal dejodiert werden, sobald sie vom Thyreoglobulin abgespalten sind. Damit wird Jod wieder für die Thyroxinsynthese
frei. Ein mikrosomales Enzym (Dehalogenase) ist für diesen Prozeß verantwortlich. Es wurde nicht nur in der Schilddrüse, sondern auch in der
Leber, in den Nieren und in anderen Geweben nachgewiesen (s. bei STAN
BURY, 1963). Freies MIT und DIT werden deshalb normalerweise nicht
nur intrathyreoidal, sondern auch außerhalb der Schilddrüse rasch dejodiert.

Die Angabe, daß im Blut normalerweise größere Mengen von MIT und
DIT zirkulieren und aus technischen Gründen von den meisten Autoren bis
jetzt nicht erfaßt worden sind (WERNER u. Mitarb., u. a.), ist umstritten
(LISSITZKY u. Mitarb.).

Der Nachweis von zirkulierenden Jodtyrosinen im Blut von Patienten
mit kongenitaler Hypothyreose und Kropf führte STANBURY u. Mitarb.
(1955) auf die Spur eines Dehalogenasedefektes, der bis heute bei ungefähr
50 Pat. beschrieben worden ist. Charakteristischerweise findet man bei dieser Jodfehlverwertung im Blut und im Urin größere Mengen von MIT und
DIT. Intravenös verabreichtes MIT oder DIT wird nicht wie beim Normalen dejodiert, sondern erscheint in meßbaren Quantitäten im Urin. Daraus kann geschlossen werden, daß die Dehalogenase nicht nur in der Schilddrüse, sondern auch in anderen Organen fehlt oder nicht wirksam ist (s. Anhang S. 153).

Der Dehalogenasemangel oder Defekt ist nicht nur bei (wahrscheinlich
homozygoten) Patienten mit kongenitaler Hypothyreose und Kropf, sondern mehrmals auch bei deren (wahrscheinlich heterozygoten) euthyreoten,
kropftragenden oder kropffreien Verwandten beschrieben worden. HUTCHI
SON u. MCGIRR ist es gelungen, in 13 Mitgliedern einer Kesselflicker-Familie

diesen Enzymdefekt zu finden und damit einen wesentlichen Beitrag zur Aufdeckung des recessiv autosomalen Vererbungscharakters dieser Hormonsynthesefehler zu leisten.

P. MURRAY u. Mitarb. (ebenfalls mit McGIRR) haben vor kurzem (1965) bei mehreren Gliedern einer weiteren Familie eine fehlerhafte Dejodination der Jodtyrosine aufgedeckt, wobei der Nachweis gelang, daß die Thyroxin-Dejodierung intakt war.

Eine Dejodierungsstörung kommt nicht nur bei familiären hetero- und homozygoten Enzymdefekten vor. In milderer Form wird sie auch bei hypothyreoten Individuen beobachtet (STANBURY u. LITVAK; BÉRAUD u. VANNOTTI; u. a.).

In Unkenntnis dieser Tatsache haben wir 1958 in unserer Mitteilung über Zungengrundschilddrüsen im Falle von B 4 unserer Serie die Ansicht vertreten , daß die bei der hypothyreoten Patientin im Überschuß ausgeschiedene DIT-Menge im Versuch mit radioaktivem DIT ein Hinweis für einen kongenitalen Hormonsynthesefehler darstelle (KÖNIG u. ESCHER). Eine Wiederholung des DIT-Tests bei der genügend substituierten Patientin hat eine normale Dejodierung ergeben.

Nach KUSAKABE u. MIYAKE gibt es nicht nur Patienten mit allgemeinem Dehalogenaseausfall (intra- und extrathyreoidal), sondern auch solche mit lokalisiertem Enzymdefekt in der Schilddrüse mit erhaltener Enzymtätigkeit in der Peripherie und umgekehrt peripheren Dehalogenasemangel mit erhaltener intrathyreoidaler Enzymfunktion. Eine Bestätigung dieser Mitteilung durch andere Autoren steht noch aus.

Der Dehalogenasemangel führt sekundär zu einem Jodmangel, indem im Urin mit den jodierten Aminosäuren MIT und DIT recht beträchtliche Mengen Jod verloren werden. Dieser Jodverlust wirkt sich für die Schilddrüsenfunktion nachteiliger aus als der Dehalogenasedefekt an sich, denn dieser Enzymfehler beeinträchtigt die Thyroxinproduktion nicht direkt, während durch den Jodverlust der wichtigste Aufbaustoff der Hormonsynthese fehlt. Durch Jodzufuhr ist das Gleichgewicht weitgehend wieder herzustellen. Tatsächlich ist es CHOUFOER u. Mitarb. (1960), VAGUE u. Mitarb. (1962), MURRAY u. Mitarb. (1965), u. a. durch Jodbehandlung gelungen, die Hypothyreose zu heilen (s. dazu auch HARDEN u. Mitarb.).

Zusammenfassung: Die Schilddrüsenhormonsynthese läßt sich schematisch in fünf Etappen oder Schritte einteilen: Jodaufnahme, Jodoxydation und Bindung an Tyrosin, Kupplung von Jodtyrosinen zu Jodthyroninen, Freisetzung und Abgabe von Thyroxin und Trijodthyronin, Dejodierung der Jodtyrosine. Drei dieser fünf Schritte sind weitgehend oder ganz von intrathyreoidal nachgewiesenen Enzymen abhängig [Peroxydase, Protease und/oder Peptidase, Dejodase (REINWEIN)]. Ob die Jodaufnahme und die Kupplung von Tyrosinen ebenfalls enzymabhängig sind, kann noch nicht mit Sicherheit gesagt werden.

Ein vollständiger oder partieller Block in einer der fünf beschriebenen Phasen der Thyroxinsynthese kann zu kongenitaler (manchmal relativ spät auftretender) Hypothyreose und/oder zu Strumen führen. Es sind bis heute etwas über 100 Pat. mit derartigen Störungen beschrieben worden (Tab. 5).

Tabelle 5. *Hormonsynthesestörungen bei kongenitaler Hypothyreose*

Typ	Anzahl Fälle [*]	Blut- verwandt- sch. [**]	PB^{127}I	Radiojodspeicherung in der Schilddrüse	Diagnostische Besonderheit (s. Text)
1	4[***]	1×	immer erniedrigt	stark erniedrigt (praktisch fehlend)	$\dfrac{\text{Speichel}}{\text{Plasma}} = 1$ [****]
2	44	2×	meist erniedrigt, evtl. tief normal	meist erhöht oder normal, evtl. leicht erniedrigt	signif. Aktivitätsabfall nach SCN^- od. ClO_4^-
3	16	2×	meist erniedrigt, evtl. normal	meist erhöht oder normal	fehlende T_4 und T_3 in Schilddr.-Gewebe u. Blut (chromatograph.). Andere Defekte sind auszuschließen
4	23	3×	meist erhöht oder normal, selten erniedrigt	meist stark erhöht, evtl. normal	Butanolunlösl. Jodproteinfraktion erhöht = NBEI
5	36	4×	meist normal oder evtl. er- niedrigt	meist stark erhöht, evtl. normal	MIT- u. DIT-Aus- scheidung im Urin (MIT- oder DIT-Test)

[*] Anzahl der Fälle: Bezieht sich auf die Zusammenstellung von G. R. FRASER (in PITT-RIVERS u. TROTTER, 1964). JOSEPH u. Mitarb. haben 1961 die Fälle ebenfalls zusammengestellt und kommen praktisch auf dieselben Zahlen. Seither sind einige Einzelfälle publiziert worden, die hier fehlen.

[**] Blutverwandtschaft: Es wird angegeben, bei wie vielen der angeführten Patienten blutverwandte Vorfahren vorkommen.

[***] Bei G. R. FRASER sind die 2 Fälle von GILBOA u. Mitarb. noch nicht erwähnt. Sie wurden hier eingeschlossen.

[****] $\dfrac{\text{Speichel}}{\text{Plasma}} = 1$ bezieht sich auf die Konzentration von Radiojod (^{131}I) in Speichel und Plasma. Üblicherweise ist die Konzentration im Speichel viel höher als im Plasma, der Quotient viel höher als 1 (bei STANBURY u. CHAPMAN zwischen 21 und 70 bei Normalpersonen). Ein Wert um 1 weist auf eine fehlende Jodspeicherung in den Speicheldrüsen.

Sehr wahrscheinlich handelt es sich dabei um autosomal recessive Gendefekte. In einer Familie kommt immer nur ein und derselbe Synthesefehler vor. Die klinische Symptomatik kann aber von Individuum zu Individuum stark variieren, möglicherweise je nachdem, ob eine heterozygote oder homozygote Form der Störung vorliegt. Vielleicht hängt die Expressivität

(= Schwankung im Grad der Ausprägung eines Merkmals, LENZ) noch von anderen Faktoren wie Geschlecht, Umweltbedingungen (Jodzufuhr bei Typ 1 und 5) usw., ab. Es sind nur ganz vereinzelte Patienten mit mehreren Hormonsynthesestörungen beschrieben worden (z. B. COURVOISIER u. Mitarb., 1959; ROBBINS, u. a., siehe aber auch WIENER u. LINDERBOOM).

Störungen in den verschiedenen Etappen der Thyroxinsynthese kommen nicht nur bei kongenitaler Hypothyreose, sondern meistens in geringerem Ausmaß auch bei verschiedenen anderen Schilddrüsenkrankheiten vor. Hashimoto-Thyreoiditis, Schilddrüsencarcinome, bestimmte familiäre euthyreote „einfache" Kröpfe, gewisse Hyperthyreosearten und auch endemische Strumen aus Jodmangelgebieten gehören dazu.

Ebenso sind zahlreiche, klinisch nicht manifest kranke Verwandte von Patienten mit Hormonsynthesestörungen bekannt, bei denen sich (häufig nur partielle) intrathyreoidale Defekte nachweisen ließen.

Offenbar gibt es also eine große Zahl von heterozygoten, klinisch mehr oder weniger unauffälligen Individuen mit einer möglicherweise genetisch bedingten Schilddrüsenstörung.

Synthesefehler in der Jodaufnahme (Typ 1) und in der Dejodination (Typ 5) lassen sich mit einer Jodbehandlung funktionell korrigieren. Ein Tropfen einer Lugollösung täglich hat im Fall von VAGUE u. Mitarb. (1962) genügt, um einen hypothyreoten Knaben mit Dehalogenasedefekt klinisch zu heilen. Kropf und Hypothyreose können unter dieser einfachen Therapie völlig verschwinden.

Unter den geschilderten Umständen ist anzunehmen, daß einerseits kleine Mengen Jod bestimmte Schilddrüsendefekte kompensieren können, daß aber andererseits wahrscheinlich Jodmangel latente Störungen des Jodstoffwechsels klinisch manifest werden läßt, d. h. bei genetisch prädisponierten Individuen eine „kongenitale" oder „erworbene" Hypothyreose auslösen kann. Diese für den Kretinismus bedeutungsvolle Tatsache ist noch dahin zu ergänzen, daß eine erfolgreiche Jodbehandlung an sich die Ursache der Thyreopathie nicht unbedingt klärt und auch den krankheitsauslösenden Defekt (z. B. die Enzymstörung) nicht behebt.

3.6. Strumen bei kongenitaler Hypothyreose

Strumen kommen in ungefähr 80% der angeborenen Störungen der Hormonsynthese vor (JOSEPH u. Mitarb.); sie sind meistens diffus, zeigen aber gelegentlich eine eindrückliche Knotenbildung (Abb. 3). Sie treten vor oder nach dem 5. Lebensjahr ungefähr gleich häufig auf. Der Polymorphismus im histologischen Bild ist eindrücklich und unterscheidet sich kaum von der Mannigfaltigkeit der endemischen Struma. Nur fehlen die kolloidreichen Formen praktisch ganz. Neben der Heterogenität im Aufbau fallen Epithelatypien und Mitosen auf, so daß wiederholt eine maligne Entartung, ein

Schilddrüsencarcinom, vermutet worden ist (Literatur bei Joseph u. Mitarb. und bei Moore). Daß dieser Verdacht begründet sein kann, zeigen die Bilder von McGirr u. Mitarb. (1959). Hier sind neben dem Pleomorphismus sogar Kapseleinbrüche und Einwachsen von epithelialem Gewebe in die Gefäße zu sehen. Es ist aber bis heute kein einziger Fall von kongenitaler Hypothyreose mit Hormonsynthesefehler beschrieben worden, bei welchem es zu Metastasierung eines solchen Kropfes gekommen wäre. Allerdings hält die histologisch gestellte Carcinomdiagnose nicht immer einer sorgfältigen Kontrolluntersuchung stand (Moore).

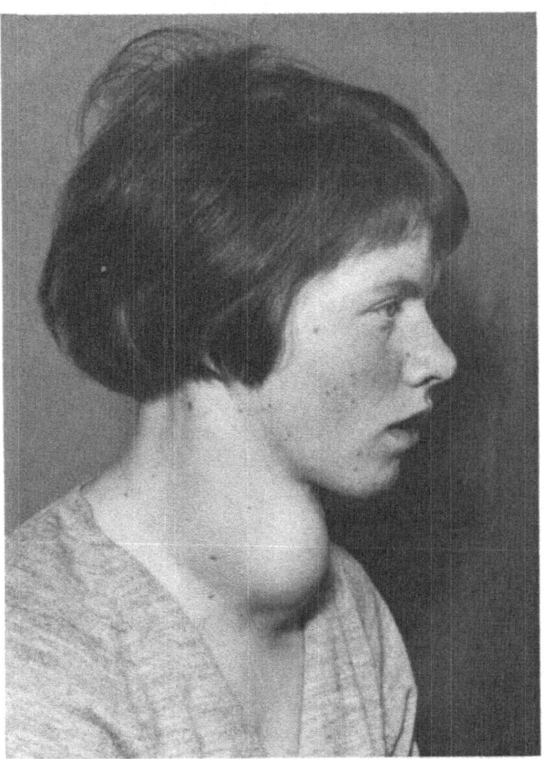

Abb. 3. 17¹/₂jähr. Patientin mit Struma nodosa bei familiärer, kontenitaler Hypothyreose infolge Jodoxydationsstörung (Typ 2 der Störungen der Schilddrüsenhormonsynthese). (Patientin E 1)

Die starke Stimulation dieser Kröpfe durch TSH ist, wie bei den endemischen Strumen, nicht nur funktionell, sondern auch histologisch belegt. Die morphologische und funktionelle Heterogenität kommt auch im Autoradiogramm zum Ausdruck. Das Abwechseln von fibrotischen, inaktiven Teilen mit parenchymatösen hyperaktiven Bezirken weist, wie bei der endemischen Struma, auf das unterschiedliche Ansprechen einzelner Follikel und Zellen auf Stimulation und Regression hin.

Betr. kongenitaler Struma infolge übermäßiger Jodzufuhr s. S. 15.

4. Die Schilddrüsen-Funktionsprüfungen bei kongenitaler Hypothyreose

Die Funktionsprüfungen der Schilddrüse beruhen einerseits auf der Untersuchung des thyreoidalen Jodstoffwechsels (Radiojodspeicherung, Szintigramm, Umwandlungsrate, PBI), andererseits auf der Beurteilung der Hormonaktivität auf periphere Organe (Grundumsatz, alkalische Phosphatase, Sehnenreflexzeit, usw.) [Übersichten siehe z. B. bei LABHART (1957), KLEIN (1960), ANDERSEN (1961), DENYS u. Mitarb. (1961), PITT-RIVERS u. TROTTER (1964)].

Für die Beurteilung des Schilddrüsenfunktionstests im Kindesalter und bei den verschiedenen Formen der kongenitalen Hypothyreose überhaupt ist folgenden Tatsachen genügend Rechnung zu tragen:

Das Alter muß bei Stoffwechseluntersuchungen berücksichtigt werden (wichtig u. a. bei Grundumsatz, Cholesterin, alkalischer Phosphatase).

Hormonsynthesestörungen rufen oft scheinbar paradoxe Befunde bei den PBI-Resultaten und der Radiojodspeicherung hervor.

Radiojod (^{131}I) ist bei Kleinkindern mit besonderer Vorsicht und niedrig dosiert zu verwenden. Deshalb sind Untersuchungen wie Serumchromatographie, Szintigraphie usw. erschwert oder kaum durchführbar. Möglicherweise können weniger belastende Isotopen (z. B. ^{132}I) diese Schwierigkeit wenigstens teilweise überwinden helfen.

Das eiweißgebundene Jod (PB^{127}I): Durch die Bestimmung des eiweißgebundenen Jods im Serum erfaßt man normalerweise ungefähr 90% der im Blut zirkulierenden Schilddrüsenhormonmenge (in der Hauptsache Thyroxin, in wesentlich kleineren Quantitäten Trijodthyronin) und erhält damit ein wertvolles Maß der Hormonproduktion. Fehlerquellen entstehen in erster Linie durch Erhöhung des PBI infolge zahlreicher jodhaltiger Heilmittel und Röntgenkontrastmittel. Auf die Bedeutung der Oestrogene für den PBI-Spiegel ist schon hingewiesen worden (s. S. 5).

Über das Verhalten des PBI bei den Hormonsynthesestörungen orientiert die Tab. 5, S. 32.

Bei Jodverseuchung muß die PBI-Bestimmung durch die komplizierte Butanolextraktion (BEI) ergänzt werden. Normalerweise liegen die Werte des BEI ungefähr 0,6 μg-% tiefer als das entsprechende PBI (MAN u. Mitarb., 1951). Auf Seite 29 wurde die Rolle des Butanolextraktes für die Erfassung der vierten Gruppe von Hormonsynthesestörungen (Proteolysestörung, Abgabe von pathologischen Jodproteinen ins Blut) besprochen.

Zusammenfassend können die in Tab. 5 und 6 zusammengestellten PBI-Werte bei kongenitaler Hypothyreose folgendermaßen beurteilt werden:

Bei Athyreose ist das PBI extrem niedrig (nach WILKINS, 1957, immer zwischen 0,5 und 2,0 µg-%). Es spiegelt im allgemeinen die Produktionskapazität einer ektopischen Schilddrüse wider und ist bei schwerem Jodmangel und mehreren Fällen von Hormonsynthesefehlern erniedrigt. Ein normaler oder sogar erhöhter PBI-Wert bei Hypothyreose im Kindesalter, namentlich wenn noch ein Kropf vorliegt, weist am ehesten auf eine Jodstoffwechselstörung vom Typ 4 [abnorme Jodproteine (hohes NBEI)], eventuell vom Typ 5 (Dehalogenasedefekt) hin, sofern eine exogene Jod-„Verseuchung" durch Medikamente, Kontrastmittel usw. ausgeschlossen worden ist. Beim Erwachsenen führt gelegentlich eine Thyreoiditis zu Hypothyreose mit hohem PBI.

Die Funktionsprüfungen der Schilddrüse mit Radiojod: Zur Beurteilung von kongenitalen Hypothyreosen und Hormonsynthesefehlern genügt in der Regel ein durchschnittlich einfacher Test aus der Fülle von Untersuchungsmethoden mit Radiojod. Im Vordergrund stehen die Radiojodspeicherung der Schilddrüse, das radioaktive eiweißgebundene Jod ($PB^{131}I$) und wenn möglich das Szintigramm. Ist die Aktivität über der Schilddrüse für die Herstellung eines Szintigramms zu niedrig, so kann mit einem Monitor nach einer ektopisch gelegenen Schilddrüse gesucht werden.

Schilddrüsen mit raschem Jodumsatz (gewisse Hormonsynthesefehler, kleines Organ-Volumen wie z. B. bei Ektopien, usw.) zeigen einen frühen Anstieg und einen raschen Abfall der Speicherungskurve, so daß unter Umständen nach 24 Std praktisch keine Aktivität über der Schilddrüse mehr gemessen werden kann (Abb. 2). Um einen solchen Kurvenverlauf zu erfassen, sind mehrere Messungen in kurzen Abständen nötig. Mißt man die ^{131}I-Speicherung einzig nach 24 Std, wird unter Umständen eine Athyreose vorgetäuscht, wenn das rasch aufgenommene Jod zu diesem Zeitpunkt die Schilddrüse schon wieder verlassen hat.

Die topographische Lokalisation der Jodspeicherung stößt hin und wieder auf Schwierigkeiten, weil in der Frühphase die ebenfalls Radiojod speichernden Speicheldrüsen irreführend sein können und in der Spätphase gelegentlich die Schilddrüsenaktivität so gering ist, daß es nicht mehr möglich ist, eine genaue ^{131}I-Messung und/oder ein Szintigramm auszuführen. Solche Schwierigkeiten können eventuell mit wiederholten Aktivitätsmessungen, eventuell mit dem Monitor überwunden werden (NEIMANN u. Mitarb., 1961, ANDERSEN, u. a.).

Umwandlungsrate (UR $= PB^{131}I \cdot 100/\text{Total-}^{131}I$) und $PB^{131}I$ geben die Intensität des intrathyreoidalen Jodumsatzes wieder. Besteht eine Diskrepanz zwischen einer verminderten Radiojodspeicherung und erhöhten Serumwerten (UR und $PB^{131}I$), so ist dies entweder auf einen raschen Umsatz bei kleinem Schilddrüsenvolumen (Ektopie, Status nach Strumektomie) zurückzuführen, oder auf einen kleinen Jodpool (Jodmangel!), durch den der Anteil des Radiojodes am Gesamtjod gemessen in Blut und Schilddrüse relativ erhöht ist.

Stellt sich die Frage einer Hormondysgenesie, d. h. eines Defektes in der Schilddrüsenhormonsynthese, so müssen die in der Tab. 5 erwähnten Tests („Diagnostische Besonderheiten") je nach Resultat der PBI-Bestimmung und des Jod-Tracers ausgeführt werden (Perchlorat-Test, $D^{131}IT$-Test, Bestimmung der NBEI-Fraktion, Chromatographie des Serums und des Schilddrüsengewebes) (DENYS u. Mitarb. sowie WAYNE u. Mitarb.).

Es muß an dieser Stelle betont werden, daß diese zum Teil komplizierten Spezialuntersuchungen für die Diagnose und für die Behandlung einer Hypothyreose nicht unbedingt nötig sind. Dazu genügen in den allermeisten Fällen die Anamnese, ein klinischer Status, eine Knochenalterbestimmung, sowie ein PBI und ein einfacher Jodtracer (Radiojodspeicherungsmessung). Wenn trotzdem eine eingehende Abklärung der Hypothyreose überall dort gefordert werden soll, wo dies technisch möglich ist und dem Patienten zugemutet werden darf (die Strahlenbelastung durch die Isotopenverwendung und der zeitliche Aufwand der detaillierten Abklärung sind namentlich bei Säuglingen kritisch zu prüfen), so geschieht dies deshalb, weil durch solche genauen Untersuchungen wertvolle Erkenntnisse für die Pathophysiologie, Diagnostik und Therapie der Schilddrüsenkrankheiten im allgemeinen gewonnen werden können.

Resultate der Radiojod-Untersuchungen (Tab. 6): Der absolute Speicherungswert von Radiojod ist nicht nur von der Schilddrüsenaktivität abhängig, sondern auch von der extrathyreoidalen Radioaktivität (Blutaktivität, Streustrahlen) und von der verwendeten Apparatur. Wie wir mit ORVIS und OWEN zeigen konnten (ORVIS, KOENIG u. OWEN), spielt die Streustrahlung bei hypothyreoten Kindern praktisch nur in der Frühphase eine Rolle, dies namentlich bei niedriger Speicherung in der Schilddrüse. Das Speicherungsmaximum fällt oft in die ersten Stunden nach der Radiojod-Einnahme, und der kleine Körper der Kinder strahlt wegen der geometrisch ungünstigen Verhältnisse von Schilddrüse zu Gesamtkörper relativ viel extrathyreoidale Aktivität ins Meßgerät. Die Korrektur durch Messung des sogenannten „body-background" (z. B. Oberschenkelwert) ist bei den meisten unserer kleinen Patienten aus technischen Gründen nicht ausgeführt worden. Daher sind unsere Speicherungswerte bei Kindern, hauptsächlich bei Säuglingen in der Frühphase, meistens zu hoch, nach kürzlich durchgeführten Kontrollen (Dr. P. KOHLI) ungefähr, je nach Alter, bis 10% der verabreichten Dosis. Für Kinder über 5 Jahre und für Erwachsene trifft dies nicht zu, weil diese Patienten mit einer anderen Meßanordnung untersucht worden sind (s. Anhang).

Unter Berücksichtigung dieser Korrektur kann gesagt werden, daß unsere fünf athyreoten Mädchen — definitionsgemäß — praktisch kein

Tabelle 6. *Schilddrüsenfunktionsprüfungen bei 40*

Gruppe u. Pat. nach Tab. 8	$PB^{127}I$	Radiojod-Test max. Speicherung		UR %	$PB^{131}I$	TSH-Test max. Speicherung	% n. TSH	Perchlorat-Test Abfall in % d. Ausgangswertes
		Zeit h	% d. Dosis			Zeit h $PB^{127}I$		
A 1	1,2	2	24	—	—		—	—
2	1,7	2	13	30,6	0,95	2	15	—
3	1,2	2	20	—	—		—	—
4	2,0	2	20	27,6	—	2	18	—
5	2,3	8	22	70,1	1,42	—	—	—
6	4,8	8	32	63,7	0,72	24	40	—
7	3,0	24	15	41,3	0,93	—	—	—
8	1,5	2	28	16,1	0,25	$PB^{127}I$ 2,0		—
9	2,0	2	13	5,4	0,05	$PB^{127}I$ 1,6		—
10	2,8	—	—	—	—	—	—	—
B 1	4,4	24	34	64	—	—	—	9%
2	1,5	2	19	—	—	—	—	—
3	2,1	8	18	—	—		—	6%
4	0,7	—	—	—	—		—	—
5	0,6	2	28	—	—		—	(33%?)
6	2,0	—	—	—	—		—	—
7	1,5	2	8	—	—	24	25	—
C 1	0,4	10	4	—	—		—	—
2	1,0	2	11	—	—		—	—
3	0,7	2	2	—	—		—	—
4	0,4	2	6	3,4	—		—	—
5	0,9	8	10	8,6	—		—	—
D 1	1,0	1	32	—	—		—	—
2	(10,0)	—	—	—	—		—	—
3	2,8	—	—	—	—		—	—
4	5,9	24	33	16,4	0,13		—	neg. (1)
5	1,0	2	22	18,0	—		—	—
6	3,3	2	45	8,1	—		—	7%
7	3,0	—	—	—	—		—	—
8	6,3	24	18	31,7	—		—	—
9	2,8	—	—	—	—		—	—
10	3,0	24	98	98	—		—	—
11	1,5	24	33	2,4	—		—	9%
12	2,4	2	17	2,1	0,03		—	—
13	5,0	48	32	15,7	0,06	48 (UR 46,5)	85	18%
E 1	1,5	2	61	4,0	0,05		—	93%
2	1,4	2	36	11,1	—		—	95%
3	1,7	24	49	31,1	—		—	2%
4	3,6	2	89	95,3	—		—	neg. (1)
5	0,7	—	—	—	—		—	—

Patienten mit kongenitaler Hypothyreose (Methodik s. Anhang)

$D^{131}IT$-Test	Szintigramm	Cholesterin vor Therapie	Cholesterin während Therapie	alkal. P'ase vor Therapie	alkal. P'ase während Therapie	ASR-zeit msec	Grundumsatz %	Schilddrüsen-auto-antikörper
—	Ektopie	205	—	75	—	—	—	—
—	Ektopie (M)	240	—	84	—	308	—	neg.
—	Ektopie (M)	240	154	—	—	—	—	—
(1) pos. (2) neg.	Ektopie	492	221	6,8 B	13,7 B	—	—20	—
—	Ektopie	261	—	4,4 B	—	334	—	—
—	Ektopie	185	—	—	—	297	—7	—
—	Ektopie	228	—	58	—	392	(+29)	—
—	Ektopie	227	170	2,8 B	131	280	—	—
—	Ektopie	225	—	3,5 B	—	392	—23	—
—	—	329	—	3,5 B	—	—	—3	—
—	0	140	110	6,0 B	5,0 B	—	—	—
—	—	129	101	3,6 B	9,0 B	—	—	—
—	0 ?	375	221	2,3 B	—	430	—	—
—	—	294	193	—	148	—	—	neg.
—	0	163	184	6,7 B	7,3 B	—	—	—
—	—	633	172	3,3 B	9,2 B	—	—	—
—	0 ?	345	187	—	56	—	—	—
—	0	200	218	5,0 B	133	—	—	—
—	—	137	163	40	112	—	—	—
—	—	180	—	117	—	—	—	—
—	—	164	—	2,7 B	—	—	—	—
—	—	172	145	5,5 B	—	—	—	—
—	—	190	192	44	23	—	—	—
—	—	—	129	—	78	—	—	—
—	—	273	158	9,0 B	98	—	—	—
neg.	normal	176	203	6,2 B	46,9	360	—	—
—	—	335	—	2,3 B	—	330	—	—
—	normal	203	103	54	83	—	—	—
—	—	244	—	—	—	—	—	—
neg.	—	181	226	5,8 B	54,5	350	—	neg.
—	—	160	109	5,2 B	62	—	—	—
—	normal	190	—	5,7 B	—	—	—	—
—	normal	216	127	8,7 B	210	360	—	—
—	normal	212	—	3,5 B	—	300	—	—
neg.	—	190	—	—	—	315	+1	neg.
—	Struma	383	181	4,2 B	112	410	+3	—
—	normal	380	—	5,2 B	94	420	—23	—
—	—	237	164	12,0 B	7,2 B	—	—	neg.
—	—	140	125	5,4 B	6,3 B	—	—	—
—	—	193	—	32 6	10,3 B	—	—	—

Radiojod gespeichert haben. Bei den 24 athyreoten Kindern von ANDERSEN sind Speicherwerte von 5 und mehr Prozent neunmal gemessen worden. Der Autor erklärt dazu, daß wahrscheinlich in dieser Gruppe Patienten mit ektopischer Schilddrüse figurieren, bei denen es nicht gelang, das verlagerte Schilddrüsengewebe nachzuweisen. BERNHEIM u. Mitarb. teilen in ihrer Serie nur diejenigen Fälle unter Athyreosen ein, die keine Speicherung aufweisen, während bereits eine Radiojodaufnahme von 5% für das Vorhandensein von Schilddrüsengewebe spreche.

ANDERSEN hat in seiner Gruppe von Athyreoten eine gewisse Parallelität zwischen der Höhe der Radiojod-Speicherung im Halsbereich und dem Zeitpunkt des Beginns der Hypothyreose festgestellt: Je niedriger die Speicherung, desto früher der Krankheitsbeginn. Das gleiche Verhalten gilt für ANDERSENs Gruppe von Patienten mit ektopischer Schilddrüse. Das einzige Kind mit einer hohen Jodspeicherung, welches früh als hypothyreot erkannt wurde, litt an einem Icterus neonatorum prolongatus. Deshalb wurde überhaupt an eine Hypothyreose gedacht. Wir machten die gleiche Erfahrung beim Patienten B 1.

Bei der Athyreose ist definitionsgemäß kein (funktionierendes) Schilddrüsengewebe vorhanden. Die Existenz von funktionstüchtigem Schilddrüsengewebe wird durch eine signifikante Radiojod-Aufnahme und durch die

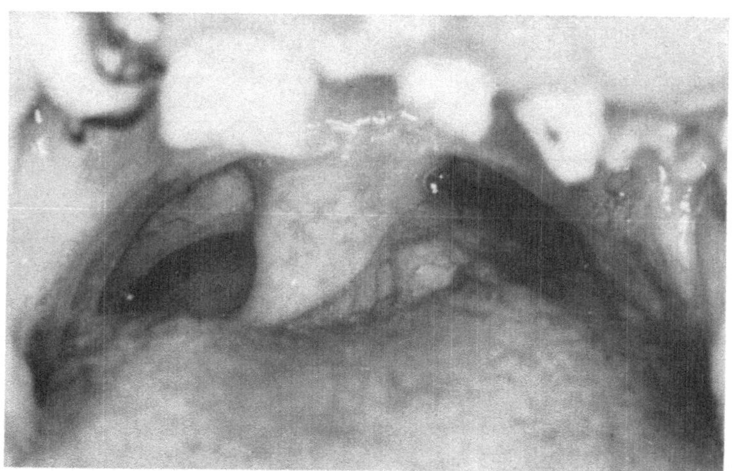

Abb. 4 a. Zungengrundstruma bei 42jähr. Patientin A 6 mit sporadischem Kretinismus

Bindung von Radiojod an Eiweiß (PBI) praktisch bewiesen. Besteht nun nach ANDERSEN eine Abhängigkeit des Zeitpunktes des Auftretens einer Hypothyreose von der Höhe der im Schilddrüsengebiet oder an anderen, für Schilddrüsenektopien typischen Lokalisationen gespeicherten Radiojodmenge, so drängt sich die Schlußfolgerung auf, daß in der Mehrzahl der sogenannten Athyreosen noch aktives Schilddrüsengewebe vorhanden ist, und daß dieses rudimentäre, vielleicht dystope Organ so viel Schilddrüsenhormon produzieren kann, daß bei der Mehrzahl der sogenannten Athyreo-

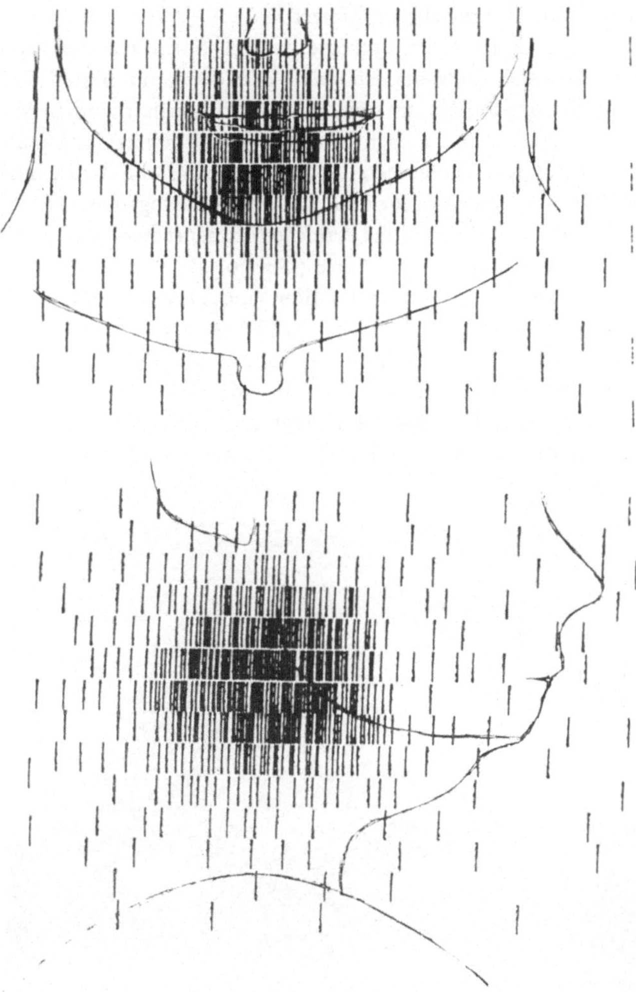

Abb. 4 b. Szintigramm nach peroraler Radiojodgabe (50 µC) bei derselben 42jähr. Patientin

ten zur Zeit der Geburt klinisch keine faßbare Hypothyreose festzustellen ist (s. S. 23).

Konnte kein aktives Schilddrüsengewebe gefunden werden, bestand eine klinisch faßbare Hypothyreose oder ein schwerwiegender Verdacht für eine

Schilddrüseninsuffizienz schon zur Zeit der Geburt oder kurz nachher. Wenn in den ersten Lebenswochen ein Schilddrüsenhormonmangel klinisch zu diagnostizieren war, wurde in der Regel eine höhere Radiojodspeicherung, häufig auch ein meßbares $PB^{131}I$ als unverkennbare Zeichen von funktionierendem Schilddrüsengewebe registriert.

Patienten mit einer Hypothyreose wegen Schilddrüsenektopie zeigen charakteristischerweise meistens ein rasch erreichtes, im besten Fall knapp normales Speicherungsmaximum mit relativ früh einsetzendem Aktivitätsabfall. Entsprechend dem raschen Umsatz in der unter maximaler endogener TSH-Stimulation stehenden Thyreoidea sind die Umwandlungsrate und das $PB^{131}I$ häufig erstaunlich hoch, und mit exogenem TSH läßt sich keine Steigerung der Jodaufnahme erreichen. Entsprechende Resultate haben wir bei den 10 Patienten unserer Serie (Gruppe B) erhalten, ebenso, soweit beurteilbar, ANDERSEN in seinen 14 Fällen und DORTA u. Mitarb. Bezeichnenderweise ließ sich nur die sehr große Zungengrundstruma unserer Patientin A 6 durch TSH stimulieren (s. Tab. 6 und Abb. 4).

Der Wert des Szintigrammes (oder der Monitormessung) geht aus den Abb. 4 und 5 hervor. Die Abb. 4 a zeigt die schon erwähnte große Zungengrundstruma der Patientin A 6 (s. Tab. 6), die Abb. 4 b das dazugehörige

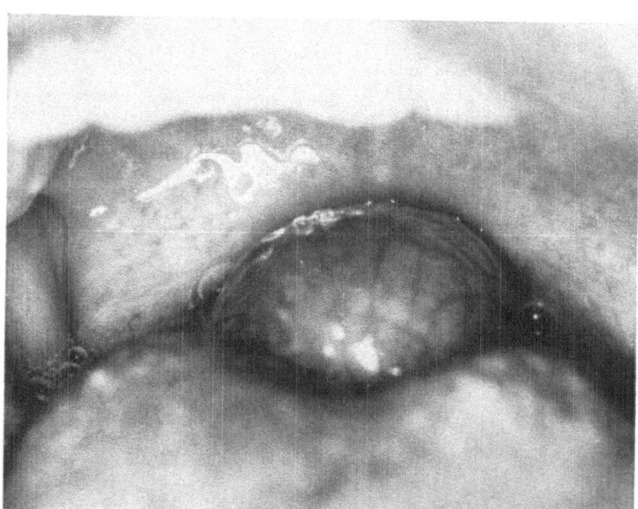

Abb. 5 a. Zungengrundtumor bei 3jähr. Mädchen (Thyreoglossuscyste). Keine Funktionsstörungen der Schilddrüse nachweisbar

Szintigramm. An normaler Lokalisation fehlt die Radiojodspeicherung, alle Aktivität ist im Zungengrundgebiet konzentriert; es besteht also eine echte Ektopie. Im Fall der kleinen Patientin der Abb. 5 ist zwar der Lokalbefund am Zungengrund bei der klinischen Untersuchung ähnlich (Abb. 5 a), doch zeigt das Szintigramm (Abb. 5 b) radiojodspeicherndes Gewebe an normaler Stelle. Die histologische Untersuchung des resezierten Zungengrundtumors (Dr. A. PETERMANN, Universitäts-ORL-Klinik, Bern) bestätigt die

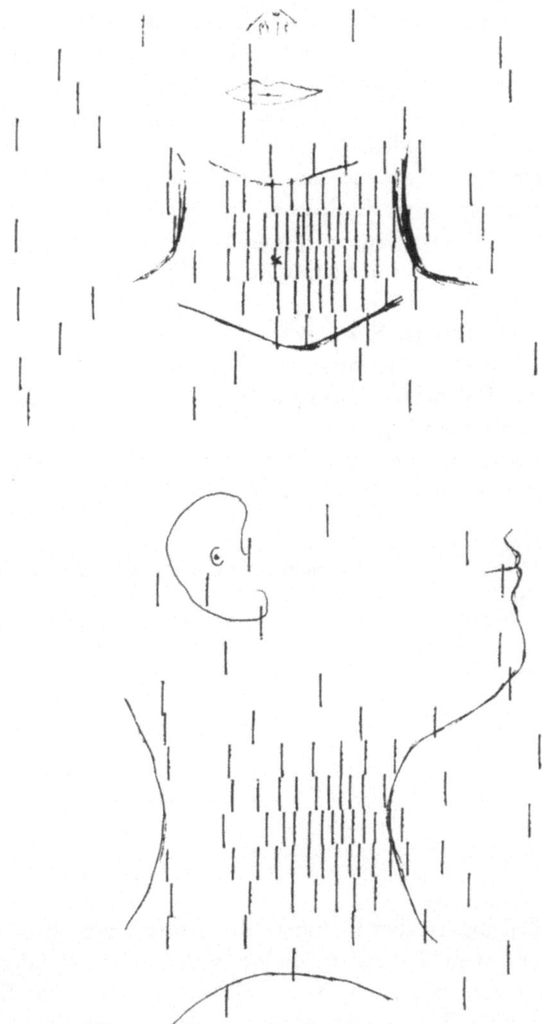

Abb. 5 b. Szintigramm nach oraler Radiojodgabe (25 μC) beim 3jähr. Mädchen mit einer Thyreoglossuscyste am Zungengrund. Radiojodspeicherung an normaler Schilddrüsenlokalisation

klinische Vermutungsdiagnose: Cyste des Ductus thyreoglossus (Pathologisch-anatomisches Institut der Universität Bern, Direktor Prof. B. WALTHART).

Eine Unterscheidung der einzelnen Jodverwertungsfehler ist auf Grund der Radiojodspeicherungswerte mit Ausnahme des Jodaufnahme-Defektes (Typ I) nicht möglich. Es kann bei den verschiedenen Stoffwechselstörungen (s. S. 32) zu frühem Speicherungsmaximum und raschem Abfall kommen, wie im Fall unserer beiden Patientinnen E 1 und E 2 (Abb. 2), oder zu mehr plateau-artigem Kurvenverlauf. Die verschiedenen Resultate, die bei Radiojod-Untersuchungen von Hormonsynthesedefekten gefunden worden sind, sind von JOSEPH u. Mitarb. in der schon wiederholt zitierten Publikation eingehend besprochen worden.

Wie aus der Tab. 6 zu entnehmen ist, variiert die Radiojodaufnahme bei unseren hypothyreoten Patienten mit normal lokalisierter, eventuell vergrößerter Schilddrüse (Gruppe D und E) sowohl in bezug auf die Höhe des erreichten Wertes als im Zeitpunkt des Speicherungsmaximums (Kurvenverlauf) sehr stark.

Der Perchlorat-Test (s. S. 26) wurde in unserer Serie nach Möglichkeit bei allen hypothyreoten Patienten mit normaler oder erhöhter Jodspeicherung ausgeführt. Die beiden Schwestern E 1 und E 2 sind die einzigen Patienten mit einem sicher positiven Perchlorat-Test (s. Abb. 2). Wir haben diese beiden Patienten mit einem Oxydationsdefekt an anderer Stelle bereits ausführlich beschrieben (KÖNIG u. Mitarb., 1964).

Es ist fraglich, ob auch der Pat. B 5 einen Oxydationsdefekt hat. Ein Aktivitätsabfall von 33% wird zwar allgemein als eindeutiges Zeichen fehlerhafter Oxydation anerkannt. Im Falle von B 5 ist aber das Perchlorat zu einem Zeitpunkt gegeben worden (6 Std nach der Radiojodgabe), da die Schilddrüsenaktivität bereits spontan gegenüber dem Ausgangswert deutlich abgefallen war (2-Std-Wert 28%, 6-Std-Wert 19%). Der auf die Perchlorat-Gabe folgende Aktivitätsabfall von 19% auf 13% (also 33% der Ausgangsaktivität) ist deshalb wahrscheinlich nicht allein auf die Perchlorat-Wirkung, d. h. auf eine defekte Jodoxydation zurückzuführen. Auch beim Pat. D 13 scheint uns der Oxydationsdefekt im Sinne eines angeborenen Jodstoffwechselfehlers des Typ 2 kaum genügend bewiesen. Der Abfall von 18% entspricht einer Aktivitätsabnahme von 18,9% vor Perchlorat, also einem absoluten Aktivitätsverlust von bloß 3,3% (= 18% der Ausgangsaktivität), was bei der verwendeten Apparatur noch fast in den Fehlerbereich der Einzelmessung reicht (s. Anhang).

Wir schließen uns in diesem Punkt der Ansicht von JOSEPH u. Mitarb. an, wonach nur ein in der ersten Stunde nach Perchlorat oder Thiocyanat erfolgter Abfall von mindestens 33% der Ausgangsaktivität für den familiären, kongenitalen Synthesedefekt der Jodoxydation spricht. Wie oben (S. 28 ff.) bereits ausgeführt worden ist, können verschiedene andere Thyreopathien einen mehr oder weniger ausgeprägten, häufig auch verzögerten Aktivitätsabfall nach Perchlorat oder Thiocyanat aufweisen. Nach WAYNE u. Mitarb. bedeutet schon ein Abfall von 10%, nach TROTTER (1962) von mindestens 15%, der Ausgangsaktivität in der ersten Stunde nach Perchlorat oder Thiocyanat ein positives Resultat.

Ein $D^{131}IT$-Test (s. S. 153) konnte bei vier unserer Patienten mit kongenitaler Hypothyreose ausgeführt werden. Die DIT-Tests wurden alle vier bei Patienten während der Schilddrüsenhormonbehandlung durchgeführt (siehe aber S. 31). In keinem Fall wurde in den ersten zwei Stunden nach $D^{131}IT$-Injektion mehr als 6% der injizierten Menge als DIT im Urin gefunden, nach der zweiten Stunde wurde bei allen vier praktisch nur noch Jod ausgeschieden. Eine Dehalogenasestörung kann in diesen Fällen also ausgeschlossen werden.

Serumchromatographische Untersuchungen nach Radiojod haben wir nur beim Patienten D 12, kretinoider Bruder von D 11, ausführen können. Wie die Abb. 6 zeigt, wurde 24 Stunden nach einer peroralen Gabe von 500 µC

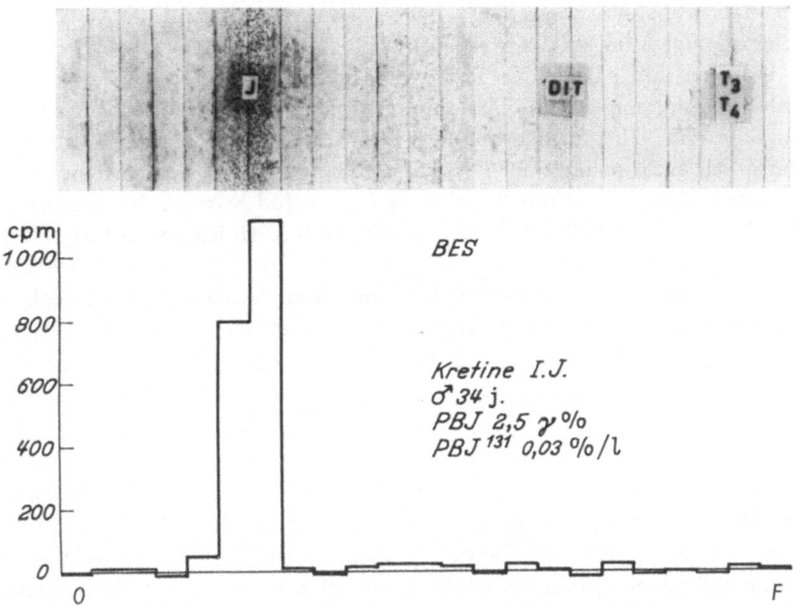

Abb. 6. Papierchromatogramm des Serums eines Patienten mit kongenitaler, familiärer Hypothyreose (Patient D 12). Blutentnahme 24 Std nach oraler Gabe von 500 µC Radiojod-131. Extraktion des Serums in saurem Butanol, Chromatographie in Butanol-Essigsäure-Wasser

Radiojod nur Jod im Chromatogramm des sauren Butanolextraktes nachgewiesen. 56% der Serumaktivität blieb im butanolunlöslichen Teil. Es muß deshalb angenommen werden, daß dieser Patient, möglicherweise auch sein Bruder D 11 und ein weiterer, nicht untersuchter, aber offenbar ebenfalls kretinoider Bruder, an einer Hormonsynthesestörung vom Typ 4 (Thyreoglobulin-Abbaustörung mit vermehrtem NBEI) leiden.

Ein familiärer kongenitaler Synthesedefekt scheint ebenfalls in den beiden Familien D 2 und D 6 einerseits und D 4, D 8 und D 13 andererseits vorzuliegen.

Die guten Radiojodspeicherungswerte und der negative Perchlorat-Test in mindestens einem Mitglied der beiden Familien (s. Tab. 6) schließen die Stoffwechselfehler 1 und 2 aus. In der Familie D 4-8-13 konnte weiterhin mit dem negativen DIT-Test ein Dehalogenasedefekt ausgeschlossen werden.

Das Cholesterin: Der Cholesterin-Umsatz ist bei Hypothyreose verlangsamt (Literatur bei M. L. SACHS). Der Wert der Cholesterinämie wird dadurch wesentlich eingeschränkt, daß die Cholesterinerhöhung beim Säugling und Kleinkind häufig fehlt (WARKANY u. Mitarb.; WILKINS u. Mitarb., 1941), daß sie bei schlecht ernährten Patienten ebenfalls ausbleiben kann, und daß schließlich relativ oft beim Erwachsenen unspezifische Hypercholesterinämien beobachtet werden.

Dagegen sind parallel zu Thyroxinzufuhr oder Thyroxinausfall auftretende Veränderungen des Cholesterinspiegels sehr wertvolle Stützen für Diagnose und Therapiebeurteilung. Die Cholesterinbestimmung gewinnt namentlich auch in denjenigen Fällen an Bedeutung, in welchen eine medikamentöse „Jodverseuchung" (Einnahme von Jod-haltigen Medikamenten aller Art) weder eine Bestimmung des PBI noch einen Radiojod-Test zuläßt.

In unserer Serie war das Serum-Cholesterin bei zehn Patienten erhöht (über 250 mg-%), wovon einmal bei einem acht Monate alten, einmal bei einem 4¹/₂jähr. Kind, sonst aber nur bei Patienten über fünf Jahren (s. Tab. 6).

Die alkalische Phosphatase: Eine erniedrigte alkalische Serumphosphatase ist bei hypothyreoten Kindern häufiger zu finden als die Hypercholesterinämie (PRADER, 1957). Es ist unsicher, ob diese Erniedrigung auf einer verminderten Osteoblasten-Tätigkeit oder auf einer gestörten Leberfunktion beruht. Oft kann während der Substitutionsbehandlung mit Schilddrüsenpräparaten ein auffallender Anstieg der alkalischen Phosphatase im Serum beobachtet werden, möglicherweise als Zeichen eines stark einsetzenden Wachstums. Einige unserer Patienten haben diese Reaktion deutlich gezeigt, andere kaum oder nicht (Tab. 6).

Die Achillessehnenreflexzeit (ASRZ): Seit CHANEY 1924 als erster den verlangsamten Sehnenreflexablauf bei der Hypothyreose als diagnostisches Hilfsmittel einsetzte und LAMBERT u. Mitarb. 1951 die Ursache dieser Verlangsamung in der Hypothyreose-bedingten Veränderung im Muskel erkannt haben, hat die Bestimmung der Achillessehnenreflexzeit als wertvolles Maß der Schilddrüsenfunktion immer mehr an Bedeutung gewonnen (BINSWANGER u. Mitarb.; LAWSON; GORDON, u. a.). CANLORBE u. CHEFNEUX haben kürzlich eine gründliche Studie über die theoretischen Grundlagen und den diagnostischen Wert der ASRZ bei der Hypothyreose im Kindesalter veröffentlicht, Duc u. Duc eine Arbeit über die Bedeutung dieses Tests für endokrine und metabolische Störungen im allgemeinen. In beiden Publikationen wird die Altersabhängigkeit der ASRZ gezeigt, wobei Canlorbe u. Chefneux darauf hinweisen, daß das Größenalter maßgebend ist und nicht das chronologische Alter.

Als Normwerte für euthyreote Kinder und Erwachsene werden angegeben:

Alter unter 1 Jahr	ASRZ	185—285 msec	
1—2 Jahre		220—305 msec	
2—3 Jahre		245—315 msec	(nach Canlorbe u. Chefneux)
3—4 Jahre		260—330 msec	
über 4 Jahre		270—350 msec	
3—12 Jahre		220—320 msec	
13—25 Jahre		230—350 msec	
26—40 Jahre		240—360 msec	(nach Duc u. Duc)
41—55 Jahre		250—370 msec	
über 55 Jahre		260—380 msec	

Beide Arbeitsgruppen verwenden, wie wir selbst auch, die photometrische Registrierung. Unsere Normwerte bei Erwachsenen sind etwas unter denjenigen der zitierten Autoren (230—330 msec), wahrscheinlich hauptsächlich weil in unserem Material Grenzfälle gegen die Hypothyreose hin nach eingehender Abklärung sich als leichte, aber eindeutige Hypothyreose entpuppt haben (Wyss u. Studer).

Die in der Tab. 6 angegebenen Werte zeigen eine gute Übereinstimmung der ASRZ mit dem klinischen Befund und dem PBI (da die ASRZ-Bestimmung erst vor kurzer Zeit als Routinemethode in der Universitäts-Kinderklinik Bern eingeführt worden ist, fehlen die ASRZ-Werte bei relativ vielen, vor einigen Jahren untersuchten Patienten).

Der Grundumsatz: Die Bestimmung des Grundumsatzes bei Kindern stößt häufig auf technische Schwierigkeiten. Die Normalwerte für Kinder mit Wachstumsstörungen sind kaum anzugeben, so daß diese Untersuchung im Kindesalter nur selten ausgeführt wird. Die wenigen auf der Tab. 6 angeführten Grundumsatzwerte sind deshalb mit der nötigen Kritik zu betrachten. In unserer Erfahrung an Kindern und Erwachsenen kann die ASRZ bei der Abklärung und Therapiekontrolle der Hypothyreose den Grundumsatz meistens vorteilhaft ersetzen.

5. Klinische Befunde bei kongenitaler Hypothyreose

5.1. Klinische Diagnose der kongenitalen Hypothyreose

Nach Lowrey u. Mitarb. stellte der Hausarzt bei fast der Hälfte der Patienten die Diagnose erst nach dem ersten Lebensjahr, obschon $^3/_4$ der Kinder bereits mit 3 Monaten mindestens drei Kardinalsymptome aufwiesen, die eine Diagnose oder wenigstens die Verdachtsdiagnose erlaubt hätten. Diese Beobachtung deckt sich weitgehend mit unserer eigenen Erfahrung.

Bei unseren 40 kongenitalen Hypothyreosen ist die Diagnose zu folgenden Zeitpunkten gestellt worden:

Gruppe (nach Tab. 4)	bis zum 3. Monat	bis zum 6. Monat	bis zum 2. Jahr	nach dem 2. Jahr
A (10 Pat.)	1 (+2) *	1	2	6
B (7 Pat.)	4	1 (+1)	2	
C (5 Pat.)	3 (+2)	2		
D (13 Pat.)	2 (+3)	3	3 (+1)	5
E (5 Pat.)	2	1	2	
Total 40 Pat.	12 (+7)	8 (+1)	9 (+1)	11

* In Klammern später diagnostizierte Fälle, bei denen eindeutig die Diagnose früher hätte gestellt werden können.

Aus dieser Zusammenstellung geht hervor, daß die Hypothyreose bei athyreoten Patienten immer sehr früh zu diagnostizieren ist, bei Vorliegen einer Schilddrüsenektopie sich jedoch häufig erst relativ spät manifestiert, und daß Hypothyreosen mit normal lokalisierter Schilddrüse in allen Altersgruppen ungefähr gleich häufig erkannt werden.

Eine wichtige Rolle für die Früherkennung spielen die Beobachtungsgabe und die Intelligenz der Eltern. Bei Entwicklungsstörungen ziehen die einen den Arzt rasch bei, anderen fällt nichts auf. Die Mutter einer großen und lebhaften Kinderschar fand den letztgeborenen lethargischen Säugling (Fall C 1) besonders lieb und angenehm!

Der Hauptgrund der Verkennung eines frühkindlichen Thyroxinmangels liegt in der Tatsache, daß die auffälligen Symptome des Entwicklungsrückstandes und der typisch kretine Ausdruck nicht Frühsymptome darstellen, daß aber die früh auftretenden funktionellen Störungen in ihrer diagnostischen Wertigkeit nicht richtig eingeschätzt werden. Es braucht Zeit, bis sich Zeichen der verzögerten Entwicklung klinisch manifestieren. Sind sie beim Säugling nachweisbar, so muß ein besonders früher, möglicherweise intrauteriner Beginn der Krankheit angenommen werden. Zur Bildung des klassischen Gesichtsausdruckes (Abb. 7) und des Myxödems kommt es nicht in allen Fällen. Der Wachstumsrückstand ist beim Säugling meistens nicht sehr groß (s. Tab. 8). Dagegen sind die Zeichen des allgemein herabgesetzten Stoffwechsels früh feststellbar, ihr diagnostischer Wert hoch, obschon sie von Eltern und Arzt häufig falsch beurteilt werden.

Je schwerer der Hormonmangel ist, desto ausgesprochener treten diese Symptome hervor, während das Ausmaß der Entwicklungsstörungen häufig scheinbar fast ohne Beziehung zum Schweregrad der Hypothyreose steht. Damit soll gesagt sein, daß es Kinder mit guter Intelligenz und kleinem

Wachstumsrückstand bei klinisch eindeutiger Hypothyreose, andere mit schwerem Intelligenzdefekt und ausgesprochenem Kleinwuchs bei klinisch wenig eindrücklicher Hypothyreose gibt. Diese überraschende Feststellung findet wenigstens teilweise ihre Erklärung darin, daß sich der Thyroxinmangel am Skelet und Nervensystem besonders deutlich auswirkt.

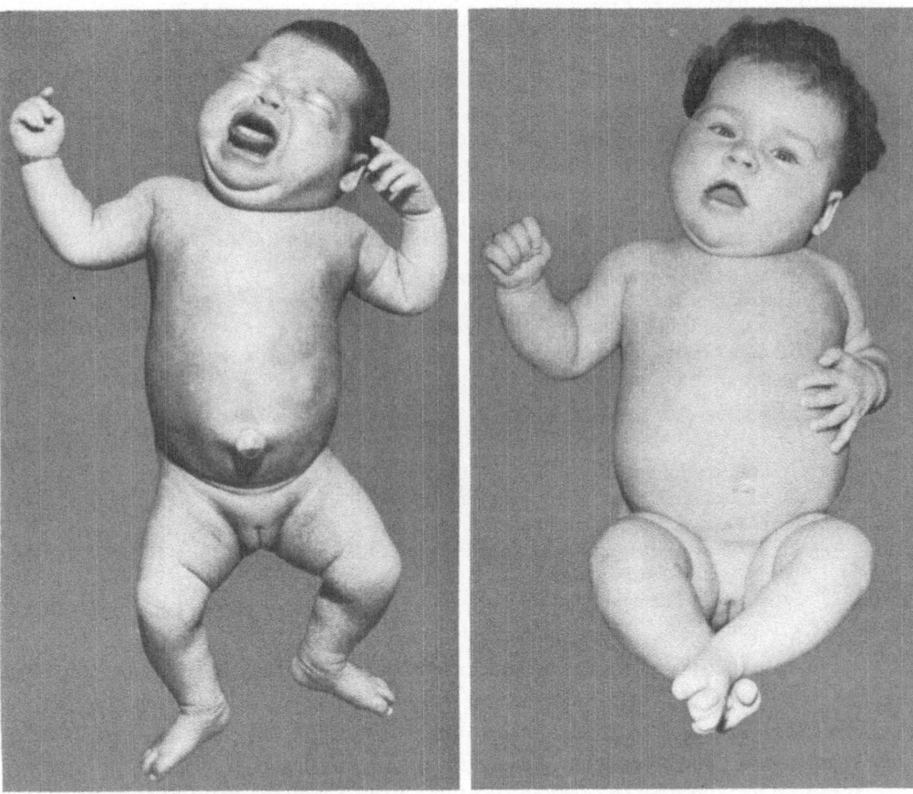

Abb. 7 a   Abb. 7 b

Abb. 7 a. 3 Monate alter Säugling mit schwerer kongenitaler Hypothyreose infolge Athyreose (Patientin C 2)

Abb. 7 b. Derselbe Säugling wie auf Abb. 7 a, nach dreimonatiger Behandlung mit Thyroxin. Klinisch jetzt euthyreot. Trotz früher und genügender Hormonbehandlung ist mit $3^9/_{12}$ Jahren der Intelligenzquotient nur 67

Ein typisches Beispiel eines spät erkannten Falles ist unser Patient A 8 mit ektopischer Schilddrüse, bei welchem erst mit 10 Jahren der auffallende Kleinwuchs zur Hospitalisation und damit zur Diagnose führte. Die Hypothyreose war klinisch diskret, der Intelligenzdefekt, wie es sich erst unter der Behandlung herausstellte (s. unten) nicht sehr ausgesprochen, aber eindeutig (IQ 90) und durch die Hormontherapie nicht zu beeinflussen.

WILKINS (1957), PRADER (1957), LOWREY u. Mitarb., BEIERWALTES u. Mitarb. (1959 b), ANDERSEN u. a. haben die klinische Symptomatologie der kindlichen Hypothyreose umfassend beschrieben und diskutiert. Es sei deshalb in diesem Rahmen auf eine ausführliche Schilderung aller Symptome verzichtet.

In der folgenden Tabelle (Tab. 7) sind die für die Frühdiagnose entscheidenden Symptome zusammengestellt.

Tabelle 7. *Symptome der kindlichen Hypothyreose*

1. Zeichen des allgemein herabgesetzten Stoffwechsels
    Trinkfaulheit, Ernährungsschwierigkeiten
    Obstipation
    Auffallende Ruhe, großes Schlafbedürfnis („Lethargie")
    Blasses Gesicht
    Trockene, kühle Haut
    Rauhe, heisere, tiefe Stimme
    Verlangsamte Sehnenreflexe

2. Zeichen der verzögerten Entwicklung
    Nabelhernie
    Icterus prolongatus
    Wachstumsrückstand (Körpergröße)
    Reifungsrückstand (Knochenalter)
    Psychomotorischer Entwicklungsrückstand, Intelligenzdefekt
    Verzögerter Zahndurchbruch
    Verspätete Pubertät

Die Tab. 8 gibt eine Zusammenstellung der klinischen Befunde bei unseren 40 Patienten mit kongenitaler Hypothyreose. Die Einteilung der Patienten erfolgte nach den oben dargelegten Gesichtspunkten (s. S. 19, Tab. 3 und 4). Da eine frühere Schilddrüsenhormon-Behandlung auf die Symptomatologie einen großen Einfluß ausübt, wurde vermerkt, ob der Patient schon vor unserer Untersuchung wegen Hypothyreose behandelt worden ist. Die meistens von der Mutter angegebenen Symptome und die bei der Eintrittsuntersuchung festgestellten diagnostisch wichtigen objektiven Befunde sind für jeden Patienten angegeben. Sie sind für die ganze Patientengruppe in der ersten Kolonne zusammengefaßt, um einen Eindruck zu vermitteln, wie häufig sie vorkommen. Die einzelnen Patienten werden im Text und auf den anderen Tabellen der Einteilung dieser Tabelle entsprechend bezeichnet (z. B. A 1 ist das 2 Monate alte Mädchen mit Schilddrüsenektopie).

Es mag auffallen, daß Nabelhernie und Icterus prolongatus unter den Entwicklungsstörungen figurieren.

Es wird allgemein angenommen, daß beim verlängerten Neugeborenen-Ikterus der hypothyreoten Kinder eine Reifungsstörung im Leberenzym-stoffwechsel vorliegt (AAKERREN, DOUCETT, u. a.).

Die Nabelhernie kann insofern als Entwicklungsstörung angesehen werden, als sie bei Frühgeburten außerordentlich häufig vorkommt. In unserer Serie ist sie bei denjenigen Kindern besonders häufig aufgetreten, die bereits im ersten Halbjahr erkrankten und ein Knochenalter aufwiesen, das praktisch dem Neugeborenenstadium entsprach. In diesem Zusammenhang ist die Mitteilung von DE QUERVAIN erwähnenswert, daß der Berner Schularzt LAUENER vor 30 und mehr Jahren in dem von der Kropfendemie befallenen Teil des Kantons Bern etwa dreimal so oft Hernien bei Schulkindern beobachtete wie im kropffreien Jura.

Eine Anzahl wohlbekannter Krankheitssymptome scheint übergangen zu sein, obschon auch sie für die Diagnose nützlich sind. Sie sind auf der Tab. 7 weggelassen worden, entweder weil sie ziemlich unspezifisch sind, oder weil sie in einem großen Prozentsatz von sicher hypothyreoten Kindern nicht gefunden werden. Hier steht an erster Stelle das *Myxödem*, das von LOWREY u. Mitarb. nur in 50% ihrer Patienten gefunden worden ist, bei Säuglingen noch seltener. In unserer Serie ist ein echtes Myxödem nur bei 12 Pat. beobachtet worden, wovon 5 vor unserer Untersuchung schon mit Schilddrüsenpräparaten behandelt worden waren. Von den 28 Pat. ohne Myxödem hatten 18 schon eine Hormontherapie gehabt, 10 dagegen keine.

Einmal mehr muß deshalb gefordert werden, daß „Myxödem" nicht als Synonym von „Hypothyreose" zur Bezeichnung einer Schilddrüseninsuffizienz ganz allgemein verwendet werden soll (s. S. 148).

Anämien sind bei Hypothyreosen häufig beschrieben worden (Literatur bei CARPENTER u. Mitarb.). Die unkomplizierte Form, als Resultat einer verminderten Blutbildung, ist selten schwer, meistens normochrom und normocytär. Möglicherweise ist sie als Anpassung an den verminderten Sauerstoffverbrauch aufzufassen. Neben dieser Gruppe kommen auch Formen mit Perniciosa-ähnlichem Charakter und vom Typ der Eisenmangelanämie vor, für welche eine Erklärung weniger leicht zu finden ist. Ohne näher auf das Problem der Entstehung und auf die Bedeutung der Anämien bei Hypothyreose einzutreten, sei auf ihre Häufigkeit hingewiesen. Nach PRADER (1957) besteht praktisch bei jeder Hypothyreose im Kindesalter eine Anämie. In unserer Gruppe von 40 kongenital hypothyreoten Pat. bestand meistens eine Anämie, in ungefähr der Hälfte der Fälle nicht sehr ausgesprochen und klinisch ohne Bedeutung, in der anderen Hälfte dagegen war die Anämie ausgesprochen (s. Tab. 9).

Zu Beginn der Therapie der Hypothyreose mit Schilddrüsenhormonen verschlimmern sich die Anämien oft vorübergehend, und in vielen Fällen lassen sie sich mit einer Hormonbehandlung allein nicht befriedigend beheben. Gelegentlich steht die Blutarmut so sehr im Vordergrund, daß dadurch die ihr zu Grunde liegende Hypothyreose übersehen wird (Fall B 5 und C 3 unserer Serie).

Die Muskulatur wird durch den Schilddrüsenhormonmangel wesentlich beeinflußt. Die verlangsamte Motorik, die muskuläre Hypotonie und die Muskelhypertrophie bilden dabei die auffallendsten Veränderungen.

Tabelle 8. *Klinische Befunde bei 40*

Gruppe, Patient und Geschlecht (Einteilung nach Tab. 4)	40	A							
		1 w	2 w	3 m	4 w	5 m	6 w	7 w	8 m
Chronologisches Alter (in Jahren)		$^2/_{12}$	10	$^8/_{12}$	$17^3/_{12}$	$5^8/_{12}$	42	7	10
Früher schon mit Schilddrüsenpräparaten behandelt			+		+		+	(+)	?
1. Symptome (meistens n. Angaben d. Mutter)									
Lethargie	31		+	+	+	+	+	+	
Ernährungsschwierigkeiten	30	+	+		+	+		+	
Entwicklungsschwierigkeiten	25						(+)		+
Obstipation	22	+	+		+	+	+	+	
Heisere, tiefe Stimme	28	+	+	+	+	+			
Icterus prolongatus	5	+							
2. Befunde									
Nabelhernie	21	+	+	+				+	
Trockene Haut	35		+	+	+	+	(+)	+	+
Hypothermie	24			+	+	+		+	
Myxödem	12					+			
Gelbe Haut	17			+		+			
Große Zunge	18			+		+			
Hypertrichose	7	+	+		(+)				
Bradykardie	12							+	+
Muskelhypotonie	10			+					
Spastizität	9			+					
Wachstumsrückstand (in % der Sollgröße) [1]		97	80	95	77	89	79	85	80
Reifungsrückstand (chronologisches Alter — Knochenalter in Jahren) [1]		(0)	3	$^8/_{12}$	$4^9/_{12}$	3	A [3]	$3^6/_{12}$	$7^6/_{12}$
Schwere Geburt [2]									
Schilddrüsenleiden in der Familie	18				+			+	

Die verlangsamte Motorik, teilweise zentral bedingt, und damit ebenfalls die diagnostisch so wichtige *Verlängerung der Sehnenreflexzeit* (s. S. 46) beruhen in erster Linie auf Veränderungen in der Muskelfaser selbst, auf einer Störung in der Grundstruktur der contractilen Substanz (LAMBERT u. Mitarb.). Die pathologische Kontraktion liegt auch der „pseudomyotonen Reaktion", die gelegentlich bei hypothyreoten Patienten auszulösen ist, zugrunde. Die verlangsamte Motorik, zusammen mit der verlangsamten und retardierten geistigen Leistungsfähigkeit, gibt vielen Hypothyreoten eine charakteristische motorische Unbeholfenheit. Die Patienten nehmen eine typische steife Haltung mit leicht gebeugten Knien ein und gehen mit spärlichen Mitbewegungen umher. Die so entstehende allgemeine

kongenital hypothyreoten Patienten

9 w	10 w	B 1 m	2 w	3 w	4 w	5 w	6 w	7 m	C 1 w	2 w	3 w	4 w	5 w
$15^3/_{12}$	20	$^2/_{12}$	$^3/_{12}$	$4^5/_{12}$	$^8/_{12}$	$^{10}/_{12}$	$11^{10}/_{12}$	11	$^3/_{12}$	$^3/_{12}$	$^4/_{12}$	$^5/_{12}$	$1^5/_{12}$
+				+	+		+	+					+
+		+	+	+		+		+	+	+	(+)		+
+		+	+	+	+	+	+	+	+	+		+	+
		+		+	+	+		+	+	+		+	+
	+	(+)	+	+		+	+	+	+	+	+	+	+
							+						+
		+	+	+	+	+	+	+		+	+	+	+
+	+	+	+	+	+	+	+	+	+	+	+	+	
+		+	+	+		+	+	+	+	+	+	+	
		+	+			+	+	+	+	+	+	+	
		+		+	+	+	+	+	+	+			+
		(+)		+		+	+	+	+	+	+	+	+
		+								+		+	
		+	+			+	+	+			+		+
		+	(+)					+	+				(+)
93	97	87	100	87	96	91	79	68	91	98	96	89	77
$1^3/_{12}$	A ^{3}	$^2/_{12}$	$2^3/_{12}$	$^5/_{12}$	$^8/_{12}$	$^{10}/_{12}$	$5^{10}/_{12}$	$9^6/_{12}$	$^3/_{12}$	$^3/_{12}$	0	$^3/_{12}$	$1^5/_{12}$
		SC					ZG						(FG)
	+					+		+	+	+?		+	

Spastizität ist manchmal kaum in ihre psychischen, neurologischen und muskulären Komponenten zu differenzieren.

Die Zunahme der Muskelmasse täuscht hin und wieder eine echte Hypertrophie durch extracelluläre Einlagerung von eigenartigen Schleimmassen vor („Pseudohypertrophie"). In einzelnen Fällen kommt es aber zu einer effektiven Muskelhypertrophie (GROB). Nach den Autoren, die diese Muskelhypertrophie bei Hypothyreose als erste beschrieben haben, wird dieses Syndrom auch als „*Kocher-Debré-Semélaigne-Syndrom*" bezeichnet (COMINGS, NAJJAR u. NACHMAN). Es sind sogar Hypothyreote mit athletischem Muskelrelief beschrieben worden („Atletismo mixedematoso", PENDE u. PENDE). Meistens verfügen aber solche Patienten nicht über vermehrte, sondern über verminderte Kraft, sie sind schwach und hypoton (HOFFMANS Syndrom = Kombination von Hypothyreose mit Muskelhypertrophie, Verlangsamung und Muskelschwäche).

Tabelle 8. *Klinische Befunde bei 40 kongenital*

Gruppe, Patient und Geschlecht (Einteilung nach Tab. 4)	40	D 1 w	2 m	3 m	4 m	5 w	6 w	7 w
Chronologisches Alter (in Jahren)		$^3/_{12}$	$^5/_{12}$	$9^7/_{12}$	$7^2/_{12}$	$4^{10}/_{12}$	$2^4/_{12}$	$7^6/_{12}$
Früher schon mit Schilddrüsenpräparaten behandelt			+	+	+	+	+	+
1. Symptome (meistens n. Angaben d. Mutter)								
Lethargie	31		+	+	+	+	+	
Ernährungsschwierigkeiten	30	+	+	+	+	+		+
Entwicklungsschwierigkeiten	25	+	+	+	+	+	+	+
Obstipation	22		+		+	+	+	
Heisere, tiefe Stimme	28	+				+	+	+
Icterus prolongatus	5	(+)						
2. Befunde								
Nabelhernie	21	+	+		+			+
Trockene Haut	35	+	+	+	+	+	+	+
Hypothermie	24	+			(+)			+
Myxödem	12	+						+
Gelbe Haut	17	+			+	+		
Große Zunge	18	+		+		+		
Hypertrichose	7				+			
Bradykardie	12	+						
Muskelhypotonie	10	+			+			
Spastizität	9	+						
Wachstumsrückstand (in % der Sollgröße) [1]		93	108	84	98	86	92	95
Reifungsrückstand (chronologisches Alter — Knochenalter in Jahren) [1]		$>\!^3/_{12}$	$^5/_{12}$	0	$^2/_{12}$	$3^1/_{12}$	$2^4/_{12}$	0
Schwere Geburt [2]			ZG					
Schilddrüsenleiden in der Familie	18		+		+		+	

[1] s. Bemerkungen zu Tabelle 15
[2] FG = Frühgeburt ZG = Zangengeburt SC = Sectio caesarea
[3] A = Ausgereiftes Knochenalter (Erwachsen)

w = weiblich
m = männlich

Die Muskelhypotonie ist gelegentlich sehr ausgesprochen, hauptsächlich bei Kindern und Säuglingen, bei denen sie sich unter anderem durch das große vorgewölbte Abdomen anzeigt. Ist die Hypotonie mit einer mehr oder weniger starken Spastizität kombiniert, so kann ein spastisch-hypotoner Symptomenkomplex entstehen, der hin und wieder zu diagnostischen Verwechslungen führt (Fall A 3 und B 7 unserer Serie).

Die eben beschriebenen Veränderungen der Muskulatur sind sowohl bei kongenitaler wie bei erworbener Hypothyreose von Kindern und Erwach-

hypothyreoten Patienten (Fortsetzung)

8 m	9 m	10 w	11 m	12 m	13 m	E 1 w	2 w	3 m	4 m	5 w
$8^{6}/_{12}$	$2^{6}/_{12}$	$5^{9}/_{12}$	$12^{6}/_{12}$	35	43	$14^{3}/_{12}$	$6^{10}/_{12}$	$1^{8}/_{12}$	$^{8}/_{12}$	$^{9}/_{12}$
+	+		+		+	+	+	+(Jod)		
+	+		+	+	+	+	+	+	+	+
+	+	+				+	+	+		+
+	+	+	+	+	+	+	+	+	+	+
+			+			+	+	+		+
+			+	+		+	+	+	+	+
+										
						+	+			
+			+	+	+	+	+	+		+
	+		(+)		+	+	+	+		+
						+	+			
		+	+	+	+					
				(+)		+	+			+
							+			
+			+		+					
+			+						+	
						(+)			+	
98	93	85	85	90	96	88	87	90	99	99
0	2	$3^{3}/_{12}$	6	A 3	A 3	$4^{2}/_{12}$	$4^{4}/_{12}$	$1^{1}/_{12}$	0	$^{1}/_{12}$
		SC								
+			+	+	+	+	+			+

$D_2 + D_6$
$D_4 + D_8$
$D_{11} + D_{12}$ } Geschwister
$E_1 + E_2$

D_{13} ist der Vater von D_4 und D_8

senen beobachtet worden (GROB; LEWITUS u. BORNSTEIN; COMINGS; MILLI-KAN u. HAINES; NICKEL u. FRAME; NAJJAR u. NACHMAN, u. a.). Auch beim endemischen Kretinismus sind ähnliche Störungen der Motorik wiederholt festgestellt worden (s. bei CHOUFOER u. Mitarb., 1965).

Tabelle 9. *Anämien bei kongenitaler Hypothyreose*

Gruppe und Patient nach Tab. 8	Alter (Jahre)	Hb g-%		Erythroc. Mill./mm³		Hb/E μμg	Erythr. Vol. μ³	Reticuloc. ‰
		Pat.	Sollwert	Pat.	minim. Sollwert			
A 1	$^2/_{12}$	8,7	14,0	2,6	3,7	32	96	38
2	10	11,9	12,9	3,3	4,7	36	97	12
3	$^8/_{12}$	8,9	11,8	3,4	3,8	32	79	5
6	42	12,4	14,0	4,03	4,8	—	—	—
8	10	11,1	13,0	3,4	4,7	—	—	—
9	15 $^2/_{12}$	11,3	13,4	3,6	4,8	—	—	—
B 1	$^3/_{12}$	10,7	13,0	3,1	3,8	—	—	—
2	$^3/_{12}$	9,8	12,2	2,9	3,9	33	110	—
5	$^{10}/_{12}$	10,2	11,8	3,8	4,2	26	79	6
6	$11^{10}/_{12}$	11,0	13,4	—	—	—	—	—
7	11	10,5	13,4	3,7	4,8	28	92	7
C 2	$^3/_{12}$	11,0	12,2	2,9	3,9	37	—	17
3	$^4/_{12}$	8,9	12,2	2,3	3,6	38	113	29
4	$^5/_{12}$	7,8	11,8	2,0	3,9	39	100	5
5	2 $^5/_{12}$	11,6	12,0	3,9	4,6	—	—	—
D 1	$^3/_{12}$	10,3	12,2	3,1	3,9	33	97	17
2	$^5/_{12}$	9,4	11,8	2,9	3,9	32	96	11
6	2 $^4/_{12}$	9,9	12,0	3,0	4,6	33	103	12
11	10	11,7	13,4	3,7	4,8	—	—	—
E 1	14 $^2/_{12}$	12,4	13,4	3,8	4,8	—	—	—
3	1 $^8/_{12}$	9,6	11,8	—	—	—	—	—

Sollwerte für Hämoglobin und Erythrocytenzahl für das entsprechende Alter nach Documenta Geigy, Wissensch. Tabellen, 6. Aufl., Basel 1960, S. 546 und 548.

Für den Sollwert der Erythrocytenzahl wurde immer der niedrigste Normalwert angegeben.

Die hypothyreose-bedingten *Veränderungen des Nervensystems* und *des Skelets* sind so mannigfaltig und so wichtig, daß sie gesondert in zwei Kapiteln besprochen werden (s. S. 57 u.f. und 65 u.f.).

Weitgehend unabhängig von der Ursache des Hormonausfalles führt der Mangel an zirkulierendem Schilddrüsenhormon zu Störungen in praktisch allen Organsystemen. Es würde den vorgezeichneten Rahmen sprengen, sollte die ganze Liste der klinisch faßbaren Hypothyreosezeichen erläutert werden. Wir verweisen noch einmal auf die oben (S. 50) zitierten klinischen Übersichtsarbeiten und beschränken uns auf die wenigen, wie es uns scheint, essentiellen diagnostischen Elemente.

Die falsche Interpretation von klinischen Befunden führt zu Fehldiagnosen. Es ist deshalb von Interesse, die Zuweisungsdiagnosen von Patienten mit kongenitaler Hypothyreose zu kennen. Die Tab. 10 gibt diese Zuweisungsdiagnosen unserer 40 Fälle wieder.

Tabelle 10. *Zuweisungsdiagnosen bei 40 Pat. mit kongenitaler Hypothyreose*

Diagnose	Anzahl	Gruppe und Patient (nach Tab. 8)
Hypothyreose	19	A 2, A 4, A 5, A 9, B 2, B 3, B 4, C 1, C 2, C 4, D 2, D 3, D 5, D 6, D 7, D 9, D 11, E 1, E 2
Hypothyreose bei Vater oder Geschwister	3	D 4, D 8, D 12
Struma und evtl. Hypothyreose	1	E 3
Struma	1	E 5
Schluckbeschwerden	2	A 6, A 10
Entwicklungsschwierigkeiten	6	A 7, A 8, B 1, B 5, D 1, D 10
Neuromuskuläre Störungen	3	A 3, B 7, E 4
Anämie	2	B 5, C 3
Dysostosis multiplex?	1	C 5
Biliäre Atresie	1	A 1
Pertussis	1	B 6
Posttraumatische Lungenembolie	1	D 13

Anmerkungen:

D 12 ist der kretinoide Bruder von D 11.

E 3 kam mit 5 Monaten wegen dem Kropf, mit $1^8/_{12}$ Jahren wegen fraglicher Hypothyreose.

A 3 und B 7 wurden wegen spastischer Hypotonie ins Zentrum für cerebrale Bewegungsstörungen (Leiterin Frl. Dr. KÖNG) geschickt, von wo die Patienten mit der Diagnose Hypothyreose überwiesen wurden. Bei beiden war schon früher der Verdacht auf Hypothyreose geäußert worden.

E 4 ist cerebral geschädigt, Hypotonie ist der Hauptbefund.

B 5 wurde wegen Anämie und Entwicklungsrückstand eingewiesen.

C 5 wurde vom Hausarzt wegen fraglicher Hypothyreose mit kleinen Dosen Trijodthyronin behandelt. Weil das Kind auf die ungenügend dosierte Therapie nicht ansprach, wurde die Diagnose „Hypothyreose" verworfen.

A 1 litt an Icterus prolongatus. Das Bilirubin sank in 8 Tagen vor jeglicher Therapie von 6,5 auf 1,1 mg-%.

B 6 kam mit $1^1/_2$ Jahren wegen Pertussis in die Kinderklinik, Hypothyreose damals Zufallsbefund. Der jetzige Aufenthalt diente zur Kontrolle der Hypothyreose.

D 13 ist kretinoid. Hypothyreose Zufallsbefund. Der Patient ist der Vater von D 4 und D 8.

5.2. Die Störungen des Nervensystems bei der kongenitalen Hypothyreose

Psychische Veränderungen und neurologische Störungen gehören zu den klassischen Symptomen des Kretinismus. Sie sind aber auch bei der Hypothyreose des Kindes und des Erwachsenen seit langem bekannt und sind in letzter Zeit einem erhöhten Interesse begegnet.

Die wichtigsten Störungen des Nervensystems bei Hypothyreose sind in der Tab. 11 zusammengestellt (SANDERS; NICKEL u. FRAME; GUICHARD u. PALIARD; CREVASSE u. LOGUE; LANSING u. TRUNELL, u. a.).

Tabelle 11. *Störungen des Nervensystems bei Hypothyreose*

Cerebrale Störungen:	psychoorganische Veränderungen, Oligophrenie, Konvulsionen und Anfälle, Koma, spastisch-hypotone Erscheinungen.
Cerebelläre Störungen:	Ataxie, Adiadochokinese, Nystagmus, Intentionstremor.
Störungen der peripheren Nervenfunktion:	Paraesthesien und (lanzinierende) Schmerzen, Hirnnervenausfälle, fehlende Sehnenreflexe.

Elektrencephalographische Veränderungen.

Erhöhung des cerebrospinalen Liquoreiweißes.

Die morphologischen Veränderungen im Nervensystem bei Hypothyreose sind nur wenig untersucht worden (Literatur bei EAYRS, 1966, der selbst tierexperimentell diesen Fragenkreis eingehend bearbeitet hat). Neben architektonischen Störungen der Großhirnrinde und des Kleinhirns (LOTHMAR, 1929) sind es hauptsächlich Einschränkungen in der Bildung von kleinen und kleinsten Blutgefäßen und Entwicklungshemmungen in der Bildung von Pyramidenzellen und deren Fortsätze (EAYRS u. Mitarb.). Im Entwicklungsstadium ist die Myelinisierung verzögert (BARNETT, zitiert bei EAYRS), beim Erwachsenen ist Degeneration der Markscheiden beobachtet worden (NICKEL u. FRAME; SCHMIDHAUSER).

Die funktionellen Störungen des Nervensystems sind mannigfaltig, häufig und prognostisch oft schwerwiegend. Sie können hin und wieder übersehen oder falsch interpretiert werden. Manchmal prägen sie der Krankheit ihren ganz besonderen, eindrücklichen Stempel auf. Neben den reversiblen Veränderungen (s. dazu KÖNIG u. SCHMIDHAUSER) umfassen diese funktionellen Störungen bei der kongenitalen Hypothyreose in erster Linie eine Hemmung der geistigen Entwicklung und neurologische Defekte.

Nach EAYRS (1966) muß der Einfluß der Schilddrüsenhormone auf die Entwicklung des Zentralnervensystems hauptsächlich in der Wirkung auf die Proteinsynthese und auf die das eigentliche Nervengewebe umgebenden Gebilde (Blutgefäße!) gesucht werden. Daß dadurch Struktur und Funktion früh und irreversibel beeinflußt werden, liegt auf der Hand.

Der geistige Entwicklungsrückstand ist ein klassisches Symptom der kongenitalen Hypothyreose. Wird er nicht frühzeitig und konsequent behandelt (durch Behandlung der Hypothyreose), so führt er zu ungenügender

Assimilation des Erfahrungsgutes und zu Ärmlichkeit der Assoziationsverbindungen (E. BLEULER), mit einem Wort: zur *Oligophrenie*. Diese, als angeborener oder früh erworbener Schwachsinn definiert (E. BLEULER), hat bei der kongenitalen Hypothyreose keinen krankheitsspezifischen Charakter. Wie v. HARNACK u. WALLIS festhalten, bestehen bei den verschiedenen Formen der Hypothyreose keine qualitativen, sondern nur quantitative Unterschiede. Intelligenzmangel, Antriebsstörungen und eine immer wieder auffallende Gutmütigkeit sind die hervorstechendsten psychopathologischen Erscheinungen. Dieses in sich geschlossene Gefüge wird in fast allen Fällen durch die Substitutionsbehandlung mit Schilddrüsenhormonen zunächst zerstört (v. HARNACK u. WALLIS). Die antriebsarmen, bedächtigen Kinder werden plötzlich sprunghaft und unkonzentriert, was sich hin und wieder, unter anderem, in einer Verschlechterung der Schulleistungen äußert (typisch im Fall von A 8 in unserer Serie).

Bei der Mehrzahl unserer kongenital hypothyreoten Patienten lag, in Übereinstimmung mit den Beobachtungen von v. HARNACK u. WALLIS, eine gleichmäßig verzögerte geistige Entwicklung vor. Einzelne Kinder unserer Serie zeigten aber, auch nach längerer, sonst erfolgreicher Thyroxintherapie, einen ausgesprochen cerebral-organischen Schaden im Sinne eines organischen Psychosyndroms, in welchem neben ungleichmäßigem Intelligenzdefekt ausgesprochene Charakterveränderungen mit Affektlabilität bestehen. Es stellt sich die Frage, ob in diesen Fällen eine zusätzliche Hirnschädigung, z. B. durch ein Geburtstrauma, anzunehmen ist, oder ob es sich um Individuen handelt, die durch einen vielleicht besonders früh einsetzenden Thyroxinmangel besonders schwer getroffen worden sind.

Gelegentlich gehen Ausmaß der Oligophrenie und Schweregrad der Hypothyreose nicht parallel (z. B. im Fall unserer Patientin A 6 mit einem Intelligenzquotient von nur 60% bei einer klinisch kaum ins Gewicht fallenden Hypothyreose). Es ist hauptsächlich das Verdienst von PICKERING, wiederholt darauf hingewiesen zu haben, wie anfällig Nervensystem und Skelet auf bereits geringen Schilddrüsenhormonmangel sind. Es kann sich auch eventuell eine Schilddrüseninsuffizienz spontan erholen (z. B. durch Bildung eines hyperplastischen Strumaknotens, der den Hormonbedarf bei genügender Jodzufuhr zu decken vermag), nachdem das Zentralnervensystem schon einen irreparablen Schaden genommen hat.

Je früher die Hypothyreose sich im Kindesalter manifestiert, je schwerer der Hormonmangel ist und je später die Hormonbehandlung einsetzt, umso größer wird der Intelligenzdefekt, umso schlechter ist die Prognose für den geistigen Entwicklungsrückstand. Schwere, vor dem 6. Monat auftretende Hypothyreosen bringen immer einen Schwachsinn mit sich, wenn sie nicht oder ungenügend behandelt werden. Fehlt jegliche eigene Hormonproduktion (Athyreose oder ähnlich sich auswirkende morphologische oder biochemische Störungen), so kann die beste und frühzeitigste postnatale

Hormontherapie eine Oligophrenie nicht vermeiden lassen. Leichte Hypothyreosen mit spätem Krankheitsbeginn (nach dem 2. Lebensjahr), z. B. bei großer ektopischer Schilddrüse oder partiellem Hormonsyntheseblock, verursachen meistens keine irreversiblen cerebralen Schädigungen. Diese Feststellungen sind kürzlich in aller Klarheit von WILKINS (1959), NEIMANN u. Mitarb. (1963), PICKERING u. FISHER, sowie D. W. SMITH u. Mitarb. formuliert worden und entsprechen unserer eigenen Erfahrung. Eindrücklich ist die Mitteilung von D. W. SMITH u. Mitarb., wonach der durchschnittliche Intelligenzquotient von Patienten, deren Entwicklungsrückstand im Knochenalter vor den 8. Fetalmonat fiel, selbst bei früher und konsequenter Therapie nur 52% betrug.

Diese Überlegungen dürfen nicht zu therapeutischem Pessimismus verleiten. Die Patienten mit früh auftretendem und schwerem Hormondefizit werden meistens auch bald nach der Geburt als hypothyreot erkannt und entsprechend früh behandelt, so daß das Spätresultat in der Regel verhältnismäßig noch günstig ausfällt. Leider sind es die prognostisch günstigen, mittelschweren und leichten Fälle, die häufig nicht früh genug und namentlich auch nicht konsequent genug behandelt werden, weil zu oft nur auf die äußeren Krankheitszeichen (s. oben, S. 47 und ff.) geschaut wird und zu wenig das Knochenalter und das PBI als diagnostisch-therapeutischer Maßstab berücksichtigt werden. Hier liegt die Ursache von zahlreichen therapeutischen Mißerfolgen bei hypothyreose-bedingtem Schwachsinn.

Die bei unseren Patienten erreichte intellektuelle oder psychomotorische Reife ist auf der Tab. 12 nach Intelligenzquotient zusammengestellt. Die Resultate stimmen mit den eben geschilderten Feststellungen anderer Autoren überein. Kein Patient mit Athyreose hat eine normale Intelligenz erreicht. Die Patienten der übrigen „Ätiologie-Gruppen" figurieren in allen Intelligenzkategorien. Eindrücklich ist die große Variation unter der Gruppe der Individuen mit ektopischer Schilddrüse (Gruppe A). Auffallend ist ferner, daß alle Patienten (mit Ausnahme der drei Athyreoten) mit schwerem Intelligenzdefekt nie oder ungenügend behandelt worden sind.

Bei zehn Patienten unserer Serie ist keine Beurteilung der geistigen Leistungsfähigkeit vorgenommen oder festgehalten worden, in der Mehrzahl, weil die Kinder zu jung für eine entsprechende Untersuchung waren (jünger als 6 Monate).

Die Häufigkeit neurologischer Komplikationen bei schwer debilen Kindern mit kongenitaler Hypothyreose läßt die Frage auftauchen, ob diese Störungen als Folge der Hypothyreose aufzufassen sind oder Symptome einer von der Hypothyreose unabhängigen Schädigung darstellen.

Neurologische Störungen bei Hypothyreose sind in letzter Zeit mit zunehmender Häufigkeit beschrieben worden (KÖNIG u. SCHMIDHAUSER). Die meisten der in der Tab. 11 aufgeführten Manifestationen treten dann auf, wenn eine Hypothyreose längere Zeit unbehandelt bleibt. Sie sind hauptsächlich bei der erworbenen Schilddrüseninsuffizienz des Erwachsenen, auffallend selten bei kongenitaler Hypothyreose des Kindes beschrieben worden. Im allgemeinen sprechen sie auf Schilddrüsenhormon-Behandlung gut an. Die beiden von uns eingehend diskutierten Fälle von erworbener Hypothyreose sind eindrückliche Beispiele dafür (KÖNIG u. SCHMIDHAUSER). Beim

Tabelle 12. *Intellektuelle (psychomotorische) Entwicklung von kongenital hypothyreoten Patienten*

Nach der Beurteilung von Frau Dr. med. G. SAUTER, Kinderpsychiaterin FMH, Bern [1]

Intelligenz-Quotient	Patient nach Tab. 6, 8	Alter bei Auftreten der Hypothyreose	Alter bei (letzter) Untersuchung	Thyreoidea-Behandlung	
				Beginn	Ausmaß
Normal,	A 3	8 Mo.	1 $^8/_{12}$ J.	8 Mo.	genügend
I.Q.	A 10	20 J.	30 J.	29 J.	—
über 90%	D 3	4 Mo.	9 $^7/_{12}$ J.	4 Mo.	genügend
	?E 5	8 Mo.	(8 J.)	8 Mo.	(genügend)
Hilfsschul-	A 5	5$^8/_{12}$ J.	5 $^8/_{12}$ J.	5 $^8/_{12}$ J.	keine
fähig,	A 8	4 J.	14 J.	10 J.	genügend, aber zu spät
I.Q.	A 9	12 J.	15 $^2/_{12}$ J.	12 J.	ungenügend
90—75%	B 4	8 Mo.	3 J.	8 Mo.	genügend
	B 6	7 Mo (?)	11$^{10}/_{12}$ J.	1 $^1/_2$ J.	ungenügend
	D 2	2 Mo.	1$^{10}/_{12}$ J.	2 Mo.	ungenügend
	D 4	6 Mo.	11 $^4/_{12}$ J.	8 Mo.	ungenügend
	D 6	11 Mo.	4 $^6/_{12}$ J.	11 Mo.	ungenügend
	D 8	1 Mo.	12 $^8/_{12}$ J.	2 J.	ungenügend
	D 13	5 J. (?)	47 J.	7 J. (?)	ungenügend
Nur	A 6	7 J.	42 J.	7 J.	ungenügend
praktisch	B 3	3 Mo.	7$^{10}/_{12}$ J.	3 Mo.	fast genügend
bildungs-					
fähig,	C 1	3 Mo.	4 $^6/_{12}$ J.	4 Mo.	genügend (?)
	C 2	3 Mo.	3 $^9/_{12}$ J.	3 Mo.	genügend
I.Q.	C 5	7 Mo.	1 $^5/_{12}$ J.	7 Mo.	ungenügend
74—60%	D 11	10 J.	16 J.	10 J.	ungenügend
	D 12	?	35 J.	keine	—
	E 1	3 Mo.	18 J.	3 Mo.	ungenügend
	E 2	3 Mo.	10 J.	3 Mo.	ungenügend
	E 3	5 Mo.	6 J.	1 $^8/_{12}$ J.	genügend, aber spät
Imbecil,	A 2	6 Mo.	10 J.	6 Mo.	ungenügend
I.Q.	A 4	2 J.	24 J.	2 J.	ungenügend
unter 60%	B 7	7 Wo.	13 J.	(6 Wo.), 2 J.	ungenügend
	D 9	6 Mo.	2 $^6/_{12}$ J.	6 Mo.	ungenügend
	D 10	11 Mo.	5 $^9/_{12}$ J.	keine	—
	E 4	7 Mo.	10 Mo.	keine	—

[1] Die wertvolle Hilfe und Beratung wird hiermit bestens verdankt. Der Intelligenzquotient wurde nicht bestimmt bei A_1, A_7, B_1, B_2, B_5, C_3, C_4, D_1, D_5, D_7 (s. Text).

Erwachsenen handelt es sich meistens um psychoorganische Veränderungen (Angst und Depression bis zu schweren Psychosen), cerebellare Störungen und Paraesthesien.

Es stehen, neben der eben diskutierten Oligophrenie, Spastizität, gesteigerte Sehnenreflexe, Koordinationsstörungen, schleppender Gang, Ungeschicklichkeit, ausfahrende Bewegungen und muskuläre Hypotonie im Vordergrund (D. W. SMITH u. Mitarb.; FRÉDÉRICH; HELLINGA; PRADER (mündliche Mitteilung), u. a.). Häufig findet sich am Schluß einer Beschreibung von Fällen mit kongenitaler Hypothyreose die kommentarlose Bemerkung, der Patient habe zudem noch eine neurologische Komplikation aufgewiesen.

Die schweren neurologischen Syndrome, meistens pyramidale Störungen, sind wohl selten. Es kann aber bis zum Vollbild des Little-Syndroms kommen.

Es stellt sich die Frage, ob die zentralnervösen Störungen und die kongenitale Hypothyreose Ausdruck eines einzigen Gendefektes darstellen (wie z. B. die häufigen Herzmißbildungen bei der Gonadendysgenesie), ob zwei von einander unabhängige Leiden die beiden Organveränderungen verursachen (z. B. dadurch, daß zur kongenitalen Hypothyreose durch ein zufälliges Geburtstrauma noch ein Gehirnschaden entstehen würde), oder ob alles durch einen einzigen Faktor ausgelöst wird, entweder indem alles durch Thyroxinmangel zu erklären ist, oder auch die Hypothyreose Folge und Ausdruck einer Erkrankung des Zentralnervensystems ist. Folgende wichtige Argumente sprechen dafür, daß gewisse cerebrale Störungen als Folgen einer kongenitalen Hypothyreose betrachtet werden können:

Während der ganzen Frühentwicklung des Kindes trifft der Thyroxinmangel das Zentralnervensystem und das Skelet besonders schwer. Bei keiner anderen Krankheit, welche zu vergleichbaren zentralnervösen Defekten führt, ist das Knochenalter in dem Maß und so regelmäßig mitbetroffen, wie bei der kongenitalen Hypothyreose.

Besonders schwere cerebrale Schäden sind bei denjenigen Individuen zu finden, bei denen die Hypothyreose, nach dem Knochenalter zu schließen, schon intrauterin sehr früh eingesetzt hat. Schwere neurologische Defekte sind stets von einer besonders ausgesprochenen Oligophrenie begleitet.

Oligophrenie und neurologische Symptome lassen sich nur beschränkt durch eine Thyroxinbehandlung korrigieren. Sie lassen sich aber durch solche Hormontherapie beeinflussen und in gewissen, seltenen Fällen offenbar sogar vermeiden (s. Fall von CARR u. Mitarb., 1959, zitiert S. 7), wenn die Behandlung schon während der Schwangerschaft mit genügend hohen Dosen durchgeführt wird. Pränatal erworbene zentralnervöse Schäden können in der Regel durch postnatale Hormontherapie nicht geheilt werden, weil Entwicklungsdefekte des Zentralnervensystems, unabhängig von der auslösenden Ursache, irreversibel sind.

Tabelle 13. *Neurologische Symptome bei Patienten mit kongenitaler Hypothyreose*

Gruppe u. Pat. (Tab. 8)	Alter bei Auftreten der Hypothyreose	Alter bei Untersuchung (in Jahren)	I.Q. %	Spastizität	Hypotonie	Hyperreflexie	Strabismus	EEG [1]
A 2	6/12	10	35–40				+	
A 3	7/12	8/12		+	++			
		1 3/12	no.					
A 4	2 ?	23 2/12	50–60					mr.**
A 6	7 ?	42	60			(+)		no.* (a)
B 1	3/12	3/12	?	+			+	no.
B 2	3/12	3/12	?	(+)				no.
B 4	8/12	8/12						no.
		2 5/12	80?					
B 5	6/12	10/12	?		+		+	mr.
B 6	7/12	11 10/12	leicht retard.			+		no.
B 7	6 Wo.	11	< 30	+++	++	+		no.
C 1	3/12	3/12		+			+	no.
		4 6/12	70					
C 2	3/12	3/12			+			
		3 9/12	67					
C 5	7/12	3 9/12	< 80?	(+)	+			
D 1	3/12	3/12	?	+				
D 4	6/12	7 2/12	79		+		+	av.***
D 5	6/12 ?	2 6/12	?					mr. (no.) (b)
D 7	1/12	7 6/12	leicht retard.			+		
D 8	6/12 ?	12 8/12	75					av.
D 9	6/12	2 6/12	ca. 70			+		no.
D 10	11/12	5 9/12	50		++	+		ZE.-Epi. (c)
D 11	10 ?	12 6/12	ca. 70			+		
E 1	3/12	14 2/12		(+)		+		mr.
		17 6/12	65					
E 2	3/12	7						mr.
		10 3/12	65					
E 4	7/12	10/12	?	++	+++			no.
E 5	3/12	8/12						mr.

* no. = normal.

** mr. = monorhythmisch.

*** av. = allgemein verändert.

    (a) hypersynchrone Ausbrüche bei Photostimulation.
    (b) Normalisierung unter d. Therapie.
    (c) ZE. Epi. = zentrencephale Epilepsie.

[1] Die EEG wurden in der Neurologischen Universitätsklinik Bern (Direktor Prof. M. Mumenthaler) ausgeführt. Es sei besonders Frl. Dr. F. Verney für ihre Hilfe gedankt.

Es besteht eine große Ähnlichkeit dieser zentralnervösen Störungen (Oligophrenie und spastischer Symptomenkomplex) mit neurologischen Defekten, die bei endemischen Kretinen gelegentlich gesehen werden (s. unten). Bei der sporadischen kongenitalen Hypothyreose wie beim endemischen Kretinismus ist *der Schweregrad* des intrauterinen Thyroxinmangels und vor allem *der Zeitpunkt* seines Auftretens für die Entstehung des cerebralen Defektes entscheidend, wie Choufoer u. Mitarb. (1965) mit Recht darlegen.

Die neurologischen Störungen bei unseren Patienten mit kongenitaler Hypothyreose sind auf der Tab. 13 zusammengestellt. Es handelt sich meistens um diskrete Symptome. Nur drei hypothyreote Kinder unserer Serie (A 3, B 7 und E 4) weisen schwerwiegende neurologische Defekte auf, die übrigens dazu geführt haben, daß diese drei Kinder mit der Diagnose „neuromuskuläre Störung" zugewiesen wurden (s. Tab. 10). Auch in unserer Serie haben die meisten Patienten mit neurologischen Störungen einen ausgesprochenen Intelligenzdefekt (s. Tab. 12 u. 13).

Das Elektrencephalogramm bei Hypothyreose zeigt verlangsamte und abgeflachte Potentiale, die sich meistens nach erfolgreicher Substitutionsbehandlung normalisieren (Lansing u. Trunell; Prader, 1957; Vague u. Mitarb., 1957, u. a.). Aber auch normale EEG können, unabhängig von der Intensität des Hormonmangels, bei Hypothyreose vorkommen (Lansing u. Trunell). Das für Hypothyreose verdächtigste Zeichen ist nach den erwähnten Autoren ein Absinken der α-Frequenzen unter 9 Hz.

Ein EEG ist bei 18 Pat. unserer Serie ausgeführt worden (Tab. 13). In acht Fällen ist es normal, bei D 10 besteht eine zentrencephale Epilepsie, bei A 6 sind neben einem normalen Grundrhythmus bei Photostimulation hypersynchrone Ausbrüche zu beobachten. Acht EEG zeigen eine verlangsamte Spontankurve, sechs davon mit auffallendem Monorhythmus. Zwei EEG (D 4 und D 8) weisen auf eine allgemeine Hirnschädigung hin. Unter der Schilddrüsenhormonbehandlung normalisierte sich ein EEG, bei den Schwestern E 1 und E 2 verschwand der Monorhythmus, eine gewisse Unreife im EEG blieb jedoch bestehen. Die Beziehung des EEG-Befundes zu den übrigen psycho-neurologischen Veränderungen geht aus der Tab. 13 hervor.

Zusammenfassung: Die psychischen und neurologischen Störungen bei kongenitaler Hypothyreose lassen sich folgendermaßen zusammenfassen:

Zeitpunkt des Auftretens und Ausmaß des Schilddrüsenhormonmangels entscheiden über Art, Schweregrad und Prognose der zentralnervösen Defekte.

Liegt der Beginn der Hypothyreose vor dem 8. Fetalmonat, so sind praktisch immer schwere neurologische Symptome vom Typ des spastischen Symptomenkomplexes zu erwarten, die Prognose dieser Störungen ist ausgesprochen schlecht.

Spät (nach dem 2. Lebensjahr) beginnende und leichte Hypothyreosen beeinträchtigen die geistige Entwicklung in geringem Maß. Die geistigen und neurologischen Veränderungen sind in diesen Fällen praktisch immer reversibel.

Je näher der Therapiebeginn mit Schilddrüsenhormon an den Anfang der Hypothyreose kommt, je konsequenter diese Behandlung mit genügender Hormonmenge durchgeführt wird, desto besser ist die Prognose einer zentralnervösen Schädigung.

Die psychischen und neurologischen Defekte sind bei kongenitaler Hypothyreose nicht krankheitsspezifisch. Ein dem geistigen Entwicklungsrückstand ziemlich parallel verlaufender Rückstand in der Skeletentwicklung (Knochenalter!) ist der zuverlässigste Hinweis für das Vorliegen einer Hypothyreose. Ist eine Verzögerung in der Knochenreifung nicht nachweisbar (z. B. wegen vorausgegangener Hormonbehandlung), so kann es fast unmöglich sein, ein Geburtstrauma oder einen anderen, extrathyreoidalen Faktor als auslösende Ursache der zentralnervösen Komplikationen auszuschließen. Dies trifft besonders zu, wenn sich zur Zeit der Untersuchung der Hormonmangel nicht mehr nachweisen läßt.

5.3. *Die Skeletveränderungen bei kongenitaler Hypothyreose*

Die Abhängigkeit der Skeletentwicklung von der Schilddrüsenfunktion ist klinisch und tierexperimentell belegt (ausgedehnte Literaturangaben bei ANDERSEN und bei MÉGEVAND, MATHIEU u. ROYER). Bestimmte Knochenveränderungen sind für Thyroxinmangel so typisch, daß ihr Fehlen bei jeder kindlichen Hypothyreose Zweifel an der Diagnose berechtigt. Immerhin kommen Wachstumsrückstand und fehlende Skeletreifung nicht ausschließlich bei Hypothyreose vor, sondern auch bei einer ganzen Reihe von endokrinen und nichtendokrinen Störungen, wie hypophysärem Kleinwuchs, Gonadenanomalien, chronischen Stoffwechselstörungen, Unterernährung, Mißbildungen u. a. Es ist ferner zu berücksichtigen, daß Abweichungen des Knochenalters, wie auch des Längen- und Gewichtsalters von ungefähr ±20⁰/o noch als normal zu betrachten sind (PRADER, 1957).

Da es eine bestimmte Zeit braucht, bis in einem vorher gesunden Organismus Knochenveränderungen radiologisch faßbar werden, kann in den ersten Monaten des Bestehens einer Hypothyreose noch ein normales Knochenalter festgestellt werden. Bezeichnenderweise ist aber ein Entwicklungsrückstand des Skeletes bei kongenitaler Hypothyreose meistens schon im frühen Säuglingsalter zu beobachten (LOWREY u. Mitarb.).

Für die meisten Knochenveränderungen gilt, daß der Schaden umso größer ist, je vollständiger und länger der Ausfall der Schilddrüsentätigkeit sich beim Kind auswirkt, je früher die Hypothyreose einsetzt.

Für die kindliche Hypothyreose besonders typisch ist die Tatsache, daß in der Regel der Knochen-Reifungsrückstand (Knochenalter) stärker ausgeprägt ist als der Wachstumsrückstand (Längenalter). Damit unterscheidet sich die Schilddrüseninsuffizienz von den meisten anderen Formen von Kleinwuchs mit Entwicklungsrückstand.

Die charakteristischen Skeletveränderungen bei Hypothyreose lassen sich folgendermaßen kurz zusammenfassen (PRADER, 1957; ANDERSEN und MÉGEVAND u. Mitarb.) (Tab. 14).

Tabelle 14. *Skeletveränderungen bei Hypothyreose im Kindesalter*

Verlangsamtes enchondrales Wachstum, namentlich der langen Knochen.
Allgemeiner Rückstand in der Knochen- und Zahnentwicklung, der sich äußert durch
    verspätetes Auftreten der Knochenkerne,
    verspäteter Fontanellenschluß,
    verspätete Pneumatisierung der Schädelknochen,
    verspäteter Schluß der Epiphysenfugen,
    verspäteter Zahndurchbruch.
Lokalisierte Skeletveränderungen:
    intensive Verkalkung der Diaphysenenden (Wachstumslinien),
    unregelmäßige, multizentrische Ossifikation der Knochenkerne (epiphysäre Dysgenesie),
    Wirbelsäuleveränderungen in Form allgemeiner Entwicklungsverzögerung und lokalisierter Deformierung im thorako-lumbalen Übergang (keilförmige Verbildung der ersten Lumbalwirbel),
    Sellavergrößerung,
    osteosklerotische Veränderungen (Osteopetrose, Periostose),
    Zahnschmelz-Hypoplasie.

Wachstums-Störungen

Das normale Wachstum wird durch Thyroxin in verschiedener Hinsicht beeinflußt (LEEMING; PATHÉ u. Mitarb.; KHAMSI u. EAYRS). Das Wachstumshormon kann seine volle Wirksamkeit namentlich auf den enchondralen Knochen nur bei Anwesenheit von Thyroxin ganz entfalten. Ohne Thyroxin tritt zudem die Pubertät nur sehr verspätet und unvollkommen, manchmal überhaupt nicht ein, der puberale Wachstumsschub bleibt aus.

Das Schilddrüsenhormon fördert hauptsächlich das enchondrale Wachstum der langen Knochen, während das periostale Wachstum und die Entwicklung der Bindegewebsknochen weitgehend Thyroxin-unabhängig sind (SIMPSON u. Mitarb.; PATHÉ; ERNOULD u. MOREL, u. a.). Dadurch kommt es bei Thyroxinmangel zum charakteristischen disproportionierten Minderwuchs, weil die Extremitäten im Wachstum stärker zurückbleiben als der Rumpf.

Daß das Wachstum nur wenig oder nicht gestört sein kann, namentlich bei Kindern unter einem Jahr, zeigt unsere Serie (Tab. 15). 14 unserer 40 kongenital hypothyreoten Pat. zeigen einen Wachstumsrückstand von bloß 5% gegenüber der Sollgröße oder weniger (wobei allerdings 6 von diesen 14 Pat. schon einmal mit Schilddrüsenpräparaten behandelt worden sind).

Skeletentwicklungs- und Reifungsstörungen

Der Reifungsrückstand ist zwar, wie gesagt, nicht ausschließlich für Hypothyreose typisch, stellt aber ein Kardinalsymptom der kindlichen Hypothyreose dar und ist für die Beurteilung des Krankheitsverlaufes und des Therapieerfolges von ausschlaggebender Bedeutung, denn keine andere Knochenstörung spricht selektiv auf Schilddrüsenhormonbehandlung an wie diese.

Die einzelnen Schritte der Knochenentwicklung (Bildung der Knochenkerne, Formveränderung, Verknöcherung der Epiphysen) gehen in der Regel sowohl für den einzelnen Knochen wie für das ganze Skelet nach einer bestimmten, festen Reihenfolge vor sich. Dementsprechend ist die Störung der Knochenreifung im allgemeinen symmetrisch und in allen Knochen ungefähr gleichmäßig ausgebildet.

Schon normalerweise wird aber gelegentlich eine leichte Dissoziation, d. h. eine gestörte Reihenfolge in der Knochenentwicklung beobachtet. Bei der kindlichen Hypothyreose aber kann diese Dissoziation sehr ausgesprochen sein, so daß das Entwicklungsalter verschiedener Knochen manchmal stark variiert. Dies ist bei der Beurteilung des Knochenalters, bzw. des Entwicklungsrückstandes an Hand eines einzelnen Röntgenbildes stets in Betracht zu ziehen. Es empfiehlt sich immer, nach Möglichkeit mindestens zwei Körperregionen zu untersuchen, z. B. Hand und Knie.

Eingehendere Angaben über den Wert der Knochenalterbestimmung und deren Fehlermöglichkeiten, sowie über die Variabilität des Reifegrades bei normalen Individuen sind u. a. bei TANNER zu finden.

Das verspätete Auftreten der Knochenkerne und der verspätete Epiphysenfugen-Schluß bilden die am leichtesten feststellbaren Zeichen der gehemmten Knochenentwicklung. Die Veränderungen am Schädelskelet sind aber nicht minder charakteristisch.

Das langsame Wachstum der Schädelbasis mit lange persistierender Synchondrosis spheno-occipitalis ist nicht nur für den endemischen Kretinismus (s. unten), sondern auch für die kindliche Hypothyreose typisch. Die daraus resultierende Verkürzung der Schädelbasis bildet die Grundlage für die Entstehung des kennzeichnenden Gesichtsausdruckes und der Brachycephalie eines jeden Patienten mit schwerer und langdauernder kindlicher Hypothyreose und der meisten endemischen Kretine (s. unten).

Die Pneumatisierung der Nebenhöhlen und der Pyramide ist häufig verzögert und fehlt in einzelnen Fällen von ausgesprochener Hypothyreose ganz (DREYFUS u. Mitarb.; BAMATTER u. Mitarb.; MIDDLEMASS). Schließlich gehören auch die Entwicklungsstörungen der Zahnbildung in diesen Rahmen. Sie sind in der Regel nicht so ausgesprochen wie die übrigen Skeletanomalien bei Hypothyreose und sprechen langsamer auf Substitutionsbehandlung an als die Knochen (PRADER u. PERABO; WILKINS, 1957, u. a.).

ANDERSEN weist noch auf die Hypoplasie des Zahnschmelzes als wichtiges Hypothyreosezeichen hin und unterstreicht die Bedeutung dieses Befundes für die Erkennung einer pränatalen Hypothyreose. Nach ANDERSEN sind pränatale Schmelzdefekte meistens hypothyreot bedingt, also diagnostisch sehr wichtig, während die postnatal entstehenden Schmelzanomalien noch zahlreiche andere Ursachen haben können.

Lokalisierte Skeletveränderungen

Die intensive Verkalkung der präparatorischen Verkalkungszonen der Diaphysenenden und die daraus resultierenden sogenannten Wachstumslinien als Zeichen abgelaufener Wachstumsverzögerung ist ein unspezifisches Symptom von Hypothyreose. Die Osteoblastentätigkeit ist bei Hypothyreose herabgesetzt (was sich u. a. in der Verminderung der alkalischen Phosphatase äußert), das Calciumangebot ist relativ groß, und damit kommt es zu intensiver Calciumeinlagerung. Wie PRADER (1957) und MÉGEVAND u. Mitarb. bemerken, liegt darin der Hauptgrund, warum eine Rachitis bei unbehandelter Hypothyreose praktisch nicht vorkommt, warum aber dieselbe während der Behandlung gelegentlich auftreten kann und weshalb es bei nicht erkannter Hypothyreose besonders leicht zu einer Vitamin D-Intoxikation kommt.

Die carpo-tarso-epiphysären Dysgenesien bilden eines der charakteristischsten Zeichen der frühkindlichen Hypothyreose. Diese enchondralen Ossifikationsstörungen („Osteochondropathia cretinoidea") können im Prinzip in allen Epiphysen und kleinen Knochen auftreten, doch sind sie kein konstantes Merkmal des Schilddrüsenhormonmangels. Sie kommen dadurch zustande, daß die präparatorische Umwandlung des Knorpels stattfindet, die Ossifikation aber erst verspätet und von verschiedenen Stellen ausgehend (multizentrisch) einsetzt. Wegen der Beschleunigung der Ossifikation in solchen Zentren durch die Substitutionsbehandlung tritt häufig die Dysgenesie erst mit dem Behandlungsbeginn deutlich auf. Sie verschwindet bei korrekter Therapie nach einer gewissen Zeit ganz. Die typischste Lokalisation ist die obere Femurepiphyse (Abb. 8), in welcher bei mangelhafter Schilddrüsenhormonbehandlung schwere sekundäre Veränderungen zustande kommen und zu einem Bild führen, das als „Kretinenhüfte" seit langem bekannt ist (s. S. 119).

Die Entstehung einer epiphysären Dysgenesie ist an den Zeitpunkt des Auftretens des betreffenden Knochenkernes gebunden. Damit liefert die Lokalisation dieser Skeletstörung einen Hinweis auf den zeitlichen Beginn einer Hypothyreose. Dysgenesie im Kniebereich z. B. (Femur- und Tibiaepiphysen) ist ein Zeichen pränatal einsetzender Hypothyreose; die erwähnten Femurkopfveränderungen weisen auf einen Krankheitsanfang im ersten Lebensjahr hin.

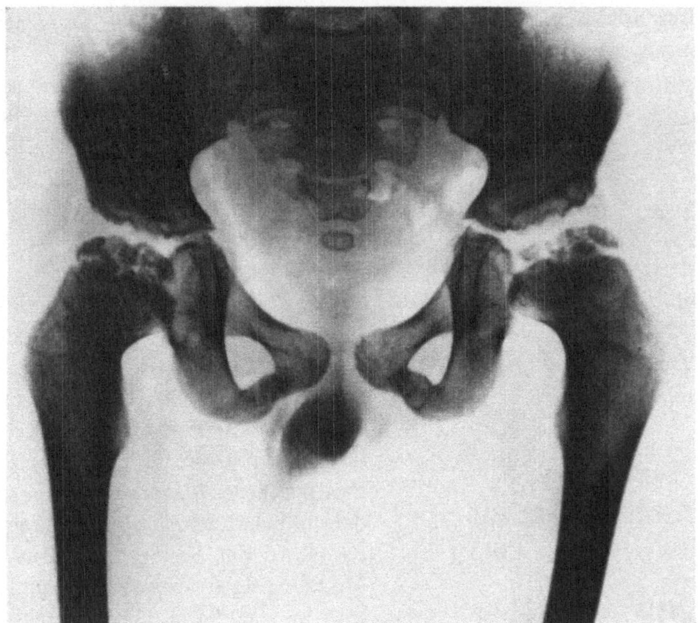

Abb. 8 a. Epiphysäre Dysgenesie bei 10jähr. Knaben mit kongenitaler Hypothyreose infolge ektopischer Schilddrüse (Patient A 8). Keine Hormonbehandlung bis zum 10. Lebensjahr

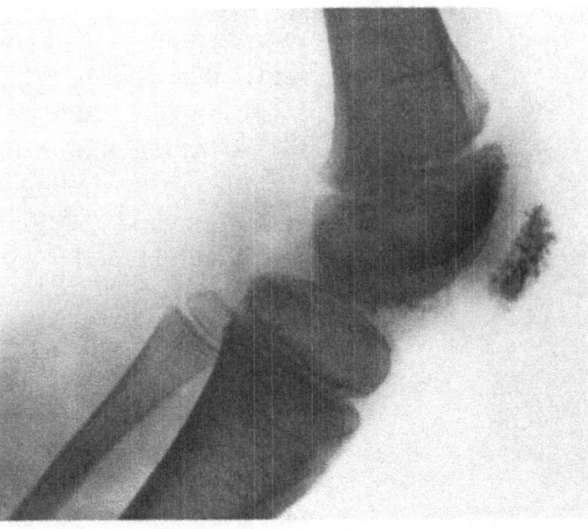

Abb. 8 b. Dysgenesie im Kniebereich beim gleichen Patienten A 8, mit 14 Jahren. Behandlungsbeginn mit 10 Jahren mit Thyroxin (gleicher Patient wie Abb. 8 a, aber 4 Jahre später)

Differentialdiagnostisch steht bei der Lokalisation der Dysgenesie im Hüftgelenk die Calvé-Legg-Perthessche Krankheit an erster Stelle; die Unterscheidung kann schwierig sein, besonders wenn bei der Perthesschen Krankheit beide Seiten befallen sind (was selten vorkommt), oder wenn bei der Hypothyreose-bedingten Dysgenesie ein deutlicher Seitenunterschied besteht (was hin und wieder beobachtet wird).

SWOBODA hat wiederholt eine *keilförmige Deformierung des zweiten, eventuell ersten oder dritten Lendenwirbels* als diagnostisch besonders wertvolles und häufiges Zeichen von kindlicher Hypothyreose beschrieben. Nach PRADER (1963) ist diese Anomalie bei der unbehandelten Hypothyreose die Regel. In der Serie von MÉGEVAND u. Mitarb. zeigen aber nur 8 von 18 Fällen, in der Serie von ANDERSEN ein noch kleinerer Prozentsatz diese Wirbelveränderung. Wir haben sie unter 15 Fällen nur dreimal beobachtet (Tab. 15 und Abb. 9). Wir teilen deshalb die Ansicht von GIDEON (persönliche Mitteilung), daß die beschriebenen Wirbelveränderungen diagnostisch wertvoll sind; ihr Fehlen schließt aber eine Hypothyreose nicht aus.

BAMATTER u. Mitarb. haben als erste auf die Verbreiterung der Intervertebralräume und die Platyspondylie bei kindlicher Hypothyreose hingewiesen. Für ANDERSEN sind diese Reifungsstörungen der Wirbelsäule sowie die gelegentlich gesehene „Doppelkonturierung" der Wirbelkörper regelmäßigere Skeletveränderungen bei Hypothyreose als die von SWOBODA u. ZIMPRICH in den Vordergrund gestellten Lendenwirbeldeformierungen.

Die Sellavergrößerung, am wahrscheinlichsten durch eine durch die ver-

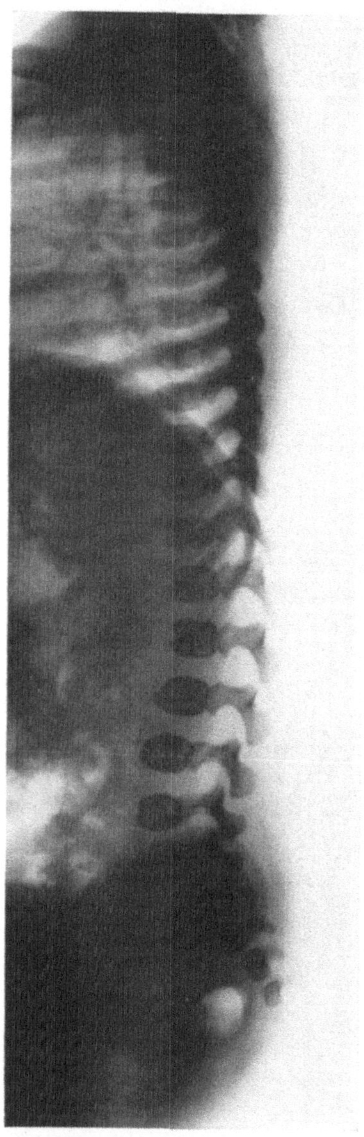

Abb. 9. Deformierung des 3. Lendenwirbels bei einer 1¹/₂jähr. Patientin mit kongenitaler Hypothyreose infolge Athyreose (Patientin C 5)

mehrte TSH-Produktion verursachte Hypophysenvergrößerung hervorgerufen, ist nach der Literatur und unserer eigenen Erfahrung kein häufiges Zeichen. ANDERSEN hat sie zweimal, MÉGEVAND u. Mitarb. fünfmal beobachtet, wir selbst zweimal in wenig ausgeprägter, einmal in eindrücklicher Art (Abb. 10). Ungeklärt bleibt vorderhand die Tatsache, daß die Sellavergrößerung bei schwerer, langdauernder Hypothyreose nicht regelmäßig auftritt

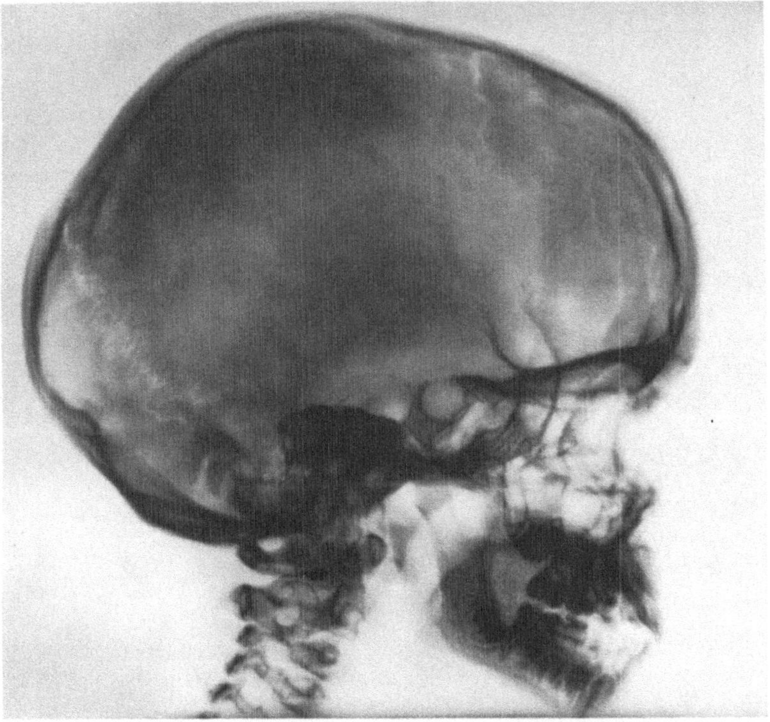

Abb. 10. Sellavergrößerung bei 14jähr. Knaben mit kongenitaler Hypothyreose infolge ektopischer Schilddrüse am Zungengrund (Patient A 8, gleicher Patient wie Abb. 8 a und 8 b). Therapiebeginn mit Thyroxin vor 4 Jahren, als der Knabe 10 Jahre alt war.

und die auffallende Beobachtung, daß diese Sellaveränderung sich häufig erst während der (ungenügenden) Hormontherapie einstellt (COURVOISIER u. MARTIN, u. a.). Es ist auch schwer zu entscheiden, ob die von MÉGEVAND u. Mitarb. diskutierten Hypophysenadenome bei angeblich primärer Hypothyreose wirklich als Folge des langdauernden, schweren Thyroxinmangels entstehen.

Als Seltenheit ist hin und wieder eine übermäßige Verkalkung einzelner Knochen oder des ganzen Skeletes beobachtet worden (MÉGEVAND u. Mit-

Tabelle 15. *Skeletveränderungen bei Patienten mit kongenitaler Hypothyreose*

Gruppe u. Pat. n. Tab. 8		Alter bei Untersuchung in Jahren	"Wachstumsrückstand" in % Sollgröße (Ther.)		Reifungsrückstand in Jahren Kn. A.	Epiphysäre Dysgenesien	Wirbelsäulenveränderungen	Sella-Größe	Versch. Knochenveränderungen
A	1	$2/12$	97	0	0				
	2	10	80	+	3	—	hypopl. L_1 offener L_5	no.	
	3	$8/12$	95	0	$5/12$—$8/12$	—	—	no.	
	4	$17\ 3/12$	77	+	$4\ 9/12$	+	Deckpl.!	no.	Wach. Lin.
	5	$5\ 8/12$	89	0	3	+			
	6	42	79	+	(0)	(++) a	Spina bif.	no.	Periost.
	7	7	85	(+)?	$3\ 6/12$	(+)	Deckpl.!	no.	Wach. Lin.
	8	10	80	0	$7\ 6/12$	+++	flache Thw.	+	Pn. PE
	9	$15\ 3/12$	93	+	$1\ 3/12$	—	Spina bif.	+	
	10	20	97	0	(0)				
B	1	$2/12$	87	0	0—$2/12$				
	2	$3/12$	100	0	$> 3/12$	—			
	3	$4\ 5/12$	87	+	$5/12$	—	etwas flache L. W.		
	4	$8/12$	96	(++)	$5/12$—$8/12$	(+)?			
	5	$10/12$	91	0	$7/12$—$10/12$		L_2 (+)	no.	
	6	$11^{10}/12$	79	+	$5^{10}/12$				
	7	11	68	+	$9\ 6/12$	++	LW flach	no.	PE
C	1	$3/12$	91	0	0—$3/12$	+		no.	
	2	$3/12$	98	0	0—$3/12$	+			
	3	$4/12$	96	0	0				
	4	$5/12$	89	0	$3/12$				
	5	$1\ 5/12$	77	+	$1\ 5/12$	+dist. FE	L_2 +		
D	1	$3/12$	93	0	$> 3/12$				
	2	$5/12$	108	+	$5/12$				
	3	$9\ 7/12$	84	++	0		etwas flache Th. W.		
	4	$7\ 2/12$	98	+	$4/12$			no.	
	5	$4^{10}/12$	86	+	$3\ 1/12$				PE
	6	$2\ 4/12$	92	+	$2\ 4/12$	+	—		
	7	$7\ 6/12$	95	+	0	—			
	8	$8\ 6/12$	98	+	0			no.	
	9	$2\ 6/12$	93	+	2	—			
	10	$5\ 9/12$	85	0	$3\ 3/12$			no.	
	11	$12\ 6/12$	85	+	6	+	etwas flache Th. W.	no.	SHA
	12	35	90	0	(0)				
	13	43	96	+	(0)				
E	1	$14\ 2/12$	88	+	$4\ 2/12$	+Troch.			
	2	$6^{10}/12$	87	+	$4\ 2/12$	+	Spina bif.		
	3	$1\ 8/12$	90	+	1	—		(+)	
	4	$8/12$	99	0	0	—	—	no.	
	5	$8/12$	99	0			—		

Bemerkungen zu Tabelle 15:

„Wachstums-Rückstand" in %, der Sollgröße:

Die erreichte Größe zur Zeit der Untersuchung in %, der Sollgröße für das entsprechende Alter. Sollgröße nach „Normalmaße des Wachstumsalters" in Documenta Geigy, wissenschaftliche Tabellen, 6. Aufl., Basel, 1960, S. 583 u. f.

Therapie: Der Untersuchung vorausgegangene Schilddrüsenhormontherapie

        0 = keine,
    (+)? = wenig, fraglich, nicht kontrolliert,
      + = in ungenügender Menge oder mit Unterbrechungen,
    ++ = in genügender Menge,
    (++) = in genügender Menge, aber nur kurze Zeit.

Reifungs-Rückstand in Jahren Kn. A.:

Chronologisches Alter in Jahren minus Knochenalter in Jahren = Entwicklungs- oder Reifungsrückstand in Jahren.

Da in mehreren Fällen das Knochenalter nur am Handskelet bestimmt worden ist, kann auf Grund des Fehlens der Mittelhandknochenkerne (Capitatum und Hamatum) nicht mit Sicherheit angegeben werden, ob das Knochenalter 0 (= Geburt) oder 3 Monate beträgt. Deshalb ist in allen Fällen, in denen nur eine Handaufnahme bei Kindern unter 1 Jahr gemacht worden ist, der Rückstand mit z. B. 0—$^3/_{12}$ angegeben.

Epiphysäre Dysgenesien:

C 5 hat eine Dysgenesie in der distalen Femurepiphyse, E 1 im Trochanter maius. Alle anderen beobachteten Dysgenesien sind in den Femurköpfen lokalisiert.

        a = A 6 zeigt typische „Kretinenhüften" als Zeichen abgelaufener Dysgenesie,
        — = keine Dysgenesie auf den Röntgenbildern sichtbar,
      (+) = Befund diskret,
      (+)? = Befund diskret und fraglich,
    ++ und +++ = schwere Dysgenesien.

Wirbelsäulenveränderungen:

L 2 + = keilförmige Deformierung des zweiten Lendenwirbels, A 2 hat neben einem hypoplastischen ersten Lendenwirbel noch einen offenen Bogen des L 5,

Deckpl.! = normal hohe Wirbelkörper, jedoch abnormale Wachstumszonen an den Deckplatten als Ausdruck einer Dysgenesie.

Sellagröße:

    no. = normal,
    (+) = leicht vergrößert,
      + = vergrößert.

Verschiedene Knochenveränderungen:

Wach. Lin. = zahlreiche Wachstumslinien an Radius, Ulna, Femur und/oder Tibia und Fibula,

Periost. = Periostale Veränderung an der linken Ulna, im Sinn der von MÉGEVAND u. Mitarb. beschriebenen Periostose,

Pn. = mangelhafte Pneumatisierung der Nebenhöhlen,

SHA = Stirnhöhlenaplasie,

PE = Pseudoepiphysen am 2. Metacarpale.

arb.; ANDERSEN). Auch diese Skeletveränderung spricht auf Schilddrüsen-hormontherapie gut an. Es gibt Formen, die an eine Albers-Schönbergsche Krankheit oder eine idiopathische Hypercalcämie erinnern (MÉGEVAND u. Mitarb.).

MÉGEVAND u. Mitarb., sowie JOB u. Mitarb. (1963) haben kürzlich auf die Störungen im Calciumstoffwechsel bei der kindlichen Hypothyreose aufmerksam gemacht. Sie erwähnen die (seltene) Hypercalcämie, die Hypercalciurie mit ihren Folgen (Nephrocalcinose, Polydipsie und Polyurie, verminderte Konzentrationsfähigkeit der Niere). Diese Befunde konnten von MÉGEVAND u. Mitarb. auch tierexperimentell an Radiojod-behandelten Ratten nachgewiesen werden.

Von beiden Autorengruppen wird vermutet, daß eine Überempfindlichkeit auf Vitamin D und möglicherweise auch eine erhöhte Aktivität dieses Vitamins bestehen. Da die Komplikationen der Calciumstoffwechselentgleisung oft erst während der Thyroxinbehandlung beobachtet worden sind, empfehlen die Autoren eine Kontrolle des Calciumstoffwechsels, wenn bei kongenitaler Hypothyreose Zeichen von Osteosklerose oder Osteopetrose vorliegen. Die Schilddrüsenhormontherapie muß vorsichtig eingeleitet werden. Jede Zufuhr von Vitamin D, auch in geringen Dosen, birgt in diesen Fällen Gefahren in sich (JOB u. Mitarb., 1963).

Zum Schluß sei noch eine Anomalie angeführt, die nach MÉGEVAND u. Mitarb. eine diagnostisch wertlose Kuriosität darstellt: die *Pseudo-Epiphysen*. Diese akzessorischen Verknöcherungszentren kommen am distalen Ende der ersten Metatarsalia und Metacarpalia, sowie am proximalen Ende der 2. bis 5. Metatarsalia und Metacarpalia vor. Sie werden selten auch bei gesunden Kindern als Zufallsbefund beobachtet. Wir haben in drei unserer kongenital hypothyreoten Patienten Pseudo-Epiphysen gesehen (PE auf Tab. 15).

Die wichtigsten Skeletveränderungen unserer kongenital hypothyreoten Patienten sind in Tab. 15 zusammengefaßt. Sie sind im Einklang mit der einschlägigen Literatur. Auch bei unseren Patienten ist der Wachstumsrückstand bei den Säuglingen am kleinsten, bei den älteren Patienten am größten, wenn der Hormonmangel schwerwiegend ist. Die eindrücklichsten Knochenveränderungen haben wir bei 4 Pat. beobachtet, die nie oder ganz ungenügend behandelt worden und aus dem frühen Kindesalter herausgewachsen sind (A 4, A 6, A 8, B 7). Wir haben bei unseren Patienten nie eine Hypercalcämie gesehen.

IV. Der endemische Kretinismus

1. Die Kropfendemien in ihrer Beziehung zum endemischen Kretinismus

Die engen Beziehungen zwischen endemischem Kretinismus und Kropf machen es wünschenswert, zuerst die Kropfendemien, in welchen endemischer Kretinismus vorkommt, etwas eingehender zu diskutieren.

De Quervain u. Wegelin haben die wichtigsten Verbreitungsgebiete von Kropf und Kretinismus in der 1936 erschienenen Monographie angegeben (Alpengebiet, Pyrenäen, Skandinavien, Ungarische Tiefebene, Karpaten, Himalaya, Sumatra). Seit dem Erscheinen dieser Übersicht wurden weitere Kropfendemien mit endemischem Kretinismus beschrieben [Uele-Gebiet und Idjwi-Insel im Kongo (Bastenie, de Visscher u. Mitarb. und Delange u. Mitarb.) Goîaz-Gebiet in Brasilien (Lobo u. Mitarb.), Ecuador (Fiero-Benitez u. Mitarb.), Ozeanien (McCullagh, Choufoer u. Mitarb.)] und bekannte Endemien mit modernen Methoden neu untersucht [Oberitalien (Costa u. Mitarb.), Jugoslawien (Kičić u. Mitarb.), Himalaya (Ramalingaswami u. Mitarb.), Steiermark und Schweiz durch uns].

Für alle bis jetzt bekannt gewordenen Kretinismus-Endemien treffen zwei Gesetzmäßigkeiten zu, die schon von Wegelin hervorgehoben worden sind:

1. Der endemische Kretinismus ist eine Krankheit der Binnenländer.

2. Nirgends tritt er selbständig, sondern stets an eine schwere Kropfendemie gebunden auf. [„Die geographische Verteilung des Kretinismus folgt annähernd den Zentren stärkster Kropfhäufigkeit" (Eugster).]

Der Schweregrad der Kropfendemie prägt den klinischen Aspekt derselben. Ist ein hoher Prozentsatz der Bevölkerung mit Kröpfen befallen, so ist meistens die Geschlechtsverteilung bei den Kropfträgern gleichmäßig, der Kropf vorwiegend knotig und parenchymatös, Hypothyreosen werden in allen Schattierungen recht häufig gesehen, Hyperthyreosen sind selten. In leichteren Endemien oder in Randgebieten von schweren Endemien ist das weibliche Geschlecht stärker mit Kröpfen befallen als das männliche, die Struma ist in diesen Gebieten kleiner, oft diffus, meist kolloidreich, Hypothyreosen sind eher selten, dagegen nimmt die Zahl der Hyperthyreosen und namentlich der „Grenzfälle" davon stark zu (Ortiz de Landazuri).

Der endemische Kretinismus

Tabelle 16. *Der Jodstoffwechsel in verschiedenen Kropfendemien*

Jodgehalt des Trinkwassers, Jodausscheidung im Urin, Radiojodspeicherung in der Schilddrüse und Serum-PB^{127}I bei Nicht-Kretinen und Kretinen verschiedener Kropfendemien

Land (Autor)	Jodgehalt des Trinkwassers in μg/l	Tägliche Jod-ausscheidung im Urin in μg/24 h	^{131}I-Speicherung in der Schilddrüse in % der Dosis [1]	Serum-PB^{127}I in μ-%
Uele/Kongo (DE VISSCHER et al.; BECKERS)	0,15— 0,37	18,67	87	3,5
Kretine		5,8 —13,9	30	0,5
Mulia/Neuguinea (CHOUFOER et al.)	0,6 — 2,5	2,6	87,2	1,9
Kretine		2,5	78,1	1,5
Tiom/Neuguinea (CHOUFOER et al., 1963)	0,6 — 2,5 (1300) [2]	13,6	—	6,3
Himalaya (RAMALINGASWAMI et al., 1961; SRINIVASAN et al.)	—	<10	67,5	2,8
Kretine („endem. Taubst.")			60,0	3,0
Goiaz/Brasilien (LOBO et al.)	—	—	38,1	5,5
euthyreote Kretine	—	—	32,6	5,5
hypothyreote Kretine	—	—	9,0	2,0
Italien (CERLETTI et al., 1963; COSTA et al., 1964)				
Meratal	6,8 —12			
Bargaglital	6,7 —10,2	(115) [3]		
Turin	16,08			
Piemont			50	6,54
Kretine			49	4,85
Kt. Bern/Schweiz (v. FELLENBERG; SAEGESSER)				
Blumenstein	0,26			
Schwarzenburg	3,7			
Frutigen (SAEGESSER)		25,9—50,9		
Kretine (KÖNIG)			32 [4]	3,2
Steiermark/Österreich (KÖNIG)				4,0
Kretine (KUTSCHERA-AICHBERGE, 1962)	<1,5			
Venezuela (ROCHE et al., 1957—1961)				
Bailadores		22,5	74 (48 h)	—
Alto Ventuari (kropffrei)	0,2 — 0,6	21,2	70,8	—
Mendoza/Argentinien (STANBURY et al., 1954)	2,0 — 3,1	23,6	58,6 (48 h)	5,81
Algerien (BOULARD et al., 1961)				
Souma (Atlas-Endemie)	0,7	—	20 [4]	—
Cap Aokas (Kabylien-Endemie)	0,2	—	80 [4]	—
Gornja/Josanica, Jugoslawien (KIČIĆ et al.)	0 — 1,92	—	—	—
		—	—	—
Boston, Mass./USA (STANBURY et al., 1954)	18,2—27,7	—	37,5 (48 h)	5,4

Die uns im Rahmen des endemischen Kretinismus interessierenden Kropfendemien fügen sich folgendermaßen in dieses etwas schematisierte Bild.

In der Uele-Endemie leiden nach DE VISSCHER u. Mitarb. 50—100% der Bevölkerung an Kropf (im Zentrum der Endemie), 80% der Schulkinder zeigen Kröpfe, wobei diese Strumen oft schon vor der Pubertät Knoten aufweisen. Auffallenderweise sind viel mehr Frauen als Männer Kropfträger (unter 166 untersuchten Kropfträgern waren 134 Frauen und 32 Männer). Diese eindeutige Bevorzugung des weiblichen Geschlechtes unter den Kropfträgern von Uele (wie übrigens auch in Mulia/Neuguinea, s. unten) steht im Gegensatz zur einleitend geschilderten Lage in der schweren Kropfendemie. Eine Erklärung für diese Abweichung fehlt uns. Hyperthyreosen sind nicht beobachtet worden, dafür zeigen bis 10% der Kropfträger Zeichen einer Hypothyreose. Ungefähr 0,1—0,3% der Bevölkerung sind Kretine, 0,5% sind taubstumm (DUMONT u. Mitarb.).

Nach den Berichten von DE VISSCHER u. Mitarb. leben die Eingeborenen im Uele-Gebiet in sehr primitiven Verhältnissen und essen eine außerordentlich eiweißarme, vorwiegend vegetabile Kost. Der Jodgehalt des Wassers ist sehr niedrig (Tab. 16).

Auch die Kropfendemie von Mulia/Neuguinea ist nach GAJDUSEK und nach CHOUFOER u. Mitarb. (1963) als schwer zu bezeichnen. Auch hier ist die Kost eiweißarm und vornehmlich vegetabil, das Wasser jodarm (Tab. 16). Ungefähr 80% der Frauen und 35% der Männer haben einen Kropf, bei den Kindern offenbar viel weniger als im Kongo. Die Mehrzahl dieser

[1] Mit Ausnahme der Werte von CHOUFOER u. Mitarb., ROCHE u. Mitarb., STANBURY u. Mitarb., und unseren eigenen Werten ist immer die 24-Std-Radiojodspeicherung angegeben. Bei den Werten von CHOUFOER u. Mitarb. und uns handelt es sich um die maximal erreichte Radiojodspeicherung.

[2] Die praktisch kropffreie Tallandschaft von Tiom benutzt das jodreiche Salzwasser von besonderen Quellen für die Salzzubereitung. Wieviel die Talbevölkerung dieses Salz selbst verwendet, ist aber unbekannt, wird doch damit wegen des hohen Wertes von Salz ausgiebig Handel getrieben (CHOUFOER, persönliche Mitteilung).

[3] Es geht aus der Publikation von COSTA (1962) nicht hervor, in welcher Gegend von Norditalien eine Jodausscheidung von 115 µg in 24 Std gemessen worden ist.

[4] Die maximale Radiojodspeicherung ist hier als Durchschnittswert von 28 Zwergkretinen, also einer selektionierten Kretinengruppe, angegeben (s. Text S. 106). Unter den 169 mit Radiojod untersuchten euthyreoten Personen fanden BOULARD u. Mitarb. bei 34 eine durchaus normale Speicherung (20% im Durchschnitt), bei 135 dagegen eine stark erhöhte Aufnahme (durchschnittlich 80%), ohne daß sich diese Personen klinisch voneinander sonst unterschieden hätten.

Alle Angaben, die nicht ausdrücklich für Kretine angegeben sind, gelten für nichtkretine Kontrollpersonen der entsprechenden Endemie.

Strumen sind knotig. Hypothyreosen sind in Mulia/Neuguinea nicht mit Sicherheit zu diagnostizieren. Der endemische Kretinismus weist eine ganz andere Symptomatologie auf als z. B. im Kongo (s. unten). Seine Häufigkeit wird von Choufoer u. Mitarb. (1965) mit 8,2% der ortsansässigen Bevölkerung angegeben. Die Taubstummheit als Einzelsymptom scheint nicht sehr verbreitet zu sein. Ähnliche Verhältnisse hat McCullagh von der Huon-Halbinsel, einer anderen Kropfgegend von Neuginea, geschildert.

Die Südhänge des Himalayagebirges gehören zu den bekanntesten Kropfendemiegebieten, die namentlich von McCarrison und von Stott u. Mitarb. sehr gut untersucht worden sind. Der Schweregrad dieser Endemien geht aus der Mitteilung von Ramalingaswami u. Mitarb. (1961) hervor, wonach 50—60%, in bestimmten Gegenden sogar 100% der Schulkinder mit einem Kropf behaftet sind, der manchmal schon vor der Pubertät nodulär ist. Taubstummheit, Schwachsinn und Kretinismus sind häufig. Jedoch fehlen Angaben über Vorkommen von Hypo- oder Hyperthyreosen in diesen Gebieten. Offenbar sind die von Ramalingaswami; Srinivasan u. Mitarb. und Raman u. Beierwaltes untersuchten Taubstummen, Debilen und Kretine klinisch euthyreot gewesen.

In bezug auf die Ernährung der Bevölkerung im Kropfgebiet des Himalaya sagen Stott u. Mitarb., daß die ärmliche Landbevölkerung, welche in erster Linie unter der Verkropfung leidet, eine spärliche (wahrscheinlich ebenfalls eiweißarme) Pflanzenkost einnimmt und ein stark Calcium-haltiges Wasser trinkt. Die Jodausscheidung im Urin dieser Kropfträger (und damit wohl auch die Jodzufuhr) ist im Himalaya sehr niedrig (Ramalingaswami, 1961).

Sehr bemerkenswert sind die Verhältnisse in Venezuela. Im Kropfendemiegebiet von Bailadores finden Roche u. Mitarb. bei 80% der gesund und kräftig aussehenden Bevölkerung einen Kropf, in mehr als der Hälfte der Fälle eine Struma nodosa. Männer und Frauen, Knaben und Mädchen sind ungefähr gleich häufig befallen (um 80%). Im Quellgebiet des Ventuariflusses ist die Nahrung der Indianer nicht wesentlich anders als in Bailadores, die Jodausscheidung im Urin ungefähr gleich (s. Tab. 16), die Jodzufuhr also in beiden Gegenden als knapp zu bezeichnen. Die Bevölkerung des Ventuarigebietes ist aber kropffrei, obschon die Radiojodspeicherung in der Schilddrüse ebenso abnorm hohe Werte zeigt wie bei den kropftragenden und kropffreien Indianern von Bailadores (durchschnittliche Speicherung um 70%). Roche u. Mitarb. (1957, 1959, 1961) erwähnen in keinem der zitierten Berichte das Vorkommen von Hyper- oder Hypothyreose, von Kretinismus oder Taubstummheit. Da die Bevölkerung eingehend untersucht worden ist, ist es unwahrscheinlich, daß diese Begleiterscheinungen des Kropfes übersehen worden sind.

Die Ernährung dieser venezolanischen Indianer ist zwar nach Roche u. Mitarb. (1957) ebenfalls ungenügend (inwiefern wird nicht gesagt), immerhin mit einer täglichen Eiweißzufuhr von 66 g sicher wesentlich besser als in Uele oder Mulia. Die auf der Tab. 16 angegebenen Zahlen weisen auf den niedrigen Jodgehalt des Wassers hin. Der Grund des auffallenden Unterschieds in der Kropfhäufigkeit von zwei sonst ähnlichen Bevölkerungen ist unbekannt.

In Algerien haben kürzlich BOULARD u. Mitarb. Kropfendemie-Herde beschrieben, in denen der Jodgehalt des Wassers außerordentlich niedrig ist (Tab. 16). Der Kropf ist schon bei den Kindern stark verbreitet (65% in Souma, 61% in Cap Aokas). Ungefähr 75% der Frauen und 23% der Männer tragen einen Kropf. Hypothyreose und Kretinismus sind selten, Taubstummheit ist nie beobachtet worden. Diskretere Folgen der Verkropfung, wie verminderte Intelligenz, reduzierte Körpergröße usw. sind nicht beobachtet worden, wohl aber gelegentlich Hyperthyreosen. Die Kröpfe sind oft auffallend knotig, häufig auch cystisch verändert. Nach BOULARD u. Mitarb. soll die Kost der Bevölkerung im allgemeinen ungenügend sein.

In Gornja Josanica (Serbien) war die Kropfendemie bis zur Einführung der Jodprophylaxe 1954 schwer und von zahlreichen Komplikationen begleitet (KIČIĆ u. Mitarb.). Bei der Bevölkerung dieser Ortschaft, in welcher 84% Kröpfe aufwiesen (bei Kindern unter 15 Jahren sogar 96%), waren eine mehr oder weniger latente Hypothyreose häufig zu beobachten, das durchschnittliche Knochenalter der Kinder retardiert, die Körperproportionen gestört (zu kurze Extremitäten). Seit der Einführung der Kropfprophylaxe mit Jodsalz haben sich diese Befunde normalisiert, der durchschnittliche Intelligenzquotient der Schüler hat sich verbessert, und kein Kretiner ist mehr geboren worden. Hypothyreosen sind vor und nach 1954 nur ausnahmsweise aufgetreten.

Die Kropfendemien der Steiermark, Norditaliens und der Schweiz gehörten vor 100 Jahren, ja noch anfangs dieses Jahrhunderts, zu den schlimmsten Endemieherden, in denen ein sehr hoher Prozentsatz der Bevölkerung, Kinder eingeschlossen, Kröpfe aufwiesen. Kretinismus und Taubstummheit waren sehr verbreitet und die Fälle von Hypothyreose überwogen gegenüber denjenigen mit Hyperthyreose (KUTSCHERA, 1911; CERLETTI u. Mitarb., 1963; EGGENBERGER; DE QUERVAIN u. WEGELIN; u. a.). In den drei Ländern hat sich die Situation in den letzten Jahrzehnten wesentlich verändert, nachdem schon im Laufe des letzten Jahrhunderts ein Rückgang der degenerativen Veränderungen (des Kretinismus im besonderen) beobachtet worden war. Die Kropfhäufigkeit ist überall zurückgegangen. Allerdings berichtet COSTA (1959) vom Wiederaufflackern von alten Endemieherden und Auftreten von neuen im Piemont, doch handelt es sich nicht um einen Rückfall in die alten Verhältnisse. Das Überwiegen der Kröpfe beim weiblichen Geschlecht und die zunehmende Zahl von Hyperthyreosen ist eine allgemeine Erscheinung im westlichen Alpengebiet. Nach unseren Erhebungen und den Beobachtungen von CERLETTI u. COSTA sind, wie bereits erwähnt, praktisch keine endemischen Kretine in den letzten Jahren mehr geboren worden.

Parallel zu dieser Gestaltsänderung der Kropfendemie hat sich eine morphologische Strukturwandlung der endemischen Struma vollzogen, die für das Berner Kropfzentrum von WALTHARD und seinen Schülern FRÄNKEL, THOENEN und THALMANN beschrieben worden ist (Rückgang, bzw. späteres Auftreten der Knotenstruma, Verschiebung von den parenchymatösen zu den mehr kolloiden Formen, Zunahme der Häufigkeit der Hürtelzelltumoren, usw.).

Wie aus diesen vergleichenden Ausführungen zu entnehmen ist, verlaufen folgende Kennzeichen einer Kropfendemie als Gradmesser derselben ungefähr parallel:

> Häufigkeit des Kropfes
> Niedriger Jodgehalt des Wassers
> Niedrige Jodausscheidung im Urin
> Verminderung des Serum-PBI
> Auftreten des endemischen Kretinismus

Der Jodgehalt des Wassers liefert einen Anhaltspunkt über den Jodgehalt des Bodens und der darin wachsenden Nahrungsmittel und vermittelt somit einen Annäherungswert für die Jodzufuhr.

Die Jodausscheidung im Urin ist der Jodzufuhr proportional. In Gegenden ohne Jodmangel werden über 100 µg Jod in 24 Std eliminiert. Wie auf der Tab. 16 zu sehen ist, sind die für die verschiedenen Kropfendemien angegebenen Mengen mit Ausnahme der Werte von COSTA alle deutlich unter diesen „Normalwerten".

Es ist zu beachten, daß bei geringer, ungefähr gleicher Jodzufuhr nur eine Gruppe von Einwohnern eines Landes mit Kropf befallen sein kann und die andere nicht (z. B. in Venezuela und auf der Idjwi-Insel [DELANGE u. Mitarb.]), daß aber die Radiojodspeicherung in der Schilddrüse in beiden Gruppen dieselbe sein kann. Das gleiche trifft für die kropftragenden und kropffreien Einwohner des Muliatales in Neuguinea zu (CHOUFOER u. Mitarb., 1963). Oft leben im gleichen Gebiet, anscheinend unter gleichen äußeren Bedingungen, Individuen zusammen, die mit und ohne Kropf die gleiche Radiojodaufnahme und die gleiche Jodausscheidung im Urin aufweisen.

Es ist wiederholt erwogen worden, inwieweit neben dem Jodmangel oder unabhängig davon eine ungenügende Ernährung, vor allem der Proteinmangel für die Entstehung von Kropfendemien und das Auftreten von Kretinismus verantwortlich zu machen ist. An einer 1958 in Washington abgehaltenen Konferenz über den endemischen Kropf (*Feder. Proc., 1958*) berichteten TEJADA (Guatemala) über pathologisch-anatomische Kontrollen bei unterernährten Kindern und Erwachsenen (Kwashiorkor und Marasmus), UEHLINGER (Schweiz) über Untersuchungen an Konzentrationslager-

Insassen und RAMALINGASWAMI (Indien) über Resultate bei proteinarm ernährten Affen. Übereinstimmend kamen die genannten Autoren zum Schluß, daß diese Faktoren für die Kropfbildung keine Rolle zu spielen scheinen. ASCHKENASY hat allerdings kürzlich Resultate publiziert, welche vermuten lassen, daß bei Proteinmangel die Tendenz zur Kropfbildung eher abnimmt.

Außer dem Jodmangel und der ungenügenden Ernährung im allgemeinen ist hauptsächlich der übermäßige Calciumgehalt des Wassers („hartes Wasser") als Ursache des endemischen Kropfes und damit möglicherweise auch des endemischen Kretinismus angeschuldigt worden. Die eben zitierte Kropfkonferenz in Washington 1958 hat aber auf Grund vorliegender experimenteller Untersuchungsresultate die Rolle des Calciums ebenso abgelehnt wie diejenige des Vitamin A-Mangels *(Feder. Proc., 1958)*.

HETTCHE postuliert Urochrom als Kropfnoxe. Nach diesem Autor gelangt das Stoffwechselprodukt tierischer Exkremente ins Trinkwasser und wirkt als Thyreostaticum strumigen. GREENWALD (1960) und McCARRISON sind die Hauptvertreter der Forschergruppe, für die der endemische Kropf eine Infektionskrankheit darstellt. Es ist bis heute nicht gelungen, die Experimente von HETTCHE zu reproduzieren (RAMALINGASWAMI, 1964), ebensowenig haben die Publikationen über den infektiösen Charakter der Kropfnoxe zu überzeugen vermocht (ROCHE u. LISSITZKY).

CLEMENTS u. WISHART in Tasmanien und PELTOLA in Finnland u. a. haben über kropferzeugende Substanzen berichtet, die mit der Nahrung aufgenommen werden. In diesen Gebieten wachsen Brassica-Arten, die eine thyreostatische Substanz enthalten, welche in die Milch der damit gefütterten Kühe gelangt. Wird diese Milch getrunken, so kann sich ein Kropf entwickeln. Es ist schwer zu ermessen, wie stark solche Substanzen an der Erzeugung von Kröpfen tatsächlich beteiligt sind, wird doch bei vielen von ihnen die thyreostatische Wirkung durch zusätzliche Jodgaben (z. B. durch Jodsalz) aufgehoben (ROCHE u. LISSITZKY, PODOBA u. LANGER).

Verschiedene Schwierigkeiten legen sich in den Weg, wenn es darum geht, die *Häufigkeit des endemischen Kretinismus* für ein bestimmtes Gebiet anzugeben.

Da der endemische Kretinismus eine kongenitale Krankheit darstellt, bei der lokale geographische Faktoren eine entscheidende Rolle zu spielen scheinen, sollten in einer Zählung nicht nur die anwesenden ortsgeborenen Kretinen berücksichtigt werden, sondern auch die ortsgeborenen ausgewanderten oder auswärts verpflegten und verstorbenen Individuen. Man sollte den Prozentsatz von Kretinengeburten unter allen Geburten einer bestimmten Gegend feststellen können. Dieses korrekte Lokalisieren der Kretinen stößt meistens auf große Schwierigkeiten, dies umso mehr, als man manchmal die Kretinen nur mit Hilfe von lokalen Vertrauenspersonen in abgelegenen, primitiven Behausungen findet, wo sie mehr oder weniger versteckt gehalten werden.

Eine andere Schwierigkeit erwächst daraus, daß die für die Diagnose des Kretinismus verwendeten Kriterien je nach Autor variieren, wodurch notgedrungen eine sehr unterschiedliche Auslese vorgenommen wird. Gewisse Autoren bevorzugen bestimmte Symptome (Taubstummheit, Kleinwuchs usw.). Werden nur Individuen mit multiplen Kretinensymptomen in der Zählung eingeschlossen, so wird die Ausdehnung des endemischen Kretinismus unterschätzt. Da die einzelnen Kretinensymptome aber an sich unspezifisch sind, sind gewisse Fehlbeurteilungen bei Grenzfällen oder oligosymptomatischen Formen unvermeidlich.

Erschwerend kommt hinzu, daß das klinische Bild des Kretinismus offensichtlich nicht in allen Endemien gleich ist. In gewissen Kretinen-Endemien überwiegen bestimmte Symptome, die in anderen Endemien seltener oder weniger ausgeprägt vorzukommen scheinen. Der Unterschied in der Verwendung diagnostischer Kriterien durch verschiedene Autoren ist wohl zu einem gewissen Grad darauf zurückzuführen. Der Begriff des nervösen Kretinismus z. B. wurde von McCarrison für das vorherrschende Krankheitsbild in einer bestimmten Himalayagegend geprägt, und seither haben sowohl McCullagh wie Choufoer u. Mitarb. in Neuguinea, Lobo u. Mitarb. und Stanbury (persönliche Mitteilung) in Südamerika Kretine mit vorwiegend neurologischen Defekten gesehen. Im Alpengebiet dagegen ist diese Form des Kretinismus sehr selten beschrieben worden [De Quervain u. Wegelin; Costa (mündliche Mitteilung), eigene Beobachtung]. Bastenie u. Mitarb. haben im Kongo Kretine untersucht, die alle klein, die meisten hypothyreot, die wenigsten taubstumm waren. Für Srinivasan u. Mitarb. ist im Himalaya die Taubstummheit für Kretinismus so charakteristisch, daß diese Autoren nur taubstumme Individuen für ihre Studie des endemischen Kretinismus berücksichtigt haben. Costa hat im Piemont endemische Kretine getroffen, die von unterschiedlicher Körpergröße, häufig taubstumm waren, aber nur ausnahmsweise an einer Hypothyreose litten.

Aus diesen Ausführungen geht hervor, wie schwierig es ist, miteinander vergleichbare Zahlenangaben zu finden, weil diese Zahlen eben weitgehend von der Definition abhängen, die man für den endemischen Kretinismus zu geben gewillt ist.

Im Bestreben, ein objektives Maß von der Verbreitung des endemischen Kretinismus und dessen Symptomatik zu gewinnen, haben Choufoer u. Mitarb. (1965) die ganze Bevölkerung von Mulia/Neuguinea systematisch untersucht und dasjenige Syndrom als endemischen Kretinismus bezeichnet, das innerhalb der Kropfendemie von Mulia gehäuft, außerhalb derselben nicht oder kaum vorgefunden wurde. Sie sind also nicht von einem oder mehreren bestimmten, „konventionellen" Kretinensymptomen ausgegangen, sondern haben geprüft, welche Krankheitszeichen überhaupt in der schweren Kropfendemie gehäuft vorkommen. Trotz ausgesprochener Verkropfung der Bevölkerung bei schwerem Jodmangel waren es nicht Hypothyreose und Kleinwuchs, wie im Kongo, sondern Oligophrenie, Taubstummheit und motorische Anomalien (s. unten). Die Autoren sind der Ansicht, daß diese Symptome einzeln oder kombiniert das klinische Bild des endemischen Kretinismus für die betreffende Gegend darstellen. Auf eine Bevölkerung von ungefähr 1400 Einwohnern traf dieses Syndrom 80 Personen, d. h. 8,2% der ortsgeborenen Bevölkerung von Mulia. Unter den zugezogenen Einwohnern befanden sich keine Kretine in diesem Sinn, ebenso wenig wurden solche in kropfarmen oder kropffreien Nachbartälern gefunden.

Wenn auch jeder Angabe über die Häufigkeit des endemischen Kretinismus eine gewisse Ungenauigkeit anhaftet, so darf doch mit Sicherheit gesagt werden, daß der endemische Kretinismus im Alpengebiet verschwindet.

Schon DE QUERVAIN u. WEGELIN stellten vor 30 Jahren eine Abnahme der jüngeren Kretinen (des „Nachwuchses") in den Armenanstalten des Kantons Bern fest und erwähnen, daß nach RUPILIUS (1934) auch in den sogenannten Kretinennestern der Steiermark fast gar keine kindlichen und jugendlichen Kretinen zu finden seien. CERLETTI u. Mitarb. haben 1962 Nachkontrollen im Veltlin, Meratal und Brisagnotal durchgeführt, wo sie selbst vor 40 und mehr Jahren Kropf und Kretinismus studiert und genaue Erhebungen gemacht hatten. Auch sie stellen fest, daß in diesen Gegenden keine jungen endemischen Kretinen mehr zu finden sind. Seit der Einführung des Jodsalzes als Kropfprophylaxe 1954 ist in Gornja Josanica in Jugoslawien kein einziger Kretine mehr geboren worden (KIČIĆ u. Mitarb.).

Wir haben versucht, die heutige Verbreitung des endemischen Kretinismus im Kanton Bern und in der Steiermark zu erfassen. Von beiden Gebieten liegen eingehende Untersuchungen aus früheren Zeiten vor (EUGSTER und DE QUERVAIN u. WEGELIN für den Kanton Bern, KUTSCHERA Ritter von Aichbergen für die Steiermark).

Wir sind dabei so vorgegangen, daß wir vorerst diejenigen Individuen untersuchten, die von DE QUERVAIN u. WEGELIN und von EUGSTER als ausgesprochene Kretine bezeichnet worden waren und die z. T. heute noch in bernischen Anstalten oder auf einzelnen Bauernhöfen leben. Mehrere davon sind in den Publikationen der zitierten Autoren erwähnt oder abgebildet.

In zweiter Linie wurden Anstaltsinsassen und in häuslicher Pflege sich aufhaltende Personen aufgesucht, von denen die verantwortlichen Amtsstellen die Diagnose „Kretinismus" angaben. Wie erwartet, wurde in dieser Gruppe eine Anzahl Patienten mit eindeutig nicht-kretinen Leiden entdeckt.

Schließlich wurde für bestimmte Gebiete (Blumenstein/Schweiz und gewisse Bezirke der Steiermark) eine Liste von sämtlichen Einwohnern eingeholt, die an einem invalidisierenden Gebrechen leiden und möglicherweise einen Kretinismus aufweisen. Als diagnostisches Kriterium galt für alle untersuchten Patienten eine Kombination von mindestens drei der folgenden Symptome: angeborener Schwachsinn, Taubstummheit oder Schwerhörigkeit, Kleinwuchs oder schwere, angeborene Störungen des Bewegungsapparates. Durch Rücksprache bei den Fürsorgestellen, Hausärzten und Spitälern wurde so weit als möglich die genaue Diagnose dieser Invaliden in Erfahrung gebracht. Damit konnten zahlreiche Kranke als Mongoloide, posttraumatische oder postencephalitische Idioten usw. erkannt und von den Listen der fraglichen Kretinen gestrichen werden.

Diejenigen Personen, bei denen die Verdachtsdiagnose Kretinismus oder eine Unklarheit über ihr Leiden bestehen blieb, wurden, wenn irgend möglich, aufgesucht und klinisch kontrolliert.

Bei diesen Erhebungen wurden die fraglichen, namentlich monosymptomatischen Fälle, bei denen der Kretinismus auf Grund der eben angegebenen Kriterien nicht mit Sicherheit angenommen werden konnte, ausgeschieden. Jedoch soll ausdrücklich festgehalten werden, daß für diesen Teil unserer Untersuchung nicht nur kleinwüchsige Kretine oder Kretine mit dem Vollbild, sondern auch oligosymptomatische Formen (z. B. oligophrene Taubstumme mit dem typischen, schwerfälligen Körperbau) berücksichtigt wurden. Die wenigsten Kretine wiesen klinisch eine Schilddrüseninsuffizienz auf. Die erhaltenen Resultate lassen sich folgendermaßen zusammenfassen:

1. Kanton Bern

In den großen bernischen Verpflegungsanstalten Bärau, Dettenbühl, Frienisberg, Ittigen, Riggisberg und Utzigen, welche zur Zeit von DE QUERVAIN u. WEGELIN mehrere hundert Kretine jeder Art, vom Pubertätsalter bis ins Greisenalter beherbergten, fanden wir ungefähr 70 endemische Kretine, die alle heute über 50 Jahre alt sind. Unter diesem Alter fanden wir keine als endemische Kretine zu bezeichnenden Invaliden.

Unter sämtlichen Kindern der Taubstummenanstalt Wabern und der Anstalt für schwachbegabte Mädchen Weissenheim/Bern konnte kein Kretiner oder Kretinoider festgestellt werden. In beiden Anstalten waren früher mehrere Kretine untergebracht.

Eine eingehende Nachfrage in den vier Erziehungs- und Pflegeheimen für geistesschwache Kinder und Erwachsene Lerchenbühl/Burgdorf, Sonnegg/Walkringen, Karolinenheim/Rumendingen und Blumenhaus/Buchegg ergab, daß vor mehr als 15 Jahren ständig einzelne oder mehrere Kretine in diesen Heimen weilten, daß gegenwärtig jedoch nur ganz ausnahmsweise solche Kranke, meist in vorgerücktem Alter, aufgenommen würden.

In Blumenstein gingen wir mit dem seit über 30 Jahren im Amt weilenden Gemeindeschreiber (G. BALSIGER) die Liste sämtlicher Einwohner durch und notierten uns alle Dorfbewohner mit geistigen und körperlichen Defekten. Diese Liste wurde durch den Dorfarzt (Dr. F. FUCHS) und den Schulpräsidenten und Gemeinderat (A. REBER) vervollständigt. Zehn von diesen Kranken sind zur Zeit in Anstalten außerhalb der Gemeinde versorgt. Unter den 41 gebrechlichen Einwohnern von Blumenstein (3,5% der Bevölkerung) sind 10 ausgesprochene endemische Kretine, die 1937 von EUGSTER bereits

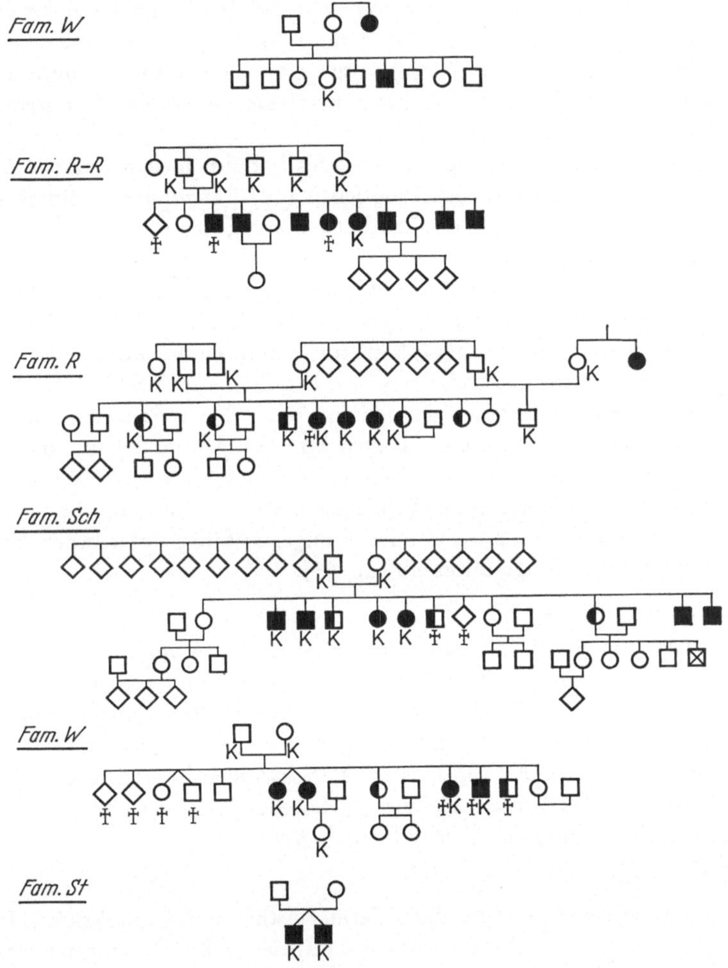

Abb. 11. Endemische Kretine in der Gemeinde Blumenstein. (Nach J. EUGSTER, 1938, u. M. P. KÖNIG). ○ weiblich, □ männlich, ◇ Geschlecht unbekannt, K Kropf, ● ■ Kretin, ◐ ◨ Kretinoid („Halbkretin“)

erfaßt worden sind. Die meisten sind alt, nur zwei jünger als 40jährig (37- und 38jährig). Von den 13 unter 40 Jahre alten Patienten sind, abgesehen von den beiden bereits angeführten Kretinen, 10 mit eindeutig nicht-kretinen Leiden behaftet. Seit 1930 ist in Blumenstein offenbar kein eindeutig endemischer Kretiner mehr geboren worden. Von einem 1934 geborenen schwer debilen Mädchen, welches von seinen Eltern versteckt gehalten wird, ist die Diagnose allerdings nicht zu erhalten.

EUGSTER hat 1937 mit Hilfe von DE QUERVAIN das ganze Dorf Blumenstein systematisch durchuntersucht und bei dieser restlosen Erfassung der ortsansässigen Bevölkerung von damals 963 Einwohnern unter den 670 ortsgeborenen Personen 24 (3,5%) ausgesprochene Kretine gefunden. Blumenstein war damit der am stärksten befallene von EUGSTER systematisch kontrollierte Ort in der Schweiz.

Die Bevölkerung dieses Schweizerdorfes hat sich in den letzten 30 Jahren auffallend wenig verändert. 1960 leben 1121 Einwohner in Blumenstein, wobei im Vergleich zu anderen Ortschaften wenig Leute zu- oder weggezogen sind.

Von den 24 von EUGSTER gefundenen schweren endemischen Kretinen konnten wir 19 in Erfahrung bringen, 5 sind gestorben. Schon allein vom statistischen Standpunkt aus ist es außerordentlich eindrücklich festzustellen, daß 21 dieser Kretinen als Kinder von 4 Familien zur Welt kamen. Da die von EUGSTER zusammengestellten Stammbäume dieser Familien ein so bedeutungsvolles Beispiel des endemischen Kretinismus darstellen, sind sie in Abb. 11 wiedergegeben.

Neben dieser systematischen Erhebung haben wir in den letzten 7 Jahren 9 endemische Kretine mehr oder weniger zufällig untersuchen können und in unserer Serie eingeschlossen (Tab. 19).

2. Kanton Wallis

Im Zusammenhang mit den Arbeiten von COSTA im Piemont hat uns auch die Kretinenhäufigkeit im Wallis interessiert. Eine Nachfrage bei Walliser Amtsärzten und Fürsorgerinnen der Stiftung Pro Infirmis sowie der Leiterin der Taubstummenanstalt Le Bouveret hat ergeben, daß auch im Wallis der endemische Kretinismus am Verschwinden ist und niemand Fälle von kürzlich, in den letzten 20 Jahren geborenen Kretinen kennt. Genauere Zahlenangaben konnte uns niemand verschaffen.

3. Steiermark

Auf unsere Bitte verfügte die steiermärkische Sanitätsdirektion (Hofrat Dr. H. KALLOCH) einen Erlaß, wonach sämtliche 17 Bezirkshauptmannschaften der Steiermark Bericht erstatten sollten, wieviele Kretine in den betreffenden Bezirken den Amtsstellen (inkl. Amtsärzten) bekannt seien. Diese Berichte fielen sehr unterschiedlich aus und erlauben kaum, ein richtiges Bild von der Häufigkeit des endemischen Kretinismus in der Steiermark zu gewinnen.

Immerhin sind die erhaltenen Antworten im Hinblick auf die von KUTSCHERA 1911 gemachten Erhebungen bedeutungsvoll. Die Häufigkeit der als

Kretinismus verdächtigen körperlichen und geistigen Gebrechen bei der damaligen Schuljugend (3,4⁰/₀ der 178 948 damals schulpflichtigen Kinder) ist eindrücklich und sicher ganz erheblich höher als heute. In einzelnen Bezirken (Judenburg, Oberzeiring) waren über 9⁰/₀ der schulpflichtigen Kinder 1911 auf Kretinismus verdächtig (Abb. 12 a).

Um einen approximativen Anhaltspunkt von der Intensität der Kropfendemie und von der Verbreitung von Kretinen-Symptomen (s. unten) zu

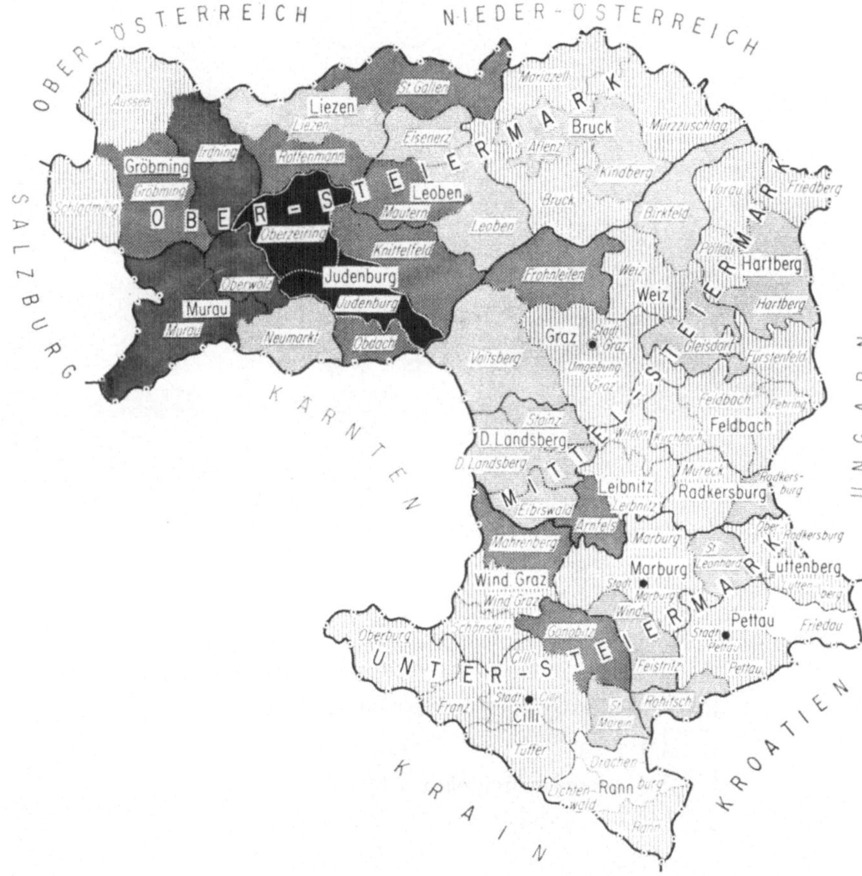

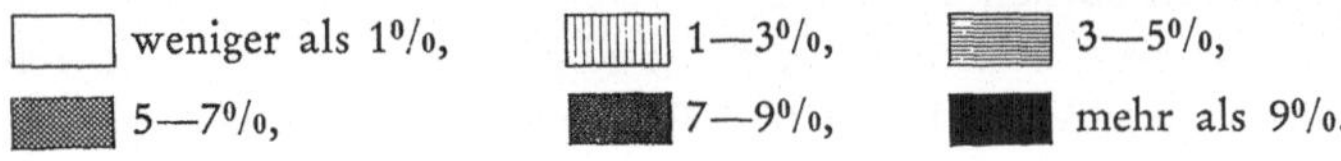

Abb. 12 a. Die Verbreitung des Kretinismus in Steiermark. Nach den Ausweisen der Schulleitungen über die geistigen und körperlichen Gebrechen der schulpflichtigen Kinder. Von je 100 schulpflichtigen Kindern leiden an geistigen oder körperlichen Gebrechen, welche den Verdacht auf Kretinismus erregen:

☐ weniger als 1⁰/₀,	▦ 1—3⁰/₀,	▤ 3—5⁰/₀,
▨ 5—7⁰/₀,	▩ 7—9⁰/₀,	◼ mehr als 9⁰/₀.

erhalten, wurde die Häufigkeit von Kropf, zurückgebliebener geistiger Entwicklung und Körpergröße unter 155 cm bei Wehrpflichtigen und Freiwilligen untersucht, die sich in den Jahren 1956—1961 in der Steiermark einer Stellungsuntersuchung unterzogen haben (Jahrgänge 1937—1942). Dabei zeigte es sich, daß mit Ausnahme von Murau nicht die 1911 mit Kretinismus besonders belasteten Bezirke (Abb. 12 a) hervorstechen, sondern Gebiete, die 1911 relativ wenig Kretine aufwiesen, wie z. B. Fürstenfeld und Hartberg (Abb. 12 b).

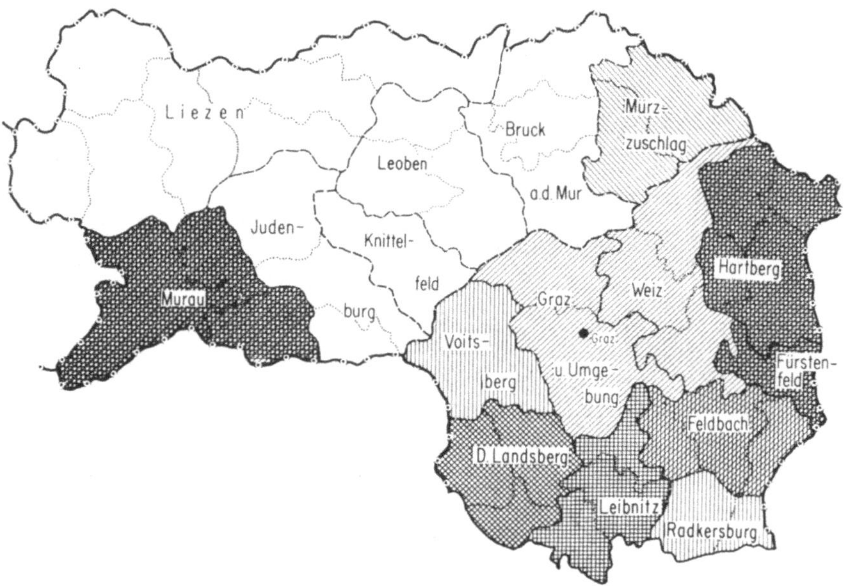

Abb. 12 b. Die Häufigkeit von Oligophrenie, Kleinwuchs und Kropf bei Stellungspflichtigen in Steiermark in den Jahren 1956—1961. Häufigkeit von 1% oder mehr der Stellungspflichtigen mit:

    zurückgebliebener geistiger Entwicklung,

    Körpergröße unter 155 cm,

    mittelgroßen bis großen Kröpfen,

    kleinen Kröpfen in über 30% der Stellungspflichtigen.

Bei systematischer Kontrolle der Insassen der Anstalten Schwanberg, Kainbach, Kindberg und dem Pius Erziehungsinstitut für Kinder in Bruck a. d. Mur fanden wir insgesamt 13 eindeutige endemische Kretine [1 Mann (82jährig), 12 Frauen (35—78jährig), keine Jugendlichen] nach den oben (S. 84) umschriebenen Kriterien.

In Weiz und in einzelnen, meist abgelegenen Höfen von Oberzeiring, Krakauschatten, Möderbrugg und Pusterwald im oberen Murtal trafen wir

12 weitere Kretine, wovon 1 männliche und 11 weibliche Patienten. 4 dieser Kretine waren 28—38jährig, die anderen über 40 Jahre alt.

Neben diesen 25 Kretinen [nicht alle klein und/oder hypothyreot (s. Tab. 19b)] wurden uns noch 10 Pat. als Kretine vorgestellt, welche nicht in diese Krankheitsgruppe einzuteilen sind. Meistens handelte es sich um Gehirngeschädigte (Postencephalitiker, Epileptiker, Kinder mit Hydrocephalus und Littlescher Krankheit).

Nach Ansicht einiger Ärzte im oberen Murtal [LEITNER (Möderbrugg), POKINBORODA (Stolzalpe), u. a.] gibt es namentlich in Oberzeiring in abgelegenen Bauernhöfen noch einige, meist über 50jährige, endemische Kretine.

Zusammenfassung: Auf Grund der dargelegten Verhältnisse im Kanton Bern und in der Steiermark kommt man zum Schluß, daß es auch heute sehr schwer fällt, die Häufigkeit von endemischen Kretinen anzugeben, daß aber im westlichen wie im östlichen Zentrum der Alpen der endemische Kretinismus am Verschwinden ist. Seit über 20 Jahren ist in dem von uns besuchten und kontrollierten Gebiet kein sicherer endemischer Kretiner mehr geboren worden.

Diese Feststellung stimmt mit den Untersuchungsergebnissen von CERLETTI u. Mitarb. für Norditalien und KIČIĆ u. Mitarb. für Teile Jugoslawiens überein, wo ebenfalls der endemische Kretinismus verschwindet.

Es besteht kein Zweifel, daß die Kropfprophylaxe mit Jodsalz mitgeholfen hat und mithilft, den endemischen Kretinismus zum Verschwinden zu bringen. Nach den Berichten von FAGGE in England, KUTSCHERA (1911) in der Steiermark und anderen Autoren ist aber schon im Laufe des 19. Jahrhunderts ein deutlicher Rückgang des endemischen Kretinismus beobachtet worden, bevor die Jodprophylaxe eingeführt worden ist. Ebenso hat der Kretinismus (und die Kropfhäufigkeit) in Gebieten ohne Jodprophylaxe abgenommen. Dieser Rückgang der Morbidität ist parallel mit einer eindrücklichen Verbesserung der Ernährungsverhältnisse, namentlich der ärmeren Bevölkerungskreise, eingetroffen, auch haben sich die hygienischen Verhältnisse wesentlich verbessert.

Bei der gleichzeitigen Veränderung von so vielen Faktoren ist es fast unmöglich, denjenigen herauszugreifen, der für den Rückgang des Kropfes und des Kretinismus am meisten verantwortlich ist. Es darf aber angenommen werden, daß durch die wirtschaftliche Besserstellung derjenigen Kreise, bei denen der endemische Kretinismus besonders verbreitet war, nicht nur die Ernährung ganz allgemein reichhaltiger (proteinreicher!) wurde, sondern daß damit auch vermehrt Jod zugeführt wurde („stille Jodprophylaxe"). Es werden immer mehr Nahrungsmittel in die schweren Kropfendemien eingeführt, die außerhalb derselben hergestellt worden sind.

Eine überraschende Mitteilung über die „stille Jodprophylaxe" kam uns in der Steiermark zu: Angeblich wird in Österreich wegen mangelnder gesetzlicher Grundlage kein öffentlich geregelter Jodsalzverkauf organisiert, was viele Ärzte glauben läßt, das klassische Kropfland Steiermark lebe im tiefen Jodmangel. Eine Rückfrage des Primarius LUDEWIG in Judenburg bei der Generaldirektion der Österreichischen Salinen ergab aber, daß 1961 in der Steiermark rund 3000 to jodiertes Salz gegenüber 2000 to unjodiertem Salz verkauft worden sind. Einer der Gründe, warum wir die Steiermark zum Studium des Kretinismus aufgesucht hatten, war die uns erteilte Auskunft, in diesem Land ohne Jodsalz-Prophylaxe seien noch Verhältnisse wie im Kanton Bern vor 50 Jahren.

2. Die klinische Diagnose des endemischen Kretinismus

Oligophrenie, Taubstummheit und zentralnervöse Störungen vom Typ des spastisch-hypotonen Symptomenkomplexes einerseits, Skeletentwicklungsstörungen, Kropf und Hypothyreose andererseits sind die Symptome, die mit großer Regelmäßigkeit in allen Kropfendemien bei Patienten gefunden worden sind, die als endemische Kretine bezeichnet werden. Diese wichtigsten Kretinensymptome treten in den verschiedenen Endemien mit unterschiedlicher Intensität auf und sind von verschiedenen Autoren unterschiedlich beurteilt worden. Summarisch läßt sich das klinische Bild des endemischen Kretinismus je nach Gebiet (und Autor) folgendermaßen zusammenfassen (Tab. 17):

Die als grobe Annäherung gedachte Zusammenstellung der Tab. 17 soll einen Gesamteindruck über das unterschiedliche Auftreten der wichtigsten Kretinensymptome und das Gemeinsame in der klinischen Symptomatologie vermitteln. Dabei ist zu berücksichtigen, daß die Zahl der von den meisten Autoren untersuchten Kretinen relativ klein ist (20 bis 40 Pat. pro „Endemie-Gruppe"), und daß die Auswahl der als Kretine bezeichneten Kranken nicht von allen Autoren nach den gleichen Kriterien vorgenommen wurde.

Es sind absichtlich die Symptome Oligophrenie, Taubstummheit und andere zentralnervöse Störungen in eine Gruppe, Kropf, Hypothyreose und Skeletentwicklungsstörung in eine andere Gruppe gefaßt worden.

Die meisten Autoren sind sich darüber einig, daß die Oligophrenie und die eventuell zur Taubstummheit führende Ohrschädigung bei endemischem Kretinismus pränatal entstehen (s. unten). Beide sind irreversible Störungen, die postnatal in einigen Fällen vielleicht etwas verbessert, nie aber ganz ausgemerzt werden können. Die neurologischen Defekte, wie sie in letzter Zeit namentlich von CHOUFOER u. Mitarb. (1965) und LOBO u. Mitarb. beschrieben worden sind, lassen sich ebenfalls am ehesten als pränatal erworbene, vor allem die Pyramidenbahnen schädigende Störungen interpretieren.

Meistens gilt, daß ein Kretin obligat oligophren ist. Die uns notwendig erscheinende Einschränkung dieser Aussage wird später (S. 110) diskutiert.

Der Entwicklungsrückstand des Skeletes, der Kropf und die Hypothyreose dagegen sind Symptome, die ihre Bedeutung für das Krankheitsbild erst im Laufe der postnatalen Entwicklung bekommen, wenn auch diese

Tabelle 17. *Relative Häufigkeit der Kardinalsymptome des endemischen Kretinismus in den verschiedenen Endemien* (s. Text)

	Oligophrenie	Taubstummheit [1]	ZNS-Defekte	Skeletentwicklungs-rückstand	Kropf	Hypothyreose	Kropfendemie
Uele/Kongo	meistens	gelegentlich	gelegentlich	meistens	gelegentlich	meistens	schwer
Mulia/Neuguinea	meistens	häufig	häufig	(selten, gering)	gelegentlich	0	schwer
Himalaya	meistens	meistens	?	gelegentlich	meistens	0 (?)	schwer
Brasilien	meistens	gelegentlich	meistens	gelegentlich	häufig	selten	mittelschwer
Piemont/Italien	meistens	häufig	?	gelegentlich	häufig	selten	mittelschwer
Kt. Bern/Schweiz	meistens	häufig	selten	gelegentlich	gelegentlich	gelegentlich	mittelschwer
Steiermark	meistens	häufig	selten	gelegentlich	gelegentlich	gelegentlich	mittelschwer

[1] Taubstummheit, inkl. Schwerhörigkeit verschiedenen Grades

meistens   = über 90%
häufig   = über 50%
gelegentlich = über 10% } approximativ!
selten   = unter 10%

Veränderungen schon pränatal auftreten können. Die Leistungsfähigkeit der Schilddrüse während des Kindesalters ist für diese Gruppe von Symptomen entscheidend. Steht für die Entwicklung zu wenig Thyroxin zur Verfügung, so kommt es nicht nur zur mehr oder weniger ausgeprägten Hypothyreose, sondern auch zu einer gestörten Skeletreifung, zu einem disproportionierten Minderwuchs. Der Hormonmangel kann im Laufe der späteren Entwicklung durch verbesserte Umweltbedingungen, durch spontane Kompensation (schließlich erfolgreiche TSH-Wirkung) oder vielleicht durch Wegfallen thyreostatisch wirkender Substanzen ausgeglichen werden. Diese Adaptation ist mit und ohne Kropfbildung möglich. Der Entwicklungsrückstand läßt sich aber nur in dem Maß korrigieren, als das erreichte Knochenalter noch eine weitere Entwicklung und Wachstum zuläßt. Es ist also durchaus möglich, daß ein Individuum zur Zeit der Untersuchung euthyreot ist, vielleicht dank einer kompensatorischen Schilddrüsenhyperplasie (Struma!), daß jedoch sein Skelet, seine Körpergröße und seine Proportionen alle Zeichen des kindlichen oder embryonalen Hormonmangels aufweisen. Die meisten von uns untersuchten Zwergkretinen gehören in diese Kategorie.

Ist umgekehrt im Kindesalter eine genügende Thyroxinproduktion (oder -zufuhr) garantiert, so kann sich das Wachstum normal entfalten, Körpergröße und -proportionen sind wenig gestört, selbst wenn am Ende der Entwicklungszeit oder später die Schilddrüse durch endogen bedingte Degeneration oder exogene Schädigung eine Funktionseinbuße erleidet und demzufolge ein Kropf und/oder eine Hypothyreose auftreten.

Demnach stützt sich die Diagnose des endemischen Kretinismus auf folgende Punkte:

Der endemische Kretinismus tritt ausschließlich in Gebieten mit schwerer Kropfendemie bei Kindern von Frauen auf, die schon eine gewisse Zeit lang im Kropfgebiet gelebt haben und die häufig (aber nicht immer) selbst Kropfträgerinnen sind.

In der Kropfendemie geborene Geschwister von endemischen Kretinen zeigen sämtliche Übergänge von völliger Gesundheit bis zu schwerstem Kretinismus. Außerhalb der Kropfendemie geborene Geschwister sind nie kretin.

Die wichtigsten Symptome des endemischen Kretinismus sind Oligophrenie, Gehör- und Sprachstörungen, neurologische Defekte, Skeletveränderungen, morphologische und funktionelle Veränderungen der Schilddrüse (Abb. 13).

Diese Symptome treten einzeln und in jeder beliebigen Kombination und in wechselnder Intensität auf (diese wechselnde Intensität in der klinischen Symptomatik kommt auf der Abb. 13 nicht zur Darstellung, sie ist aber im Gesamtbild sehr wichtig). Die Abb. 13 gibt die verschiedenen beobachteten Kombinationsformen wieder, wie sie praktisch in allen Kropfendemien mit endemischem Kretinismus beobachtet worden sind.

Es gibt endemisch gehäuft auch mono- und oligosymptomatische Störungen (auf der Abb. 13: 2 = „endemischer Schwachsinn", 3 = „endemische Taubstummheit bzw. Schwerhörigkeit", 4 = „endemischer Kleinwuchs",

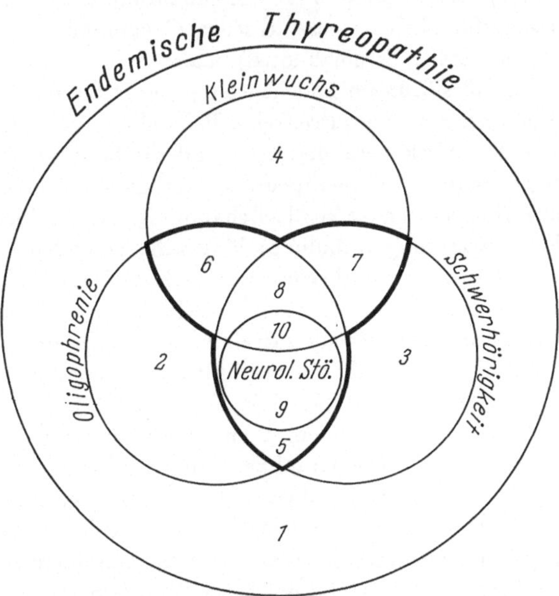

Abb. 13. Die klinische Symptomatologie des endemischen Kretinismus (s. Text)

5 = „endemischer Schwachsinn mit Schwerhörigkeit", usw.). Die monosymptomatischen Defekte sind als Kretinensymptome im Einzelfall kaum zu erkennen und klinisch von ähnlichen, ätiologisch anders bedingten Störungen schwer oder nicht zu unterscheiden. Ein Zusammenhang mit der Kropfendemie und dem Kretinismus ist erst dann anzunehmen, wenn eine angeborene oder erworbene, von der Kropfendemie unabhängige betreffende Krankheit als Ursache der Oligophrenie, Gehör- oder Knochenentwicklungsstörung usw. ausgeschlossen werden kann.

Die Kretinenschilddrüsen unterscheiden sich weder funktionell noch morphologisch von den durch die endemische Thyreopathie geschädigten Schilddrüsen der Bewohner von Kropfendemien. Zwischen kompensatorischer Hyperaktivität und völliger Inaktivität gibt es alle Übergänge. Der Kropf ist kein obligates Symptom, er kann namentlich bei jungen und minderwüchsigen Kretinen fehlen. Der Euthyreose entsprechende Resultate der Schilddrüsenfunktionsprüfungen sind kein Beweis für eine morphologisch intakte Schilddrüse und sagen wenig über frühere Funktionszustände aus.

Endemische Kretine sind nicht definitionsgemäß hypothyreot. Auffallenderweise werden viele im Kindesalter als hypothyreot beschrieben, welche später im Erwachsenenalter klinisch euthyreot sind (siehe bei Cerletti u. Mitarb., u. a.). Faktoren, die dabei eine Rolle spielen, sind der erhöhte Hormonbedarf im Kindesalter, Änderungen der Umweltsbedingungen (z. B. verbesserte Jod- und/oder Protein- und Vitaminzufuhr usw.), möglicherweise bessere Anpassungsfähigkeit des erwachsenen Organismus (z. B. durch Bildung von hyperplastischen Strumaknoten), u.a.m.

Oligophrenie, Hörstörungen und neurologische Defekte sind weitgehend irreversible Schädigungen, die durch keine Behandlung vollständig behoben werden können. Die Skeletveränderungen und die Schilddrüseninsuffizienz lassen sich in gewissem Maß therapeutisch korrigieren. Durch frühzeitige, über das Kindesalter sich erstreckende Behandlung mit Schilddrüsenhormonen und richtige Erziehung (Schulung) läßt sich der endemische Kretinismus in einzelnen Fällen so weit beeinflussen, daß die Krankheit kaum mehr als solche zu erkennen ist. Es ist deshalb nicht richtig zu behaupten, der endemische Kretinismus unterscheide sich dadurch von anderen Schilddrüsenkrankheiten, daß er auf die übliche Schilddrüsenhormontherapie nicht anspreche.

Die Symptomatologie des endemischen Kretinismus variiert stark von einer Endemie zur anderen. Das Krankheitsbild ist in den geographisch weit auseinander liegenden Endemien durch Hervortreten verschiedener Symptome charakterisiert. Dieser Unterschied in der klinischen Symptomatik ist nicht durch einen einzelnen Faktor zu erklären, er muß durch eine Mehrzahl von Ursachen (Klima, Ernährung, genetische Faktoren usw.) bedingt sein, wobei die von den verschiedenen Autoren ungleich getroffene Auswahl der Patienten mit eine Rolle spielt.

3. Variationen der klinischen Symptomatik des endemischen Kretinismus

Maffei hat schon vor mehr als hundert Jahren gesagt, daß es keinen Prototyp des Kretinen gibt. Die Vielgestaltigkeit des Krankheitsbildes ist von den Autoren des 19. Jahrhunderts, aber auch von Eggenberger, von de Quervain u. Wegelin und vielen anderen immer wieder betont worden. Die einzelnen Kretinen-Endemien unterscheiden sich angeblich klinisch recht deutlich von einander. Betrachtet man aber auf dem skizzierten Hintergrund der Kropfendemien das von den verschiedenen Autoren entworfene klinische Bild des endemischen Kretinismus, so stellt man fest, daß zwar die Variation in Intensität und Kombination der einzelnen Kretinen-Symptome außerordentlich reichhaltig ist, daß aber die Grundelemente dieser heterogenen Krankheitsbilder immer wieder die gleichen sind.

Der typische Zwergkretin, der bei Labhart, de Quervain u. Wegelin u. a. in mehreren eindrücklichen Bildern wiedergegeben ist, stellt, wenigstens für Europa, die bekannteste Form des endemischen Kretinismus dar (Abb. 14). Aber diese so auffälligen Individuen bilden eine relativ kleine Gruppe. Unter den 41 von WEGELIN autoptisch untersuchten endemischen Kretinen waren

$$
\begin{array}{ll}
7 & \text{kleiner als 131 cm,} \\
11 & \text{131—140 cm,} \\
12 & \text{141—150 cm,} \\
6 & \text{151—155 cm.}
\end{array}
$$

In der großen Serie von WYDLER (118 endemische Kretine) waren nur 7% eigentliche Zwergkretine. Jedoch handelt es sich bei der Serie dieses

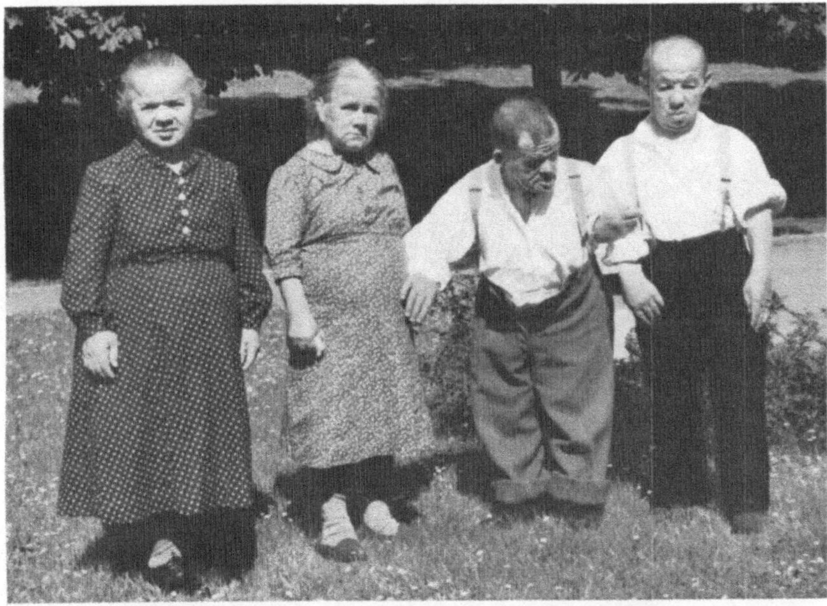

Abb. 14. Zwergkretine aus dem Kropfendemiegebiet des Kantons Bern. Von rechts nach links (nach Tab. 19 a) E. G., 61jähr., 142 cm groß, deutlich hypothyreot, ausgesprochen debil und schwerhörig. F. M., 57jähr., wegen Wirbelsäulenverkrümmung Körpergröße nicht meßbar. Klinisch euthyreot, imbezil, ausgesprochen schwerhörig (taubstumm?). L. M., 72jähr., 137 cm groß, klinisch euthyreot, ausgesprochen debil und schwerhörig. R. E., 66jähr., 140 cm groß, klinisch leicht hypothyreot, ausgesprochen debil und schwerhörig

Autors um eine selektionierte Patientengruppe: diese Kretinen kamen vor allem zur Strumektomie in die chirurgische Klinik, und es ist bekannt, daß kropftragende Kretine durchschnittlich größer sind als die kropffreien (s. S. 106).

In der Mulia-Endemie von Neuguinea fehlen Zwergkretine offenbar fast ganz (CHOUFOER u. Mitarb., 1965). Sie stellen dagegen den Hauptteil der von DUMONT u. Mitarb. in Uele/Kongo untersuchten Fälle dar. Nach einer mündlichen Mitteilung von BECEKRS (1965) gibt es auch in Uele/ Kongo normal große Debile mit Kropf und/oder Taubstummheit, oder

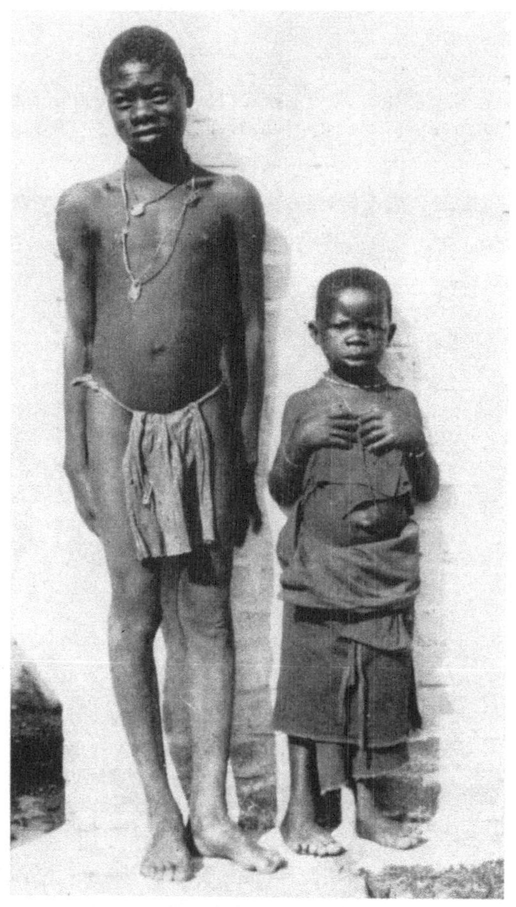

Abb. 15 (nach F. DELANGE). Zwei endemische Kretine von der Idjwi-Insel (Kiwu-See, Kongo-Republik). Links: 19jähr. Mann, 154,5 cm groß, taubstumm, schwere Oligophrenie, mit kleinem Kropf, spastischem Gang, beidseits positivem Babinski-zeichen, sehr erregt, klinisch euthyreot. PBI^{127} 2,0 µg-%, Radiojodspeicherung über der Schilddrüse nach 24 Std 68,4%. Rechts: 20jähr. weibl. Kretine, 109,0 cm, ohne Kropf, oligophren, sehr langsam sprechend, mit sehr langsamem aber normalem Gang, neurologisch unauffällig, mit sehr trockener Haut, Nabelhernie, primärer Amenor-rhoe, klinisch hypothyreot. PBI^{127} 1,3 µg-%, Radiojodspeicherung über der Schild-drüse nach 24 Std 23%

solche mit relativ geringem Wachstumsrückstand. Weil es aber schwierig ist, solche Individuen von mehr oder weniger normalen Nichtkretinen zu unterscheiden, haben die belgischen Autoren (BASTENIE, DE VISSCHER, DUMONT und ihre Mitarb.) nach Aussage BECKERS' diese Patienten nicht in ihre Untersuchungen eingeschlossen (s. aber Abb. 15).

Die von BASTENIE, DUMONT u. Mitarb. im Kongo untersuchten Kretinen sind, mit einer Ausnahme, alle hypothyreot, klein, von auffallendem Aspekt (Abb. 16). Der Entwicklungsrückstand des Skeletes, des Intellektes und der geschlechtlichen Reifung ist eindrücklich und verläuft mehr oder

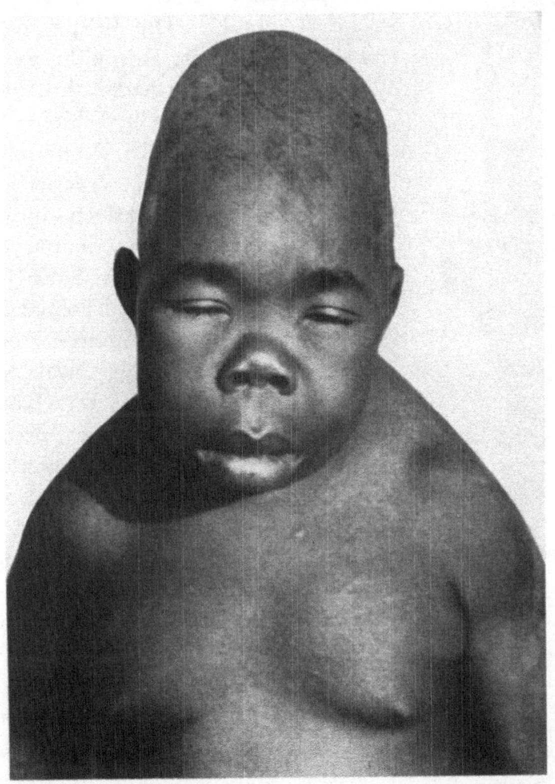

Abb. 16 a. Zwergkretin aus dem Kropfendemiegebiet von Uele/Kongo: 25jähr. Mann, 120 cm groß, schwer debil, Kropfträger (Schilddrüsengewicht auf 60 g geschätzt), PBI 0,9 µg-%

weniger parallel zum Schweregrad der Hypothyreose. Die Zahnentwicklung ist ebenfalls häufig gestört (Abb. 16 c). Sechs der 36 von DUMONT u. Mitarb. untersuchten Kretinen haben einen eindeutigen Kropf, fünf sind taubstumm (14%). Neurologisch sind neben der oft trägen Muskelkoordination in ungefähr einem Viertel der Kretinen ein positives Gordon-Zeichen und ungefähr gleich häufig verlangsamte Sehnenreflexe beobachtet worden. Zwei Kretine weisen mit ihrer Spastizität und ihrem steifen Gang ein Bild auf, das dem Little-Syndrom sehr ähnlich ist.

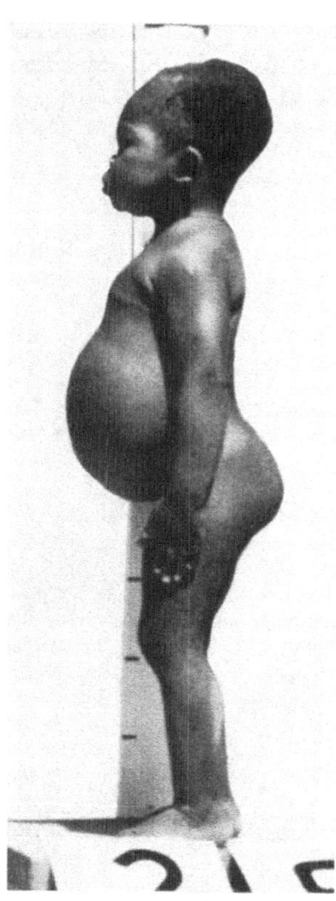

Abb. 16 b. Zwergkretine aus dem Kropfendemiegebiet von Uele/Kongo: 18jähr. weibliche Kretine, 94 cm groß, ausgesprochen oligophren, Schilddrüse nicht palpierbar. PBI 0, Radiojodspeicherung über der Schilddrüse nach 24 Std 24,5%

Hätte man *nur* den typischen Zwergkretin vor Augen, wie er eben beschrieben worden ist, so wäre es leicht, in Mulia/Neuguinea den endemischen Kretinismus zu übersehen (CHOUFOER u. Mitarb., 1965). Der Aspekt dieser Kretinen ist für uns ungewöhnlich (Abb. 17). Die Körpergröße ist durchschnittlich etwas, aber nicht wesentlich, unter der Norm (wobei nach CHOUFOER u. Mitarb., 1965, eine eventuelle Fehlbeurteilung wegen der Schwierigkeit der Altersschätzung in Betracht zu ziehen ist). Zwergkretine kommen kaum vor. Bei einzelnen Individuen kann eine Hypothyreose vermutet werden, doch fehlen die spezifischen Symptome, die die Diagnose einer Schilddrüseninsuffizienz stützen würden. Ausgesprochene Störungen in der Entwicklung der Zähne und der geschlechtlichen Reifung fehlen. Das Knochenalter ist bei den Kretinen wenig oder kaum unter demjenigen der gleichaltrig geschätzten Nichtkretinen. In beiden Gruppen ist gegenüber unseren Maßstäben eine gewisse Verzögerung der Knochenreifung festzustellen, welche sowohl auf einen Thyroxinmangel, als auch auf eine Unterernährung zurückgeführt werden kann (CHOUFOER u. Mitarb., 1965). Epiphysäre Dysgenesien, in der Uele-Endemie eine häufige Erscheinung, sind in Mulia bei 10 diesbezüglich kontrollierten Kretinen nicht nachweisbar. Ungefähr 30% der Mulia-Kretine sind kropffrei, in ungefähr einem Viertel sind große Kröpfe nachweisbar. Offenbar spielt das Vorhandensein oder Fehlen des Kropfes für die übrige Symptomatik der Mulia-Kretine keine Rolle. Das Krankheitsbild dieser Kretine ist geprägt durch die schweren motorischen Defekte, die immer von Oligophrenie und Taubstummheit oder Schwerhörigkeit begleitet sind. Diese drei Hauptsymptome sind bei den 80 von CHOUFOER u. Mitarb. als „Defectivs" bezeichneten

Kretinen in folgender Verteilung beobachtet worden (CHOUFOER u. Mitarb., 1965):

Oligophrenie allein	2
Taubstummheit allein	14
Oligophrenie u. Taubstummheit	28
Oligophrenie, Taubstummheit u. motor. Defekte	32
Oligophrenie, Taubstummheit u. motor. Defekte wahrscheinlich	4

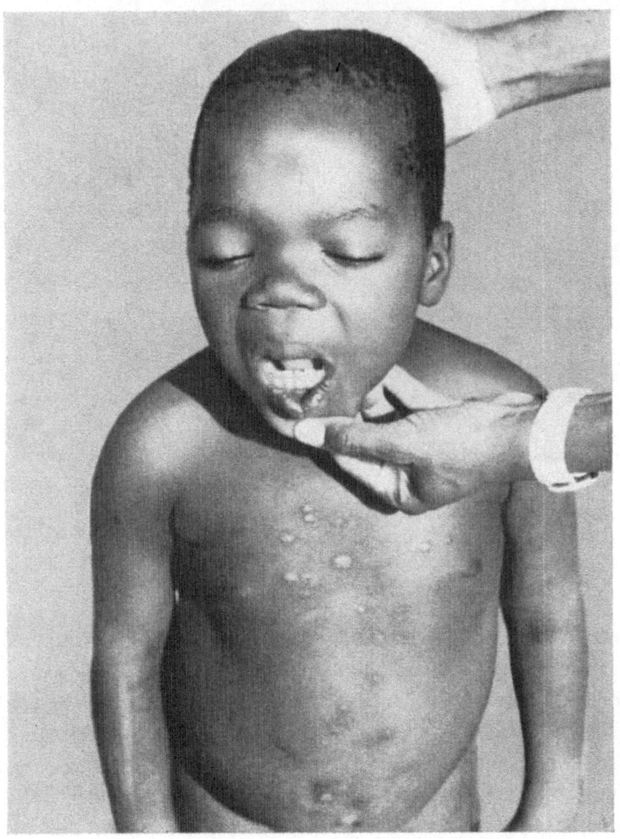

Abb. 16 c. Zwergkretin aus dem Kropfendemiegebiet von Uele/Kongo: 12jähr. Knabe, 98 cm groß, debil, fragliches Schilddrüsengewebe palpiert, PBI 1,3 µg-⁰/o. Doppelte Zahnreihe im Unterkiefer sichtbar

Abb. 16 a—c. (Nach J. E. DUMONT)

7*

McCarrison hat vor 60 Jahren den Begriff des „nervösen Kretinismus"
geprägt und in seiner Beschreibung der Kretine des Himalayagebietes dieselben neurologischen Störungen erwähnt, die Choufoer u. Mitarb. (1965)
im ehemalig niederländischen Teil, McCullagh kurz vorher im australischen Teil von Neuguinea (Huon-Halbinsel) beobachtet haben. Ähnliche
Störungen haben Lobo u. Mitarb. (1963) bei endemischen Kretinen in Goiaz-
Brasilien beschrieben (s. unten). Die nähere Charakterisierung dieser neurologischen Defekte erfolgt später (s. unten).

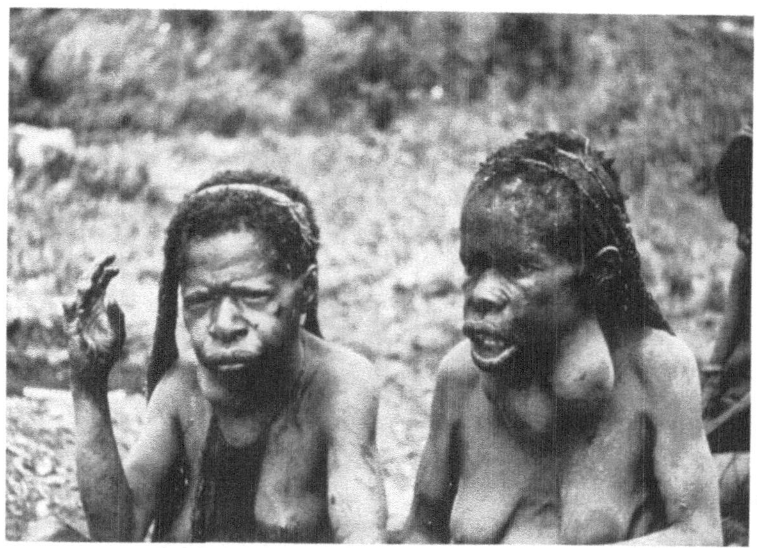

Abb. 17 a. Zwei kropftragende Frauen aus dem westlichen Neuguinea. Die Patientin rechts stammt nicht aus Mulia, sondern aus einem Nachbartal (Jembital). Ge-
schätztes Alter ungefähr 30 Jahre. Schwerster Schwachsinn, wahrscheinlich vollstän-
dige Taubstummheit, ausgesprochene motorische Insuffizienz (Unfähigkeit mit ge-
streckten Beinen zu stehen)

Personen mit allen äußerlichen Attributen des klassischen endemischen
Kretinismus kommen auch im *Himalaya* vor (Ramalingaswami, 1964). Daneben gibt es offenbar eine große Anzahl Individuen mit verschieden stark
ausgeprägten psychischen und somatischen Entwicklungsstörungen, vor allem
auch Taubstumme, die wohl als endemische Kretine bezeichnet werden können, obschon auch sie nicht dem „typischen" Bild des (Zwerg-)Kretinen entsprechen (Abb. 18). Die Taubstummen können von normaler Körpergröße
sein, eine mehr oder weniger ausgesprochene Oligophrenie und einen Kropf
haben; letzterer kann aber auch fehlen. Nach Ramalingaswami (1964)
unterscheidet sich die Kropfhäufigkeit bei den Taubstummen nicht von derjenigen der Durchschnittsbevölkerung. Die von Srinivasan u. Mitarb. kürzlich untersuchten 20 Taubstummen des Himalayagebietes hatten alle Kröpfe

und unterschiedlich ausgebildete Entwicklungsdefekte, jedoch keine Zeichen einer Hypothyreose. Der „nervöse Kretinismus" von McCarrison wird in diesen neueren Berichten aus der Gegend des Himalaya nicht erwähnt.

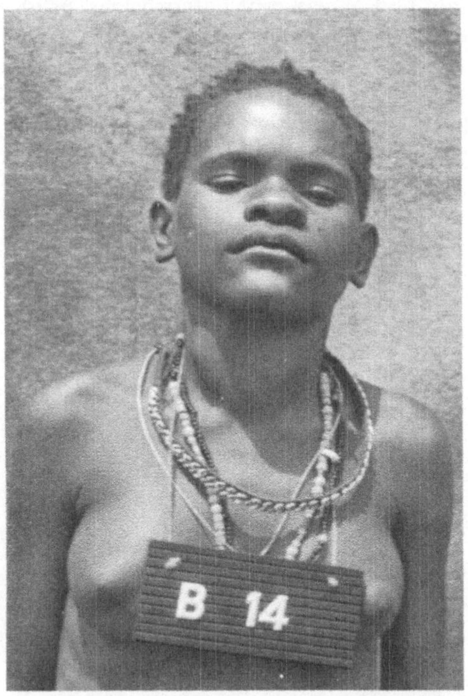

Abb. 17 b. Ungefähr 16jähr., taubstummes, geistig und körperlich sonst normal-entwickeltes Mädchen aus Mulia, 140 cm groß, mit großer, multinodulärer Struma. Jodausscheidung 3,9 µg/24 Std, max. Radiojodspeicherung 96%/o (24 Std), PBI-127 0,7 µg-%/o

RAMAN u. BEIERWALTES haben ein Dorf der östlichen Himalayaregion studiert und eine bestimmte Gruppe von 48 Einwohnern als repräsentativ für die dortige Bevölkerung betrachtet. Diese Gruppe setzt sich folgender-maßen zusammen:

Personen mit Kropf	11
Personen mit Kropf u. Taubstummheit[1]	4
Personen mit Kropf, Taubstummheit[1] u. Oligophrenie	5
Personen mit Kropf u. Oligophrenie	1
Personen mit Oligophrenie u. Taubstummheit[1]	4
Personen mit Taubstummheit[1]	4
Personen mit Oligophrenie	0 (evtl. 1)
Personen ohne Kropf, Oligophrenie u. Taubstummheit	19
	Total 48

---

[1] Taubstummheit, Taubheit oder Stummheit.

Im kurzen Bericht dieser Autoren wird ein taubstummer Oligophrener ohne nähere Beschreibung als Kretin bezeichnet. Es wird namentlich nicht gesagt, was diesen angeblichen Kretin von den anderen taubstummen Schwachsinnigen mit und ohne Kropf unterscheidet. Es ist auch nicht ersichtlich, ob in diesem Dorf und unter diesen 48 untersuchten Einwohnern im besonderen Hypothyreose und Minderwuchs vorkommen oder nicht. Auffallenderweise ist das PBI bei allen Individuen mit einem einzigen Defekt oder einer beliebigen Kombination derselben signifikant niedriger als bei den 19 wahrscheinlich normalen Personen.

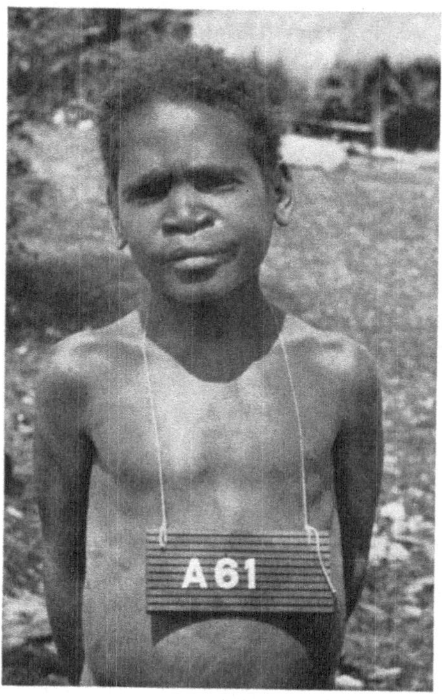

Abb. 17 c. Ungefähr 13jähr., taubstummer, intelligenter, körperlich gut entwickelter Knabe aus Mulia, 131 cm groß, Schilddrüse normal groß. Jodausscheidung 2,5 μg/24 Std, max. Radiojodspeicherung 87,5% (24 Std), PBI-127 4,8 μg-%

LOBO u. Mitarb. (1963) schildern 26 endemische Kretine von Goiaz/ Brasilien, geben aber nicht an, wie repräsentativ diese kleine Gruppe für das brasilianische Endemiegebiet ist. Einige dieser Kretine sind auffallend klein, mit typischem Aspekt der Zwergkretine, zwei von 26 sind eindeutig hypothyreot. 18 Kretine haben einen Kropf (die Kropfhäufigkeit unter Kindern und Studenten beträgt in dieser Gegend 81%). Zehn Kretine sind taubstumm. Auch diese brasilianischen Kretinen leiden, wie bereits erwähnt, an

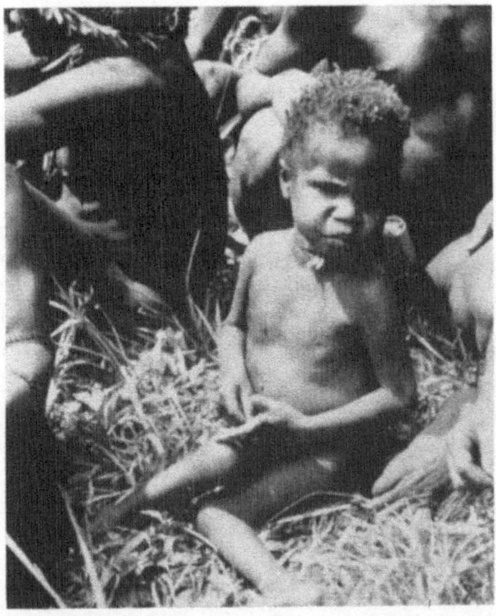

Abb. 17 d. Ungefähr 7jähr. Mädchen (mehrere endgültige Incisiva vorhanden) aus Mulia, 93 cm groß, Knochenalter (Hand) 3jähr., schwer oligophren, vollständig taubstumm, Strabismus, Unfähigkeit zu Stehen, extreme Innenrotation der Beine beim Sitzen

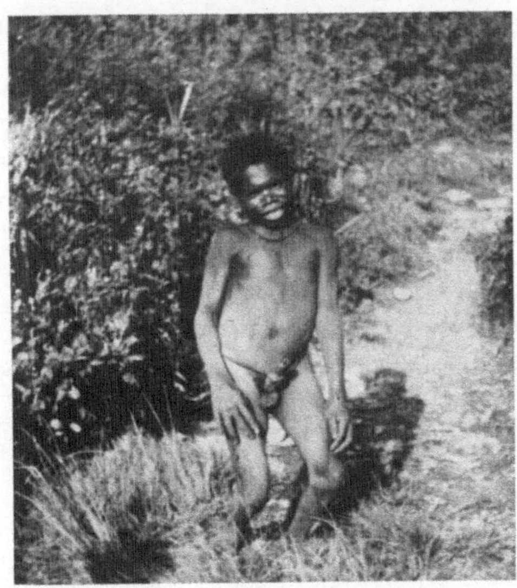

Abb. 17 e. Ungefähr 17jähr. völlig oligophrener, taubstummer Jüngling mit schwerer Haltungsanomalie aus Mulia. Beine können nicht gestreckt werden, Größe deshalb nicht meßbar, aber nicht ausgesprochen klein. Schilddrüse leicht vergrößert (doppelt so groß als normal), knotig. Jodausscheidung im Urin: 3,4 µg/24 Std, max. Jodspeicherung 92,5% der Dosis 6 Std nach Radiojodgabe, PBI-127: 1,7 µg-%

neurologischen Störungen, die von den Autoren als „upper neuron defect"
durch Hyperreflexie, positives Babinskizeichen, Spastizität und Muskelschwäche der unteren Extremitäten charakterisiert werden. Zwei dieser
Patienten zeigen choreoathetoische Bewegungen. Das EEG ist bei der Mehrzahl dieser Kretinen abnorm (s. unten, S. 114).

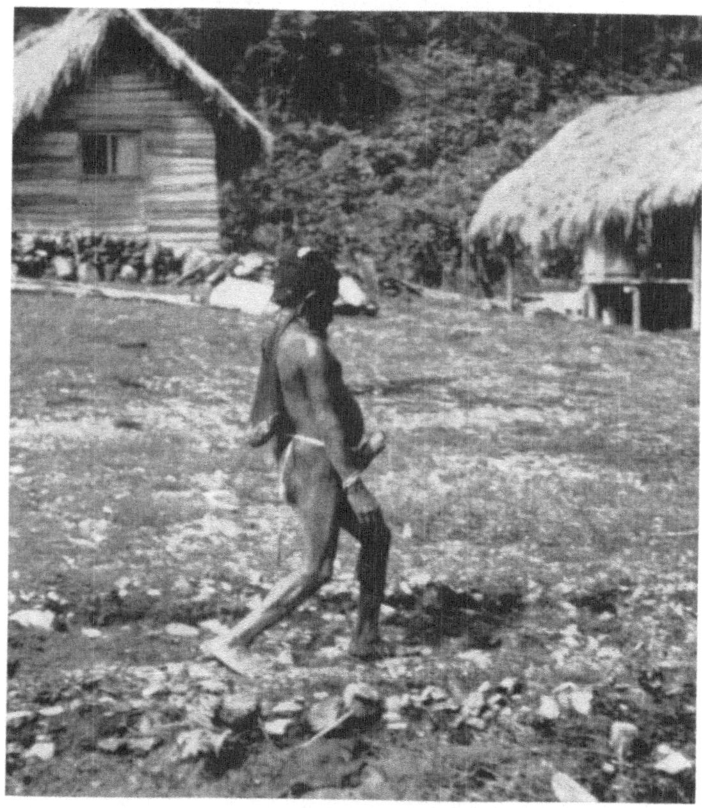

Abb. 17 f. Ungefähr 30jähr. Mann aus Mulia, 142 cm groß, Knochenalter ausgereift,
schwer oligophren und vollständig taubstumm, mit Haltungs- und Ganganomalie
(s. Text). Schilddrüse nicht palpierbar, PBI-127 1,1 µg-%, Jodausscheidung im Urin:
2,6 µg/24 Std, Radiojodspeicherung nach 24 Std 75% der Dosis. Sella turcica vergrößert

Abb. 17 a—f. (Nach J. C. CHOUFOER)

KIČIĆ u. Mitarb. geben keine genaueren klinischen Angaben über die
69 serbischen endemischen Kretinen von Gornja Josanica (Jugoslawien) an,
welche 6,7% der Gesamtbevölkerung darstellen. Es heißt einzig, daß eine
leichte Hypothyreose mit wenig erniedrigtem PBI und niedriger Radiojodspeicherung bei einer merklichen Anzahl dieser Kretinen beobachtet werden

konnte, und daß sich diese 69 Kretinen nach der Einteilung von DE QUERVAIN u. WEGELIN in 32 Kretinoide (I. Grades), 23 II. Grades und 14 III. Grades einordnen ließen.

COSTA u. Mitarb. (1964) beschreiben den norditalienischen endemischen Kretinen als ein Individuum mit ausgesprochenen Defekten der körperlichen Entwicklung, gestörten Proportionen, mit charakteristischen Störungen des Nervensystems, welche sich im abnormen Gang, in der abnormen Sprache

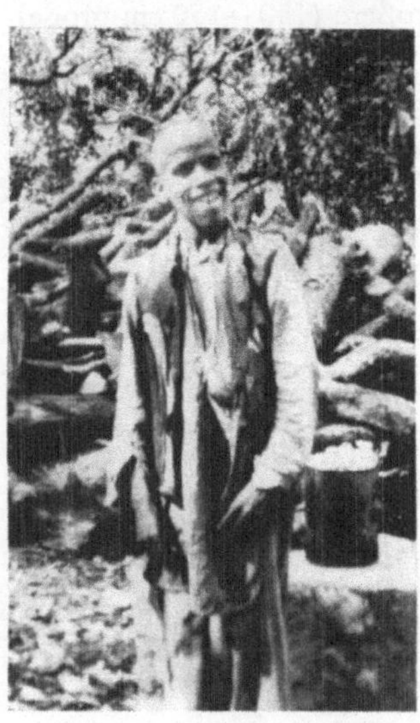

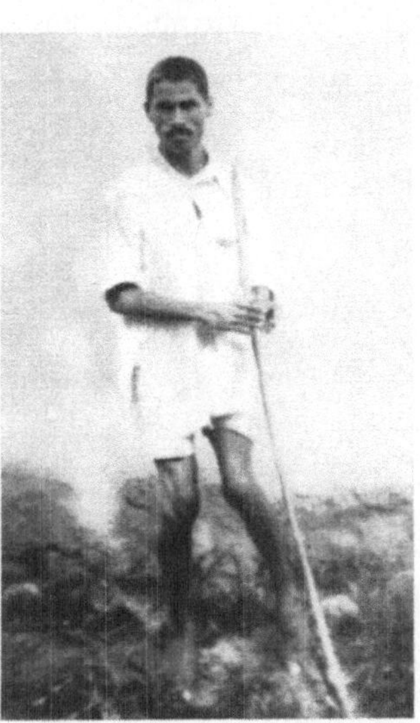

Abb. 18 a.   Abb. 18 b.

Abb. 18 a. 22jähr., taubstummer Oligophrener, kleinwüchsig, aus dem Kropfendemiegebiet des Himalaya

Abb. 18 b. 26jähr. Oligophrener mit Kropf und eigenartig gebeugten Knien wegen neurologischer Störung (spastisch-hypotoner Komplex) aus dem Kropfendemiegebiet des Himalaya

und im Hörverlust manifestieren und mit einem schweren Schwachsinn (meistens Idiotie mit einem I.Q. unter 25%) einhergehen. Der Kropf ist bei diesen Patienten relativ häufig (in 17 von 20 der 1953 publizierten Fälle), ebenso der Strabismus. Acht Prozent der Kretinen haben ein Myxödem. Bei einigen hypo- und euthyreoten Kretinen zwischen 30 und 50 Jahren sind noch offene Epiphysenfugen radiologisch nachweisbar. Das Gehör ist nur bei 3 von 37 speziell kontrollierten Kretinen normal. Aspektmäßig unterscheiden sich, den Bildern in den Publikationen von COSTA u. Mitarb. (1953—1964) nach zu schließen, die norditalienischen Kretinen nicht von denjenigen der Schweiz oder der Steiermark.

In der Schweiz (hauptsächlich im Kanton Bern) und in der Steiermark sind nach unseren Erhebungen endemische Kretine zu finden, die genau der

Beschreibung von DE QUERVAIN u. WEGELIN entsprechen und die ganze Stufenleiter der kretinen Degeneration darstellen.

Wir haben uns für die eingehenderen Stoffwechseluntersuchungen (s. Kap. IV/6, S. 122 u.f.) absichtlich auf kropffreie Zwergkretine konzentriert, um eine möglichst charakteristische, vielleicht auch homogenere Gruppe von endemischen Kretinen zu studieren. In den Verpflegungsanstalten und einzelnen Bauernhöfen (z. B. in Blumenstein oder im oberen Murtal/Steiermark) haben wir mindestens ebenso viele größere (140—150 cm große) und

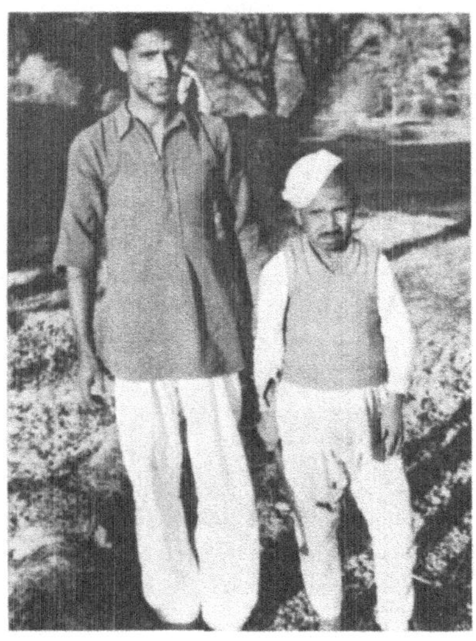 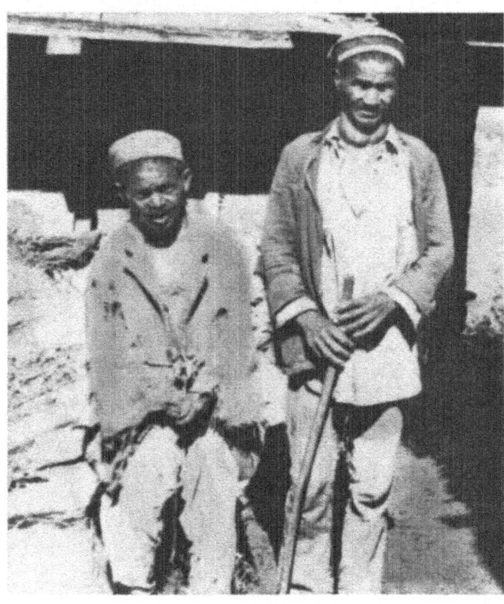

Abb. 18 c.   Abb. 18 d.

Abb. 18 c. 44jähr. Mann neben einem 20jähr. taubstummen und oligophrenen Zwerg aus dem Kropfendemiegebiet des Himalaya

Abb. 18 d. Zwei erwachsene Zwerge mit Kropf und Oligophrenie aus dem Kropfendemiegebiet des Himalaya

Abb. 18 a—d. (Nach V. RAMALINGASWAMI)

normal große (über 150 cm große) oligophrene, häufig taubstumme oder schwerhörige Invalide gesehen, die zum endemischen Kretinismus zu zählen sind und deren Strumektomienarbe hin und wieder darauf hinwies, daß sie bereits von DE QUERVAIN und seinen Schülern untersucht und operiert worden sind. Wir haben den Eindruck, daß diese letztere, weniger leicht erkennbare Kretinenform in der Steiermark häufiger zu finden ist als die Zwergkretine. Abb. 19 zeigt als Beispiel zwei normal große Schwestern (ungefähr 160 cm groß) mit endemischem Kretinismus aus der Steiermark (Pusterwald). Dieses Bild bestätigt den Ausspruch von DE QUERVAIN, daß großkropfige Kretine im allgemeinen auch größer gewachsen sind als die kleinkropfigen oder gar kropffreien.

Die Hypothyreose ist erwartungsgemäß bei den Zwergkretinen häufiger als bei den normal großen (bei 9 unserer Zwergkretinen). Der Aspekt variiert außerordentlich und bestätigt den bereits erwähnten Eindruck, daß es nicht *einen* typischen endemischen Kretin gibt. Der Unterschied zwischen den Zwergkretinen der Abb. 14 und den normal großen Kretinen der Abb. 20 b ist auffallend, und kaum jemand würde wagen, nur auf Grund des Aspektes von A. S. auf Abb. 20 b die Diagnose zu stellen. Erst die schwerfällige

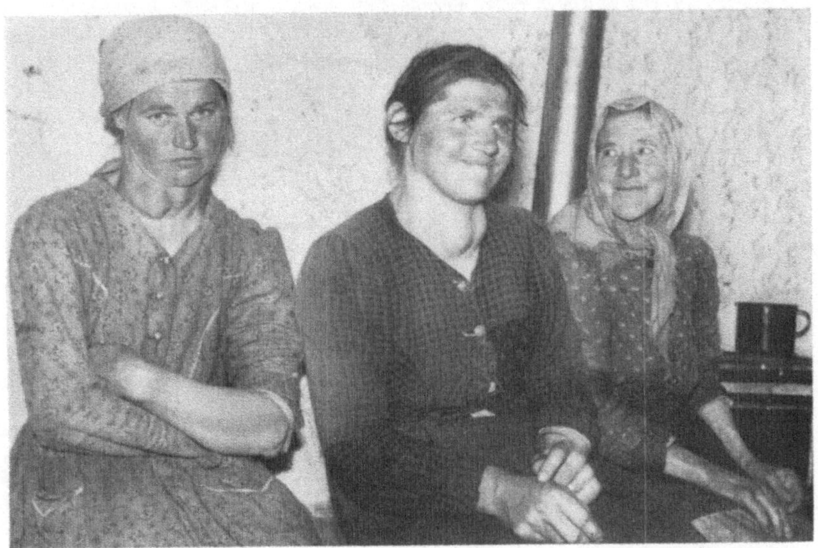

Abb. 19. Zwei kretine Schwestern mit ihrer Mutter aus der Kropfendemie der Steiermark (Pusterwald). U. A. (s. Tab. 19 b): 34j., 158 cm groß, klinisch euthyreot, ausgesprochen debil und schwerhörig. Großer Knotenkropf (stark vascularisiert). U. M. (s. Tab. 19 b): 36j., ungefähr 163 cm groß (schwere Wirbelsäulenverkrümmung), imbezil, klinisch euthyreot, ausgesprochen schwerhörig. Knotenkropf eher weich. Mutter: 148 cm groß, klinisch euthyreot, leicht debil, klinisch nicht schwerhörig. Kleine, kleinknotige Struma. Alter ungefähr 60j. Nach den Aussagen der Mutter sind die Kröpfe bei allen Familienmitgliedern seit dem regelmäßigen Gebrauch von Jodsalz deutlich zurückgegangen.

Sprache, das verminderte Hörvermögen, die rasch sich zeigende Oligophrenie und der hinkende Gang weisen in diesem und ähnlichen Fällen auf die Diagnose.

Bei den radiologisch untersuchten Kretinen unserer Serie (alle über 40 Jahre alt) haben wir fünfmal einen Entwicklungsrückstand, d. h. offene Epiphysenfugen und sehr oft die klassischen Knochenveränderungen beobachtet (s. Tab. 18, S. 118). Die geschlechtliche Entwicklung und Differenzierung ist bei allen Kretinen unserer Serie normal, wobei gelegentlich dem Alter entsprechende Atrophiezeichen der Geschlechtsorgane, nie aber Hypogonadismus vorliegen. So viel wir erfahren konnten, ist bei allen weiblichen

Kretinen die Menstruation aufgetreten, bei vielen erst um das 20. Lebensjahr. Die verspätete Pubertät mancher unserer endemischen Kretinen (wie übrigens auch bei D 12 und D 13 mit sporadischer kongenitaler Hypothyreose) äußert sich in eindrücklicher Weise unter anderem im weit über das 20. Lebensjahr anhaltenden Körperwachstum. So maß z. B. R. S. (Abb. 20 a) als 24jähriger 128 cm (s. bei EUGSTER), mit 52 Jahren 144 cm. Die Schwester F. S. wuchs nach dem 19. Lebensjahr noch 17 cm (von 130 auf 147 cm, gemessen im 47. Lebensjahr) (s. S. 116 u. Abb. 20 a u. b).

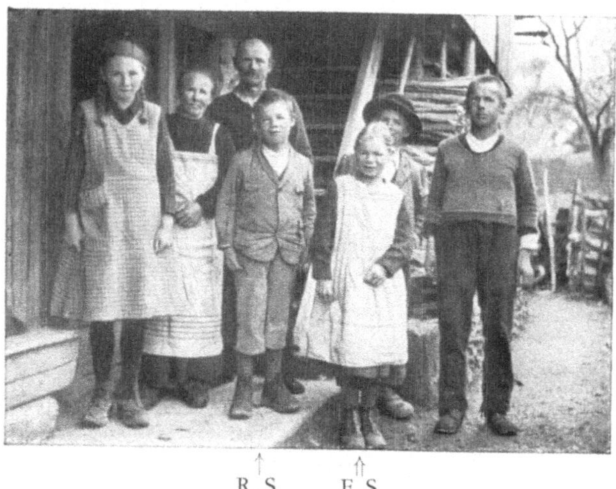

Abb. 20 a. Familie Sch. aus Blumenstein (s. Abb. 11) im Jahre 1937 (nach J. EUGSTER). R. S. 24j., 124 cm. F. S. 19j., 130 cm.

Unter den 28 Zwergkretinen der „Berner-Serie" befindet sich ein Taubstummer, 21 sind ausgesprochen schwerhörig (s. unten), 2 hören wahrscheinlich gut, bei dreien ist das Hörvermögen nicht zu beurteilen. Neurologische Störungen haben wir in der Schweiz und in der Steiermark relativ selten beobachtet, nämlich viermal bzw. sechsmal Hyperreflexie, bei je zwei Kretinen eine ziemlich ausgesprochene Spastizität, bei je zwei anderen Kretinen ein positives Babinski-Zeichen.

In der Steiermark wurden uns zwei jüngere Oligophrene mit schwerer Littlescher Krankheit (spastischer Paraplegie mit Hyperreflexie und beidseitig positivem Babinskiphänomen) als Kretine vorgestellt. Es schien bei diesen relativ jungen Individuen (33- und 17jährig) ein geringer Entwicklungsrückstand zu bestehen. Das Hörvermögen, schwer zu beurteilen, schien intakt, und es bestanden keine klinischen Zeichen einer Thyreopathie (Kropf und/oder Hypothyreose). Nach mündlicher Mitteilung des Primarus LUDEWIG (Judenburg) sind in den letzten 30 Jahren in der Gegend von Judenburg im oberen Murtal wiederholt Encephalitisepidemien aufgetreten.

Im klassischen Kropfgebiet der Steiermark gibt es deswegen heute zahlreiche
Patienten mit postencephalitischem Schwachsinn. Es liegt auf der Hand, daß
solche Oligophrene, namentlich wenn sie noch Kropfträger sind, kaum von
endemischen Kretinen zu unterscheiden sind und häufig als solche bezeichnet
werden. Wir haben keine dieser Patienten untersucht.

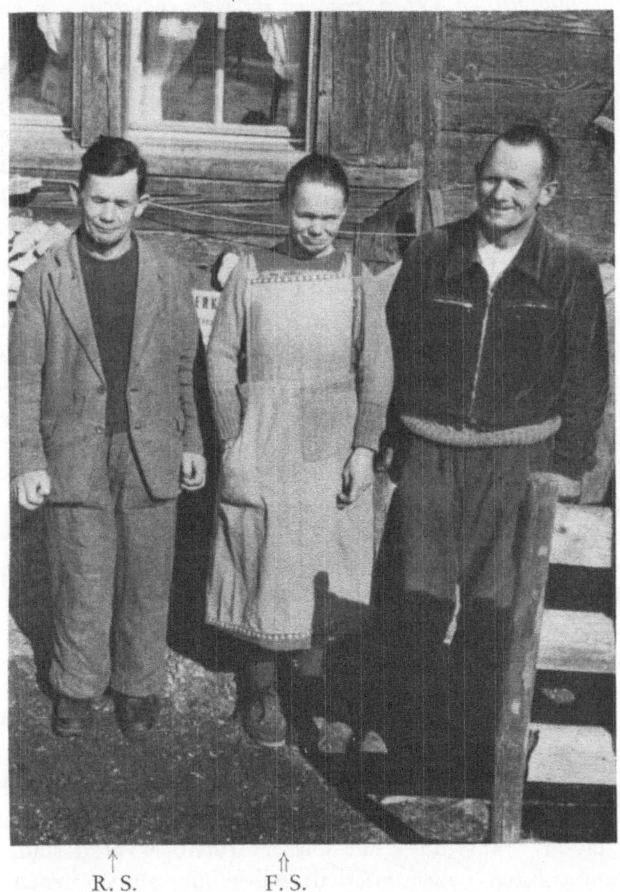

Abb. 20 b. Drei Geschwister der Familie Sch. im Jahre 1965. R. S., 52j., 144 cm,
schwerhörig, I.Q. ~ 45; F. S., 47j., 147 cm, schwerhörig, I.Q. ~ 45; A. S. (fehlt
auf Abb. 20 a), 50j., 161 cm, schwerhörig (mäßig), I.Q. ~ 65. Alle drei klinisch
euthyreot (s. auch Tab. 19 a) und Träger kleinnodulärer Strumen

4. Störungen des Nervensystems beim endemischen Kretinismus

Wie bei der sporadischen kongenitalen Hypothyreose ist auch beim endemischen Kretinismus zwischen psychischen Veränderungen und neurologischen Störungen zu unterscheiden. Die psychischen Defekte bilden seit jeher

eines der Kardinalsymptome des endemischen Kretinismus. Die neurologischen Störungen sind früher nur ausnahmsweise erwähnt worden (z. B. McCarrisons „nervous cretinism"), haben aber in letzter Zeit hauptsächlich durch die Berichte von Choufoer u. Mitarb. (1965) und Lobo u. Mitarb. (1963) an Aktualität gewonnen.

Die morphologischen Veränderungen im Nervensystem von endemischen Kretinen sind von Lotmar an Hand von 14 genau untersuchten Fällen eingehend beschrieben worden (1931). Als kennzeichnend für den Kretinismus betrachtet Lotmar eine im ganzen nur mäßige, durch ihre weite Ausbreitung aber die höheren Hirnleistungen doch stark beeinträchtigende zell- und faserbauliche Entwicklungshemmung. Diese äußert sich hauptsächlich in einer herabgesetzten Dichtigkeit der Ganglienzellbesetzung und in einer geringen durchschnittlichen Größe der Ganglienzellen gewisser Schichten. Dazu kommen noch örtlich eng umschriebene Veränderungen, wie z. B. Ektopien der Purkinjezellen im Kleinhirn. Lotmar weist bei diesem letzten Befund auf die Gleichartigkeit dieser Veränderung mit jenen bei kongenitaler Hypothyreose (Lotmar, 1929) hin. Die Einwirkung entwicklungshemmender Umstände scheint für Lotmar bereits im fünften bis sechsten Embryonalmonat zu veranschlagen zu sein.

Psychische Veränderungen: Für jedermann ist „kretin" gleichbedeutend mit schwachsinnig. Tatsächlich ist die *Oligophrenie* das unbestrittenste Symptom jeder Art von Kretinismus. Die Struktur des Schwachsinns ist dabei unspezifisch und erhält nur durch gewisse affektive Qualitäten eine bestimmte Eigenfärbung. Wie sehr der Schweregrad des geistigen Entwicklungsrückstandes variieren kann, geht aus den Worten von de Quervain hervor, wonach „die intellektuelle Entwicklung in ihrem Endresultat alle Abstufungen von einer anständigen bürgerlichen Mittelmäßigkeit abwärts bis zum schweren Stumpfsinn zeigt". Die „anständige bürgerliche Mittelmäßigkeit" ohne deutliche Zeichen des Schwachsinns ist ausnahmsweise bei endemischen Kretinen zu finden (eine eingehende psychiatrische Untersuchung würde vielleicht auch in diesen Fällen eine Intelligenzverminderung feststellen lassen). Individuen mit solchem Intelligenzgrad sind ohne weiteres imstande, ihren Lebensunterhalt selbständig zu verdienen, wie z. B. A. W. als Schneider. Diese kleine Gruppe von nichtdebilen Kretinen (siehe auch S. 90) figurieren auf der Abb. 13 im Feld 7 (S. 93).

Schwachsinnige werden im allgemeinen je nach dem Grad ihrer psychischen Minderwertigkeit in Idioten, Imbecile und Debile eingeteilt (E. Bleuler). Seit über hundert Jahren gilt dieselbe Einteilung für Kretine (Kretine I. Grades = debil, II. Grades = imbecil, III. Grades = idiotisch).

Es ist wiederholt behauptet worden, daß sporadische und endemische Kretine sich unter anderem auch im Charakter und im Schweregrad der Oligophrenie unterscheiden (Costa u. Mitarb., 1961). Wir sind mit M. Bleu-

LER und WALTHER (persönliche Mitteilung) einig, daß sich das psychische Bild beim sporadischen Kretinismus infolge kongenitaler Hypothyreose und endemischem Kretinismus nicht erkennbar unterscheidet. Beiden gemeinsam ist die mangelhafte psychische Spannung (M. BLEULER), welche sich durch Gleichgültigkeit, Stumpfheit und Schwerfälligkeit äußert, wozu noch die typische Gutmütigkeit kommt.

Wir sind nicht mehr so überzeugt, daß die Originalität, auf einem gewissen Gemütsreichtum mit Sinn für Humor beruhend, nur besonders für den endemischen Kretinismus charakteristisch ist. Einige unserer älteren debilen Patienten mit kongenitaler Hypothyreose, welche als sporadische Kretine zu bezeichnen sind, sind Persönlichkeiten eigener Prägung, die sich psychopathologisch von endemischen Kretinen nicht unterscheiden lassen. Die Variationsmöglichkeit in der Entwicklung der kongenitalen Hypothyreose erklärt die Tatsache, daß auch bei der heterogenen Gruppe der kongenitalen Hypothyreose die ganze Stufenleiter der geistigen Entwicklungsstörung anzutreffen ist. Beim endemischen Kretinismus ist definitionsgemäß der Einfluß des Volkscharakters und umgekehrt „die Ausstrahlung des Kretinoiden ins Gesunde" (M. BLEULER) deutlicher als bei der unabhängig von jeder Endemie auftretenden kongenitalen Hypothyreose mit sporadischem Kretinismus.

COSTA u. Mitarb. (1961) sind der Ansicht, daß die endemischen Kretinen früher häufiger schwerere Oligophrenien aufwiesen als heute, daß die ausgesprochenen Oligophrenien bei kropftragenden Kretinen öfters beobachtet würden als bei kropffreien und daß die schwersten Oligophrenien heute vor allem beim sporadischen Kretinismus zu finden seien. Darin liege ein fundamentaler Unterschied zwischen endemischen und sporadischen Kretinen.

Die Argumente haben in der Diskussion um den prinzipiellen Unterschied zwischen den beiden Kretinismusformen unseres Erachtens wenig Gewicht. Es liegt auf der Hand, daß die psychische Schädigung umso ausgesprochener ist, je schwerer der Kretinismus ist. Mit dem Rückgang des endemischen Kretinismus verschwinden zuerst die schweren Formen, die heute in unseren Gegenden nur noch selten gesehen werden. Der sporadische Kretinismus, in der Regel genetisch fixiert, ist wesentlich weniger den Einflüssen der Umwelt unterworfen. Es ist deshalb nicht zu erwarten, daß durch Änderung der Umweltsbedingungen (bessere Hygiene und Ernährung, Verwendung von Jodsalz usw.) der Schweregrad einer sporadischen, kongenitalen Hypothyreose und der dadurch bedingten Oligophrenie stark beeinflußt wird.

Das psychische Verhalten der endemischen Kretinen ist von DE QUERVAIN meisterhaft beschrieben worden. Seine Schilderung gilt für die von uns in der Schweiz und der Steiermark beobachteten Kretinen und wohl auch für diejenigen der oberitalienischen Endemien.

Von den anderen Endemien fehlen eingehende Berichte über die psychischen Veränderungen. Meistens ist nur die Verteilung der untersuchten Kretinen auf die verschiedenen Schweregrade der Oligophrenie angegeben. BASTENIE u. Mitarb. und DUMONT u. Mitarb. haben bei den Kretinen der Uele-Endemie eine deutliche Relation zwischen dem Schweregrad der Oligophrenie, der Körpergröße und dem Schweregrad der Schilddrüseninsuffizienz beobachtet.

Neurologische Störungen: Geht es um die Beurteilung des neuromuskulären Apparates bei endemischen Kretinen, so muß man vorerst die steife, plumpe Unbeholfenheit vieler Oligophrenen erwähnen, eine gewisse Spastizität der passiven Bewegungen, die häufig daher kommt, daß der Kretine nicht begreift, was man von ihm will (DE QUERVAIN).

Zu dieser, in erster Linie der (unspezifischen) Oligophrenie zuzuschreibenden, psychomotorischen Schwerfälligkeit kommt in einzelnen Fällen eine allgemeine Verlangsamung, wie sie bei allen ausgesprochen hypothyreoten Patienten beobachtet werden kann und die unter einer korrekt durchgeführten Schilddrüsenhormonbehandlung verschwindet. Sie ist aber an die Hypothyreose gebunden, und da nicht alle endemischen Kretinen zum Zeitpunkt der Untersuchung hypothyreot sind, kann diese allgemeine Verlangsamung fehlen.

Ein objektives Maß der neuromuskulären Veränderung bei der Hypothyreose ist die *Sehnenreflexzeit* (s. S. 46), die bei der Schilddrüseninsuffizienz regelmäßig verlängert ist. Bezeichnenderweise sind die Achillessehnenreflexe bei mehreren unserer Zwergkretinen verlangsamt, während sie bei den häufig kropftragenden, etwas größeren, euthyreoten Kretinen der Steiermark meistens normal lang sind. DUMONT u. Mitarb. fanden bei 9 ihrer meistens ausgesprochen hypothyreoten Kretinen sehr langsame Achillessehnenreflexe.

Wenden wir uns nun den neurologischen Störungen zu, die McCARRISON dazu geführt haben, von *„nervous cretinism"* zu sprechen.

Ein Drittel der 203 von McCARRISON 1908 untersuchten endemischen Kretinen zeigten dieses Bild, und zwar fand McCARRISON diese Form von Kretinismus viel häufiger bei der sehr armen, schlecht ernährten Bevölkerung, während die Kretinen der wohlhabenden Kreise viel mehr zu „myxödematösem Kretinismus" neigten. Die neurologische Störung ist charakterisiert durch eine Hyperreflexie (Steigerung der Sehnenreflexe) und einen Zustand, der alle Übergänge von spastischer Beinparalyse bis zu allgemeiner Rigidität aufweisen kann.

Koordinationsstörungen und Haltungsanomalien in allen Schattierungen und Kombinationen prägen das neurologische Bild der von McCULLAGH kürzlich beobachteten endemischen Kretinen der Huon-Halbinsel auf Neuguinea. Die motorische Inkoordination kann bei diesen Individuen so schwer sein, daß sie sich selbst nicht mehr ernähren können und nur kriechend sich fortbewegen. Bei besonders ausgeprägten Formen kommt noch eine beträchtliche Mitbeteiligung der oberen Extremität dazu, manchmal mit Geburtshelfer-Handstellung. Nach McCullagh besteht eine direkte Relation zwischen Schweregrad der intellektuellen Störung (es besteht in allen diesen Fällen eine Oligophrenie) und Ausmaß der Haltungsanomalie.

Die spastische Diplegie mit Überwiegen der hypotonen Parese gegenüber der Starre ist besonders eindrücklich von Choufoer u. Mitarb. (1965) in Mulia im ehemalig niederländischen Teil von Neuguinea gesehen worden. Die mit dieser Störung behafteten Kinder können zum Teil überhaupt nicht stehen. Sie sitzen in eigenartiger Stellung mit außenrotierten Beinen (Abb. 16). Die oberen Extremitäten können für zweckgerichtete Bewegungen kaum gebraucht werden, die Mimik ist völlig ausdruckslos. Wie bei zahlreichen Kretinen anderer Endemien ist Strabismus häufig. Jugendliche und erwachsene Kretine von Mulia zeigen nach Choufoer u. Mitarb. (1965) die charakteristische Körperhaltung und Gangart, die von McCullagh bereits beschrieben worden ist: leicht gebeugte Knie, Flexion, Innenrotation und Adduktion der Oberschenkel und kompensatorische Lordose. Beim Gehen wird diese Haltung mehr oder weniger eingehalten, wodurch der Gang mit den überschießenden, unbeholfenen Bewegungen noch einen ganz besonders typischen Aspekt erhält (s. Abb. 16 f). Auch Lobo u. Mitarb. haben in Goiaz/Brasilien bei endemischen Kretinen allgemeine Hyperreflexie mit spastisch-paretischen Gangstörungen beobachtet. Die Autoren fanden regelmäßig ein positives Babinski-Phänomen, während Choufoer u. Mitarb. dies nur bei drei ihrer Patienten bemerkten.

Unter den 35 meistens ausgesprochen hypothyreoten Kretinen von Dumont u. Mitarb. der Uele-Endemie war die neuromuskuläre Koordination in der Regel träge. Zweimal wurde ein Little-Syndrom vermutet, offenbar also ein Zustand, der dem eben beschriebenen neurologischen Krankheitsbild von Neuguinea recht ähnlich sein muß. Acht Kretine von Uele hatten ein positives Gordon-Zeichen, während sich das Babinski-Phänomen angeblich wegen der dicken Sohlenhaut nicht prüfen ließ.

Neurologische Störungen von der eben beschriebenen Art sind bei endemischen Kretinen der europäischen Kropfendemien nie in dem Maße und in der Häufigkeit wie in Neuguinea und Brasilien (Stanbury, persönliche Mitteilung) beobachtet worden. Immerhin darf nicht übersehen werden, daß de Quervain in seiner Serie von 187 Kretinen in 47% gesteigerte Patellarsehnenreflexe, in 17% einen deutlich positiven Babinskireflex und in 21% gesteigerte Achillessehnenreflexe auslösen konnte. In etwas über einem Dutzend Fällen fand er eine spastische Diplegie, doch zögerte er, den Zusammenhang zwischen dem Kretinismus und den neurologischen Störungen als gesichert zu betrachten.

Auch in den Publikationen von Kutschera (1911) und von Eggenberger werden Fälle von Koordinationsstörungen, fraglichen Littleschen Syndromen und Reflexanomalien bei endemischen Kretinen erwähnt. Doch nirgends stehen die neurologischen Symptome beim endemischen Kretinismus so sehr im Vordergrund wie in Brasilien und namentlich in Neuguinea und im westlichen Himalayagebiet (Gilgit und Chitralgegend, nach McCarrison).

Wie bereits erwähnt (S. 108), haben wir bei unseren Untersuchungen in der Schweiz und in der Steiermark relativ wenig neurologische Störungen bei endemischen Kretinen gesehen.

Elektrencephalographische Veränderungen: Untersuchungen sind bei endemischen Kretinen von Costa u. Mitarb. (1959) und von Lobo u. Mitarb. (1963) ausgeführt worden, ebenso bei 20 unserer Zwergkretinen.

Nach Lobo u. Mitarb. ist das EEG bei allen 10 untersuchten endemischen Kretinen von Goiaz abnorm ausgefallen, wobei 20% diffuse Anomalien leichten Grades, 40% solche eindeutigerer Art und weitere 40% schwerer Art aufweisen. In 80% sind die Wellen diffus und symmetrisch verlangsamt, bei 5 Pat. werden Theta-Wellen beobachtet.

Costa u. Mitarb. (1959) vergleichen die EEG von 20 endemischen Kretinen mit denjenigen von 7 hypothyreoten, nichtkretinen Patienten. Bei den endemischen Kretinen dieser Serie ist die Grundaktivität in der Regel rascher (in nur 20% ≤ 9 Hz) als bei den nichtkretinen Hypothyreoten (57% ≤ 9 Hz) und reicher an hypersynchronen Ausbrüchen, sowie abnormen Komplexen. Bei ungefähr der Hälfte beider Gruppen ist eine Theta-Aktivität zu verzeichnen.

Unter den 20 EEG unserer Serie zeigen 10 einen normalen Grundrhythmus, 7 eine eindeutig verlangsamte Spontankurve (unter 8 Hz), wobei A. W. mit eindeutiger Hypothyreose auch einen auffallenden Monorhythmus aufweist, wie dies bei mehreren unserer kongenital hypothyreoten Patienten auch beobachtet worden ist (s. S. 64). Bei zwei endemischen Kretinen besteht ein βEEG, welches bei F. M. durch die Nembutal-Medikation, unter welcher der Patient zur Zeit der Untersuchung stand, erklärt wird, während die rasche Aktivität bei R. E. keine eindeutige Erklärung hat. Th. H. zeigt bei normalem Grundrhythmus unter Photostimulation generalisierte dysrhythmische Gruppen.

Zusammenfassend besteht in unserer Serie von endemischen Kretinen, unter Berücksichtigung des Altersunterschiedes, kein wesentlicher Unterschied im EEG gegenüber der Gruppe mit kongenitaler Hypothyreose. Unser Resultat ist demjenigen von Costa u. Mitarb. (1959) ähnlich, ohne daß wir deshalb die Andersartigkeit der beiden Krankheitsgruppen hervorheben möchten. Im Gegenteil scheint es uns, daß Costa u. Mitarb. diese Differenz größer sehen als sie effektiv ist.

5. Die Skeletveränderungen beim endemischen Kretinismus

Die beim endemischen Kretinismus auftretenden Skeletveränderungen können ohne weiteres nach der auf der Tab. 14 (S. 66) vorgenommenen Einteilung besprochen werden.

Verlangsamtes Wachstum mit disproportioniertem Minderwuchs ist ein klassisches Symptom vieler endemischer Kretinen. Ein Entwicklungsrückstand im Knochenalter, im Zahndurchbruch, eine fehlende oder mangelhafte Pneumatisierung der Schädelknochen sind häufige Erscheinungen. Die epiphysäre Dysgenesie mit der daraus hervorgehenden „Kretinenhüfte" ist, wie schon der Name sagt, ein typisches Merkmal. Die Vergrößerung der Sella turcica schließlich ist von praktisch allen Autoren, die sich mit endemischem Kretinismus beschäftigt haben, beobachtet worden.

Es wurde gesagt (S. 65), daß bestimmte Knochenveränderungen für Thyroxinmangel so typisch sind, daß ihr Fehlen Zweifel an der Diagnose einer Hypothyreose berechtigt. Immer wieder ist auf die Tatsache hingewiesen worden, daß nicht alle endemischen Kretinen hypothyreot sind. Es stellen sich die Fragen, ob die Skeletveränderungen beim endemischen Kretinismus regelmäßig auftreten, ob ihnen diagnostisch ein ebenso großer Wert zukommt wie bei der kongenitalen Hypothyreose und ob an Hand der Skeletveränderungen ein prinzipieller Unterschied zwischen endemischem Kretinismus und sporadisch auftretender kongenitaler Hypothyreose zu postulieren ist oder nicht.

Wachstumsstörungen — Minderwuchs: Die Ansicht ist verbreitet, daß Minderwuchs ein obligates Kretinensymptom darstellt, ohne das die Diagnose „Kretinismus" nicht zulässig sei.

Wie oben geschildert wurde (S. 66), entsteht der thyreogene Wachstumsrückstand, wenn im Kindesalter ein Thyroxinmangel besteht. Der disproportionierte Minderwuchs vieler endemischer Kretinen läßt sich nach dem äußeren Bild von demjenigen der sporadischen kongenitalen und frühkindlichen Hypothyreose nicht unterscheiden. Jedoch ist es eine gut belegte Tatsache, daß gewisse endemische Kretine im Kindesalter und/oder später klinisch nie faßbar hypothyreot sind. Solche Individuen verfügen zeitlebens, mindestens aber während ihrer (postnatalen) Kindheit, über genügend Schilddrüsenhormon, so daß sie mehr oder weniger normal wachsen. Ihre schließlich erreichte Körpergröße liegt wenig oder nicht unter dem Durchschnitt der nichtkretinen Bevölkerung. Trotzdem gelten sie als endemische Kretine, weil andere Symptome diese Diagnose stützen (s. unten).

Für die meisten Endemien besteht ein seit langem bekanntes umgekehrtes Abhängigkeitsverhältnis zwischen Körperlänge und Kropfgewicht (DE QUERVAIN u. WEGELIN). Tatsächlich ist es einleuchtend, daß Kretine mit atrophischer Schilddrüse, also ohne Kropf, an einem schwereren Hormonmangel leiden und deshalb in der Regel kleiner sind als die Kropfträger, bei denen der oft recht große Kropf eine für das Wachstum genügende Hormonmenge produziert. Ausnahmen dieser Regel kommen vor und lassen sich dadurch erklären, daß bei fehlerhafter, vollständig blockierter Hormonsynthese auch ein großer Kropf nichts nützt, daß aber ein kleiner, palpatorisch kaum faßbarer Schilddrüsenrest bei erhöhter Aktivität den normalen Hormonbedarf decken kann (analog zu gewissen Fällen mit ektopischer Schilddrüse).

Ganz allgemein gilt, daß endemische Kretine, je nach der Schilddrüsenfunktion im Kindesalter, eine sehr unterschiedliche Körpergröße erreichen. Ausgesprochene Zwergkretine (unter 120 cm) und normal große Individuen (über 150 cm) sind eher selten. In den meisten Endemien kommen alle Übergänge vor, und der Durchschnitt der endemischen Kretinen weist meistens einen mittleren Minderwuchs auf (Erwachsene 135—145 cm).

Da der Wachstumsrückstand häufig mit einem Reifungsrückstand des Skeletes einhergeht, können Kretine manchmal noch über das zwanzigste, ja dreißigste Lebensjahr hinaus wachsen (Fälle bei KUTSCHERA, 1911; bei COSTA u. Mitarb., 1961; eigene Fälle, s. S. 108). Unter diesen Umständen kann die Schilddrüsenhormontherapie oft noch beträchtliches Wachstum auslösen (KUTSCHERA, 1911). Bemerkenswert ist auch die Beobachtung dieses Autors, daß eine gewisse Anzahl von Kretinen (8,7% der 895 behandelten Fälle) mit der Schilddrüsenhormonbehandlung sogar ein Wachstum erzielt hat, welches das normale Wachstum des entsprechenden Lebensalters übertroffen hat. Es handelt sich da um das in letzter Zeit wiederholt namentlich von PRADER u. Mitarb. (1963) diskutierte „Aufholwachstum", das vor allem bei erfolgreicher Hypothyreosebehandlung beobachtet werden kann. In Anbetracht dieser Sachlage ist es verständlich, daß die euthyreoten Kretinen von Mulia/Neuguinea in ihrer durchschnittlichen Körpergröße nur unwesentlich unter dem Bevölkerungsdurchschnitt stehen (CHOUFOER u. Mitarb., 1965), während die meisten ausgesprochen hypothyreoten Kretinen der Uelegegend sehr klein sind (DUMONT u. Mitarb.). Entsprechend dem breiten Spektrum der klinischen Symptomatik des endemischen Kretinismus im europäischen Alpengebiet variiert die Körpergröße der Kretinen im Piemont, in der Schweiz und in der Steiermark zwischen schwerstem Kleinwuchs und normalen Maßen.

Minimal 102 cm, maximal 168 cm, Durchschnitt 156 cm für männliche, 145 cm für weibliche Kretine des Piemont, bei einer Durchschnittsgröße von 163 cm für männliche, 153 cm für weibliche alte Piemontesen (COSTA u. Mitarb., 1961).

Unsere in der Tab. 18 zusammengestellten endemischen Zwergkretine sind eine Selektion von möglichst kropffreien Kretinen und spiegeln nicht das Gesamtbild des endemischen Kretinismus in der Schweiz wider.

Skeletentwicklungs- und Reifungsstörungen: Ein allgemeiner Rückstand in der Knochen- und Zahnentwicklung ist bei vielen endemischen Kretinen mehr oder weniger parallel zum Wachstumsrückstand beobachtet worden.

MELOT u. Mitarb. haben radiologisch im Handskelet, an Schädel und Becken von endemischen Kretinen der Uelegegend einen ausgesprochenen Entwicklungsrückstand festgestellt (Alter der untersuchten Kretinen = 17 bis 32 Jahre). Dabei ist das Knochenalter im Handskelet stärker retardiert als im Becken. Es besteht manchmal eine gewisse Dissoziation zwischen dem Entwicklungsgrad des proximalen Femurendes gegenüber dem Becken.

Störungen in der Zahnentwicklung sind bei den Uele-Kretinen häufig, namentlich Durchbruchsanomalien (s. Abb. 15 c: 12jähr. kongolesischer Kretin mit doppelter Zahnreihe).

Bei den euthyreoten Mulia-Kretinen ist für die Knochenreifung wie für das Wachstum kein wesentlicher Rückstand gegenüber der nichtkretinen Bevölkerung festzustellen (CHOUFOER u. Mitarb., 1965; s. auch S. 93). Auch die Zahnentwicklung zeigt keine erwähnenswerte Abweichung gegenüber der Norm.

McCULLAGH hat dagegen im endemischen Kropfgebiet des australischen Teiles von Neuguinea (Huon-Halbinsel) bei endemischen Kretinen und bei nichtkretinen Kindern häufig Unregelmäßigkeiten im Zahndurchbruch ohne Verzögerung desselben beobachtet. Auch die endemischen Kretinen von Huon leiden häufig unter ähnlichen oder gleichen neurologischen Defekten wie diejenigen von Mulia. Im Gegensatz zu den Mulia-Kretinen aber sind bei den Kretinen von McCULLAGH Wachstum und geschlechtliche Reifung gelegentlich verzögert.

COSTA u. Mitarb. (1961) haben bei den norditalienischen Kretinen nur selten einen Entwicklungsrückstand im Knochenalter festgestellt, doch fanden sie in 20⁰/o ihrer Fälle ein Fehlen der Sinus frontales und eine schlechte Pneumatisierung des übrigen Schädelskeletes. Die hin und wieder beobachtete Diskrepanz zwischen Knochenalter und Körpergröße zeigt das Beispiel einer 44jähr. Zwergkretinen von 117 cm, die ein völlig ausgereiftes Skelet aufwies.

Als Entwicklungs- oder Reifungsstörungen sind bei unseren 28 radiologisch untersuchten 46—93jähr. Zwergkretinen viermal offene Epiphysenfugen (einmal Beckenkamm, zweimal Femurkopf, einmal Acetabulum) und auffallend häufig eine Aplasie oder Hypoplasie der Nebenhöhlen, eine mangelhafte Pneumatisierung des Schädelskeletes zu verzeichnen (Tab. 18).

Das Gebiß dieser 28 endemischen Kretinen ist sehr lückenhaft, da bei den meisten mehrere Zähne extrahiert worden sind. Eine Entwicklungsstörung der Zähne läßt sich nicht feststellen.

Lokalisierte Skeletveränderungen: Wachstumslinien sind bei endemischen Kretinen hin und wieder radiologisch gesehen worden.

Tabelle 18. *Skeletveränderungen bei endemischen Kretinen*

Pat.	Geschl.	Alter	Größe	Entwickl.-rückstand (off. Epi.)	epiphys. Hüftgel.	Dysgen. Navic.	Pneumatisierung Nebn. h.	Felsenb.	Wirbel-säulen-veränd.	Sella-größe
A. W.	m	55	144	—	3	+	no.	verm.	Platyb. Deckpl. skl.	sehr groß
O. G.	m	53	149,5	—	—	+	no.	no.	—	no.
H. B.	m	69	133	—	3	+	Aplasie	verm.	—	no.
E. S.	m	65	124	—	4!	—	Aplasie	verm.!	flache Wirbel	sehr groß
E. G.	m	61	142	Beckenk.-apophysen	3	—	no.	no.	flache Wirbel	no.
H. S.	m	46	146	—	1	+	no.	no.	weite int. vert. Räume	no.
A. M.	m	56	135	Femur-kopf	3!	+	Aplasie	verm.	—	groß
I. S.	w	68	114	—	2—3	—	no.	no.	—	no.
R. S.	w	77	111	—	2—3	+	no.	no.	Deckpl. sklerose Osteop.!	no.
E. S.	w	61	125	—	re 3 li 2	—	Aplasie	vermin.	—	groß
L. M.	w	72	137	—	no.	—	Aplasie	no.	L_1 keilf.	no.
H. B.	m	69	132	—	3—4	—	Aplasie	verm.	—	sehr groß
W. T.	w	54	122	—	1	—	gering	verm.	—	klein
R. W.	w	79	126	—	1—2	+	Aplasie	no.	Osteop.	zieml. groß
H. M.	w	48	125	—	1	—	Aplasie	no.	—	no.
T. H.	w	59	112	—	1	—	Aplasie	verm.	flache L-Wirb.	groß
H. Z.	m	61	147,5	—	1	—	no.	verm.	flache Wirbel Osteop.	groß
L. Z.	w	66	132	—	1	—	Aplasie	verm.	Platysp. Osteop.	groß
M. M.	w	58	134	—	1	—	?	verm.	flache Wirbel	no.
R. E.	w	66	140	— (Wachst.-linien)	no.	—	Aplasie	verm.	—	groß
R. G.	m	70	133	—	re 3 li 2	—	no.	no.	flache Wirbel	sehr groß
N. S.	m	73	?	—	1	—	Aplasie	mäßig verm.	Platy-basie	no.
E. F.	w	56	131	Femur-kopf	1	1	Aplasie	verm.	—	no.

Tabelle 18 (Fortsetzung)

Pat.	Geschl.	Alter	Größe	Entwickl.-rückstand (off. Epi.)	epiphys. Dysgen. Hüft-gel. *	Navic.	Pneumatisierung Nebn. h.	Felsenb.	Wirbel-säulen-veränd.	Sella-größe
M. S.	w	93	113	—	1	—	no.	no.	flache Wirbel Osteop.	groß
E. R.	w	65	?	Hüft-gelenk (Azeta-bul.) Proz. styl. ulnae	li 3! re 2!	—	no.	no.	schwere Osteop.	no.
F. M.	m	57	134	—	—	—	no.	no.	—	sehr groß!
I. A.	w	64	111	—	1	—	no.	no.	Osteop. fischförm. Wirbel	no.
E. F.	w	52	130	—	1	—	hypo-plast.	no.	—	no.

Bemerkungen zur Tab. 18:

Körpergröße: Zwei Kretine können nicht aufrechtstehen wegen schweren arthronotischen Hüftgelenksveränderungen und Spastizität, ihre Körpergröße kann deshalb nicht festgestellt werden.

Entwicklungsrückstand: Offene Epiphysenfugen im betreffenden Skeletteil.

Epiphysäre Dysgenesie: Hüften: Es handelt sich ausschließlich um Veränderungen im Sinne der „Kretinenhüfte", d. h. als Coxarthrose erscheinende Deformierung von Gelenkkopf und Schenkelhals, welche als Spätfolgen der epiphysären Dysgenesie des Hüftgelenkes aufgefaßt wird.

Grad 1: Nur leichte Formveränderung („pilzförmig") des Femurkopfes.

2: Formveränderung eindeutig mit leichter Coxa vara.

3: Ausgesprochene Deformierung von Femurkopf und Gelenkpfanne.

4: Schwerste Deformierung mit Abgleiten der Femurköpfe, Gelenkpfanne ebenfalls schwer geschädigt.

Naviculare: Veränderungen im Sinne der Osteochondropathie, welche in dieser Lokalisation kaum von einer aseptischen Knochennekrose zu unterscheiden sind.

Pneumatisierung: Nebenhöhlen bedeutet hier in erster Linie Sinus frontales.

verm. = vermindert

Sellagröße: Die Beurteilung ist nach den für Erwachsenen üblichen Verhältnissen vorgenommen worden (groß: = fragl. vergrößert; sehr groß: eindeutig vergrößert).

! : bedeutet immer besonders typische oder besonders ausgesprochene Veränderungen.

Die typischste *lokalisierte Skeletveränderung* bei endemischem Kretinismus bildet zweifellos die epiphysäre Dysgenesie im Hüftgelenk mit der daraus entstehenden Coxarthrosis deformans („Kretinenhüfte"). In der Mulia-Endemie wurde diese Skeletveränderung nicht festgestellt, wiederholt dagegen bei den hypothyreoten Kretinen in Uele-Kongo (MELOT u. Mitarb.). Im Piemont ist diese Störung in der Knochenreifung mit allen Übergangsformen in Erscheinung getreten, ebenso in der Schweiz. Die Häufigkeit und der Grad der Schädigung ist in der Tab. 18 angegeben.

Als weniger gut bekannte Ossifikationsstörung haben wir bei sieben Zwergkretinen eine Osteochondropathie, also eine Dysgenesie des Naviculare, festgestellt (VERNERO).

Acht Kretine unserer Berner-Serie zeigen auffallend flache Wirbelkörper; eine 72jähr. Kretine hat einen leicht keilförmig deformierten ersten Lendenwirbel, eine andere Kretine hat auffallende Deckplattensklerose. Bei 6 Kretinen (1 Mann, 5 Frauen) ist die Wirbelsäule ausgesprochen osteoporotisch.

Eine vergrößerte Sella turcica ist bei endemischen Kretinen des Kongo, des Piemont und in unserer Serie zu beobachten. Wie bei der sporadischen kongenitalen Hypothyreose handelt es sich, wie erwähnt, nicht um einen regelmäßigen Befund. MELOT u. Mitarb. haben die Sellaoberfläche in Beziehung zum Alter und zur Körpergröße gebracht und festgestellt, daß bei Berücksichtigung des Alters der Kretinen die Sella meistens der Norm entspricht, bei Berücksichtigung der Körpergröße jedoch die Sellaoberflächenwerte nach den Kurven von SILVERMAN an der oberen Grenze der Norm oder darüber stehen.

Die für den kennzeichnenden Gesichtsausdruck verantwortliche Verkürzung der Schädelbasis ist bereits auf S. 67 besprochen worden.

Diese kurze Übersicht über die Skeletveränderungen beim endemischen Kretinismus erlaubt, die eingangs dieses Kapitels gestellten Fragen folgendermaßen zu beantworten:

Skeletveränderungen sind beim endemischen Kretinismus sehr häufig. Sie variieren stark in ihrer Intensität und Lokalisation, doch gehören sie, mit wenigen Ausnahmen (Mulia-Endemie), zu den regelmäßigsten Kretinenzeichen.

Die Störungen in der Knochenentwicklung sind weitgehend krankheitsspezifisch und besitzen daher großen diagnostischen Wert.

Es besteht kein prinzipieller Unterschied zwischen diesen Veränderungen und denjenigen bei kongenitaler Hypothyreose. Wegen des häufig vorgerückten Alters vieler endemischer Kretinen sind die Knochenveränderungen manchmal viel ausgesprochener und vielgestaltiger als bei den meist jugendlichen Patienten mit sporadischer kongenitaler Hypothyreose.

Da auch bei den endemischen Kretinen der Grad der Skeletveränderungen vom Ausmaß des Thyroxinmangels abhängt, ist ein prinzipieller Unterschied zwischen endemischem Kretinismus und sporadischer kongenitaler Hypothyreose in dieser Beziehung nicht nachzuweisen. Bei beiden Krankheitsgruppen kann der Grad des Hormonmangels sehr unterschiedlich sein und sich auch im Laufe der Entwicklung des Patienten ändern. Dadurch, und möglicherweise durch das unterschiedliche Ansprechen der einzelnen

Knochen auf Thyroxin, kommt eine oft fast verwirrende Dissoziation im Entwicklungsrückstand verschiedener Skeletteile des gleichen Individuums zustande. Die Unterschiede sind aber wohl eher quantitativer als qualitativer Art.

6. Funktionelle und morphologische Veränderungen der Schilddrüse bei endemischem Kropf und endemischem Kretinismus

6.1. Funktionelle Schilddrüsenveränderungen

Es ist das Verdienst von STANBURY u. Mitarb. (1954), als erste mit Radiojod Stoffwechseluntersuchungen in einem endemischen Kropfgebiet (Mendoza/Argentinien) durchgeführt und analysiert zu haben. Seither haben ROCHE u. Mitarb. in Venezuela, TERPSTRA in den Niederlanden, LAMBERG u. Mitarb. in Finnland, RAMALINGASWAMI u. Mitarb. in Indien (Himalaya), DE VISSCHER u. Mitarb., insbesondere BECKERS, in Uele/Kongo, BOULARD u. Mitarb. in Algerien, CHOUFOER u. Mitarb. in Neuguinea ähnliche Untersuchungen angestellt und haben übereinstimmend folgende, für alle Kropfendemien typische Jodstoffwechselveränderungen gefunden.

Die Schilddrüsen-Jodidclearance ist in diesen Kropfendemiegebieten gesteigert, damit also auch die Radiojodspeicherung. Die Jodkonzentration ist pro Gramm Gewebe erniedrigt, der totale Jodgehalt des gesamten, oft erheblich vergrößerten Organs (Struma) normal oder erhöht. Der morphologischen Heterogenität entspricht eine unterschiedliche Funktionsintensität der einzelnen Schilddrüsenanteile. Dies äußert sich unter anderem darin, daß eine relativ hohe spezifische Aktivität des Schilddrüseninkretes (als PB^{131}I ausgedrückt) nach Stimulation mit exogenem TSH abfällt, weil wahrscheinlich dadurch inaktive „unbenützte" Jodvorräte mobilisiert werden (BECKERS, 1964; STUDER u. GREER).

Im Thyreoglobulin sind die niedriger jodierten Tyrosine und Thyronine relativ vermehrt (MIT und T_3 gegenüber DIT und T_4). Die intrathyreoidale Dehalogenaseaktivität ist gelegentlich leicht reduziert, ebenso die proteolytische Aktivität. Nach BECKERS ist die Eiweißstruktur des Thyreoglobulins in der Regel normal, doch finden sich gelegentlich zusätzlich größere Mengen Präthyreoglobulin, eines nichtjodierten, albuminähnlichen Eiweißkörpers.

Die Ergebnisse der Jodstoffwechseluntersuchungen sind durchaus mit den von WEGELIN beschriebenen morphologischen Veränderungen (die beim endemischen Kretin wie in den meisten endemischen Strumen gesehen werden) vereinbar. Die heterogene Struktur zeigt alle möglichen Funktionszustände auf, je nach Verhältnis zwischen funktionstüchtigen und degenerativen Anteilen.

Ist das hormonproduzierende Gewebe stark reduziert und steht es unter maximaler TSH-Stimulation (entsprechend der Situation bei verkleinertem, stark stimuliertem Schilddrüsenvolumen, wie z. B. bei Ektopie oder nach subtotaler Strumektomie), so kann keine zusätzliche Leistung mehr erwartet werden (TSH-Test und TSH-Reservetest nach STUDER u. WYSS bleiben negativ); die Hormonproduktion reicht aber für die physiologischen Bedürfnisse aus. Trotz morphologisch und biochemisch nachweisbarer Störung kann der Träger einer solchen Schilddrüse (oder Struma) klinisch euthyreot sein. Daraus darf aber nicht der Schluß gezogen werden, daß der endemische Kretinismus in Anbetracht des euthyreoten Zustandes vieler Kretinen mit einer Schilddrüsenkrankheit primär nichts zu tun habe. Das momentane Funktionsbild gibt über vergangene und zukünftige Funktionskapazität nur beschränkt Auskunft.

Zusammengefaßt kann gesagt werden, daß die Kretinenschilddrüse, ob kropfig entartet oder nicht, funktionsmäßig bei der üblichen Jodstoffwechseluntersuchung keinen Unterschied gegenüber der gewöhnlichen endemischen Struma aufweist.

Die diesbezüglichen Untersuchungsergebnisse der von uns in der Schweiz und in der Steiermark kontrollierten endemischen Kretinen sind zusammen mit den wichtigsten klinischen Befunden in Tab. 19a, 19b, 21 und 22 zusammengestellt. Diese Befunde zeigen einmal mehr, wie heterogen der endemische Kretinismus sich manifestiert, und daß es keinen für dieses Syndrom typischen Laborbefund gibt. Beim Vergleich unserer Werte mit denjenigen anderer Autoren muß in Betracht gezogen werden, daß die von uns untersuchten Patienten, jedenfalls diejenigen aus den kantonalen Verpflegungsanstalten (die Mehrzahl unserer Patienten), eine Nahrung haben, die keinen schweren Mangel aufweist und meistens mit jodiertem Salz gewürzt ist, daß diese Individuen also nicht mehr unter den Verhältnissen leben, unter denen sie geboren worden sind.

Für die endemischen Kretinen der Steiermark trifft dies weniger zu. Wir haben dort abgelegene Bauernhöfe aufgesucht, wo wahrscheinlich in den letzten 30 bis 50 Jahren wenig am Haushalt und den Lebensgewohnheiten geändert worden ist.

Zwischen der Gruppe von Kretinen mit eindeutig hypothyreoten Resultaten und derjenigen mit durchwegs normalen Resultaten gibt es eine ganze Anzahl Patienten, bei denen der eine oder andere Schilddrüsentest pathologisch, die anderen normal ausgefallen sind. Es besteht keine Parallelität zwischen den klinischen Befunden und den Resultaten der Schilddrüsenfunktionsprüfung. Bei einigen ist mit TSH eine normale, bei anderen überhaupt keine Stimulierung der Schilddrüsenaktivität auszulösen. Der Neomerkazol-Test (TSH-Reserve-Test nach STUDER u. WYSS) ist manchmal positiv, manchmal negativ, ohne daß sich daraus eine für alle Kretinen gültige Schlußfolgerung ziehen ließe. Zudem bilden die Ergebnisse nur die Resultante von verschiedenen Vektoren, deren Größe im einzelnen nicht immer bekannt ist (z. B. Jodzufuhr, heterogene Struktur mit verschiedener Funktion, alters- und organbedingtes Ansprechen auf endogene und exogene Einflüsse usw.).

Verschiedene Autoren sind der Frage nachgegangen, ob beim endemischen Kretinismus ein spezifischer Defekt in der Thyroxinsynthese vorliegt. Die nachfolgenden Ausführungen und deren Zusammenfassung in Tab. 20 und Tab. 21 zeigen, daß beim endemischen Kretinismus in einzelnen Fällen wohl partielle Hormonsynthesedefekte gefunden worden sind, daß es aber keine für dieses Leiden typische biochemische Anomalie gibt.

Ein Jodspeicherungsdefekt kann für alle untersuchten endemischen Kretinen ausgeschlossen werden, denn meistens ist die Radiojodaufnahme normal oder erhöht. In den Fällen mit stark erniedrigter Speicherung, wie bei mehreren Kretinen im Kongo (DUMONT u. Mitarb.) und einzelnen Patienten unserer eigenen Serie, bestehen immer Zeichen dafür, daß Jod gespeichert werden kann (z. B. im relativ hohen Speichel-Plasma-Quotient, s. S. 25).

Eine Jodverwertungsstörung infolge fehlerhafter Oxydation ist für die Kretinen des Kongo (DUMONT u. Mitarb.) und des Himalaya (SRINIVASAN u. Mitarb.) durch den negativen KSCN- bzw. $KClO_4$-Test ausgeschlossen worden. In unserer Serie ist der Perchlorat-Test bei 8 der 17 geprüften Kretinen negativ ausgefallen. Bei vieren beträgt der Abfall 5—8%, bei zweien 11—12%, bei dreien 23—30% des Ausgangswertes (Tab. 21). Bei keinem unserer Patienten ist der Aktivitätsabfall nach Perchlorat so ausgesprochen, wie er für die meisten Fälle mit dem kongenitalen Oxydationsdefekt als typisch angegeben wird (S. 44 ff.). Die 5 Kretinen mit einem Abfall nach Perchlorat von über 10% leiden alle an Schwerhörigkeit, alle haben einen kleinen Kropf. Mindestens zwei dieser fünf Kretine haben Familienmitglieder mit Kropf und/oder Schwerhörigkeit. Die Verwandten unserer Patienten konnten nicht untersucht werden. Es ist unmöglich zu entscheiden, ob in diesen Fällen ein Pendred-Syndrom ohne Zusammenhang mit der Kropfendemie oder ein endemischer Kretinismus vorliegt.

Das sogenannte *Pendred-Syndrom* (erbliches Kropf-Taubheitssyndrom nach v. HARNACK u. HORST, 1962) ist charakterisiert durch familiäres, recessives Auftreten von Kropf, Innenohrschwerhörigkeit und Jod-Oxydationsdefekt (s. S. 27 u. 137). Da nicht nur das Ausmaß der Schwerhörigkeit, sondern auch dasjenige der Schilddrüsenstörung stark variieren kann und, selten zwar, auch eine Oligophrenie mit einem mehr oder weniger ausgeprägten allgemeinen Entwicklungsrückstand auftritt, ist es verständlich, daß das Pendred-Syndrom innerhalb einer Kropfendemie kaum von einem „gewöhnlichen" endemischen Kretinismus mit ähnlichen oder identischen Störungen zu unterscheiden ist, dies um so weniger, als die Gehörstörung bei beiden Krankheiten audiologisch praktisch gleich ist (s. S. 137) (Literatur bei G. R. FRASER, 1964, und COSTA u. FERRARIS).

Tabelle 19 a. *Hypophysen- und Schilddrüsenfunktionsprüfungen*

Pat.	Geschl.	Alter (Jahre)	Größe cm	Gewicht kg	Klin. Schwere-grad d. Hypothyr.	PB^{127}I µg-%	max. Speicherung Zeit h	% d. Dosis	Radiojod-Test UR %	PB^{131}I %/L
A. W.	m	55	144	55,9	++	1,2	2	8	4,6	0,05
O. G.	m	53	149,5	56,5	++	1,2 n. TSH 2,2	2	7	15,9	0,07
H. B.	m	69	135	47,0	(+)	2,8	48	25	52,6	0,5
E. S.	m	65	124	44,0	(+)	3,2	24	22	40,5	0,45
E. G.	m	61	142	52,9	+	2,0	8	20	19,4	0,17
H. S.	m	46	146	51,0	(+)	2,8	24	36	56,8	0,29
A. M.	m	56	135	37,1	+	2,6	2	16	23,9	0,12
I. S.	w	68	114	30,9	+	1,0 n. TSH 2,9	72	10	22,5	—
R. S.	w	77	111	29,2	+	1,7	48	14	11,0 (n. 72 h)	—
E. S.	w	61	125	43,8	(+)	2,3	8 24 }	25	73,3	0,41
L. M.	w	72	137	53	—	3,7	2	15	45,2	0,34
H. B.	m	69	132	37,5	(+)	4,0	2	19	40	0,4
W. T.	w	54	122	59,5	(+)?	2,2 n. TSH 5,8	24	35	14,8	0,12
R. W.	w	79	126	46,3	—	2,9	24	59	80,8	1,5
H. M.	w	48	125	59,3	—	3,4	24	33	88	1,1
T. H.	w	59	112	45,6	(+)	3,1	24	35	87	0,64
H. Z.	m	61	147,5	52,7	(+)	2,3	24	41	73,4	—
L. Z.	w	66	132	39,8	—	2,7	24 48 }	43	28,5	0,32
M. M.	w	58	134	52	(+)	3,0	24	35	54,8	—
R. E.	w	66	140	73	(+)	3,5	48	47	87,8	0,71
R. G.	m	70	133	51,4	(+)?	3,7	48	41	79	0,38
N. S.	m	73	?	55,8	—	4,1	8	39	92,2	0,71
E. F.	w	56	131	51,3	—	4,0	48	35	56,2	0,43

bei endemischen Kretinen (Schweiz) (Methodik s. Anhang)

TSH-Test h	%	Neomerk.-Test h	%	Szintigramm	Grundumsatz % Sollwert	ASR-Zeit msec	Cholesterin mg-%	TSH (n. Burger)	Metopiron-Test L mg/24 h	A %	Gonadotropin
2	8	—	—	—	—20	500	280	180±7	2,3 PS	6,1 265	11
24	10	—	—	Str.+	+26	555	264		13,6 N	34,2 252	25
—	—	24	42	Str.+	—	286	181		11,2 N	—	—
—	—	24	32	Str.+	+ 4	—	180	0	5,6 PS	13,6 243	6
2	18	—	—	normal	+18 —21	—	203		9,4 R	—	<10
2	36	—	—	Str.+	+ 4 + 1	—	239	210±35	2,1 N	—	<10
—	—	—	—	Str.+	+39	—	330		8,8 N	—	<10
—	—	—	—	—	—42	—	315		1,5 PS	—	<10
—	—	—	—	—	—12	—	170		1,2 PS	—	<10
24	34	—	—	Str.+	+21	—	257		1,1 N	—	35
24	51	—	—	Str.+	+18	190	271	0	8,7 R	—	<10
2	21	—	—	Str.(+)	+26 — 7	—	230		2,6 R	—	< 5
—	—	8	34	Str.+	— 4	311	316		4,2 N	9,9 236	<10
24	82	24	48	Str.+	+67	311	289		4,3 N	—	<10
24	58	8	42	Str.+	— 8	321	171	0	3,5 PS	10,5 300	90
8	68	—	—	Str.+	+31	—	357		7,0 N	—	<10
24	44	—	—	Str.+	—	305	120		3,8 N	—	<10
24	82	—	—	Str.+	+ 9	—	258		4,5 N	—	<10
—	—	—	—	Str.+	0	—	253		5,0 N	—	—
24	76	—	—	Str.+	+26	—	302	0	6,4 R	—	<10
24	41	—	—	Str.(+)	+37 +18	—	180			—	<10
2	65	—	—	Str.++	—	—	140		10,7 R	—	<10
24	51	—	—	Str.+	+20 + 6	350	398	0	6,0 N	152 254	—

| Pat. | Geschl. | Alter (Jahre) | Größe cm | Gewicht kg | Klin. Schweregrad d. Hypothyr. | $PB^{127}I$ µg-% | max. Speicherung | | Radiojod-Test | |
							Zeit h	% d. Dosis	UR %	$PB^{131}I$ %/L
M. S.	w	93	113	26,2	+	4,3	24	64	82,0	
E. R.	w	65	?	30,5	+	5,5	48	36	83,9	0,44
F. M.	m	57	134	54,7	—	5,2	48	27	56,6	0,30
I. A.	w	64	111	30,5	—	6,1	8	43	76,0	0,19
E. F.	w	52	130	37,5	—	5,3	24	68	88,3	1,64
R. S.	m	52	144	—	—	3,4				
A. S.	m	50	161	—	—	4,3				
F. S.	w	47	147	—	+	5,8				

Wahrscheinlich gehören die endemischen Kretinen mit positivem Perchlorat- oder Thiocyanat-Test in die heterogene Gruppe, in welcher nach FLOYD u. Mitarb. familiär gehäuft vorkommende einfache Kolloidstrumen einzureihen sind, ferner Hashimoto-Thyreoiditiden und nach BASCHIERI u. Mitarb. und COSTA u. FERRARIS viele endemische und nichtendemische Taubstumme und Oligophrene (s. S. 28).

Der Kupplungsdefekt (s. S. 29) kann nur durch Untersuchung von Schilddrüsengewebe und nach Ausschluß der anderen Synthesestörungen nachgewiesen werden. MILCOU u. Mitarb. haben in einigen ihrer untersuchten Kretinen-Strumen Resultate erhalten, die mit einem Kupplungsdefekt vereinbar wären. Das im Blut nachweisbare DIT läßt vermuten, daß möglicherweise auch ein Dehalogenasedefekt bestand. Andere Fälle von endemischem Kretinismus mit Kupplungsdefekten sind uns nicht bekannt.

Wie aus den Tab. 20 und 21 ersichtlich ist, haben die Autoren, welche bei endemischen Kretinen nach einem Proteasedefekt gesucht haben, keine diagnostisch verwertbaren Resultate erhalten. Bei Kretinen im Kongo fanden DUMONT u. Mitarb. vereinzelt etwas erhöhte Werte des NBEI (s. S. 29), ebenso wie im Falle von W. T. Die Befunde entsprechen aber nicht denjenigen, die bei einem genetisch bedingten Protease-Defekt zu erwarten wären (JOSEPH u. Mitarb.). Möglicherweise gehören diese Fälle in die von PITTMAN u. PITTMAN diskutierte Kategorie (s. S. 30).

Die Dejodierungsstörung (5.) kommt, wie auf S. 31 erwähnt, nicht nur als genetisch fixierter Enzymausfall, sondern auch als Folge ungenügender Enzymaktivität bei Hypothyreose vor. Es ist deshalb nicht überraschend, daß DUMONT u. Mitarb. bei zwei hypothyreoten Kretinen der Uele-Endemie und wir selbst bei zwei Kretinen unserer Serie pathologische Ausscheidungsmengen von markiertem DIT im Urin finden konnten. Beim genetisch bedingten, familiären Enzymdefekt werden 28—78% des verabfolgten

(Fortsetzung)

TSH-Test 1	%	Neomerk.-Test h	%	Szinti-gramm	Grund-umsatz % Soll-wert	ASR-Zeit msec	Chole-sterin mg-%	TSH (n. Burger)	Metopiron-Test L mg/24 h	A %	Gonado-tropin
—	—	—	—	Str.+	—	—	248		—	—	—
—	—	—	—	Str.+	—	—	167		—	—	—
—	—	—	—	Str.+	—	—	158		—	—	<10
48	73	—	—	(+)	+35 +12	—	217		—	—	~120
—	—	—	—	Str.++	+ 9 —14	291 300 332 336	171		5,5 N		~160

$D^{131}IT$ innert weniger Stunden im Urin wieder ausgeschieden (JOSEPH u.
Mitarb.), bei den endemischen Kretinen vom Kongo und von Bern höchstens
19% (in einem Fall von DUMONT u. Mitarb.). Die Tatsache, daß H. B.,
T. H. und R. G. zudem in der Serumchromatographie keine jodierten
Tyrosine aufweisen, ist ein weiteres Argument gegen das Vorliegen eines
kongenitalen Dehalogenasedefektes, wie er bei sporadischer, kongenitaler
Hypothyreose beschrieben worden ist (s. S. 30 ff.).

Die Frage, ob endemische Kretine typische Störungen der Thyroxinsynthese aufweisen, ist nach diesen Ausführungen dahin zu beantworten,
daß es keinen für den endemischen Kretinismus charakteristischen Jodstoff-
wechseldefekt gibt. Entgleisungen in der Hormonproduktion und -sekretion
kommen vereinzelt vor. Nur ausnahmsweise sind es ausgesprochene Anomalien, wie sie beim sogenannten „sporadischen Kretinismus" beobachtet
werden. Viel häufiger handelt es sich um partielle Defekte der Thyroxinsynthese. Inwieweit dieselben Folgen der endemischen Thyreopathie (z. B.
Jodmangel) sind oder heterozygote Grenzfälle genetisch bedingter Störungen, kann auf Grund der vorliegenden Befunde nicht gesagt werden. Es fehlen die Untersuchungsresultate bei nichtkretinen Verwandten, um die Frage
familiär bedingter Defekte zu beantworten. Nach den Arbeiten von FLOYD
u. Mitarb. (s. S. 28) und von VAN WYK u. Mitarb. und anderen muß angenommen werden, daß verschiedene familiäre Schilddrüsenkrankheiten viel
verbreiteter sind als allgemein bekannt ist, und daß diese Erbleiden in der
Kropfendemie möglicherweise vermehrt zum Durchbruch kommen als in Gebieten ohne „Kropfnoxe". Die auffällige Häufung von Kretinen in wenigen Familien von Blumenstein ist ein wichtiger Anhaltspunkt dafür (s.
Abb. 11).

Der periphere Schilddrüsenhormon-Umsatz ist bei einzelnen endemischen
Kretinen von DUMONT u. Mitarb. im Kongo, von COSTA u. Mitarb. im

Piemont und von GUBLER in Bern abgeklärt worden (Tab. 21). Bemerkenswerterweise liegen die Werte für den täglichen Thyroxinumsatz (D) in Bern
(Kretine unserer Serie) zwischen denjenigen bei hypothyreoten Kretinen

Tabelle 19 b. *Schilddrüsenfunktionsprüfungen bei endemischen Kretinen (Steiermark)*

Pat.	Geschl.	Alter (Jahre)	Größe cm	Gew. kg	Klin. Schweregrad d. Hypothyr.	Struma		$PB^{127}I$ µg-%	Cholesterin mg-%	ASRzeit msec
P. A.	w	42	118	45	+	+	kl'knotig	1,8	240	280
S. A.	w	65	120,5	47,5	—	0		4,7	199	240
N. N.	w	~35?	137	39,5	(+)	+	kl'knotig	4,8	—	—
Z. J.	w	69	142	58	+	+	kl'knotig (multinod.)	5,8	262	262
H. G.	w	64	152	74	(+)	++	knotig	3,9	145	330
S. J.	w	56	150	59	(+)	+	knotig	5,8	212	310
S. E.	w	40	132	—	(+)	0		—	—	270
S. T.	w	53	?	?	+	+	kl'knotig	—	—	—
B. M.	w	58	148	60	—	++	knotig	5,5	216	290
A. R.	m	82	145	52	—	0		5,2	208	280
F. J.	w	55	156	61	+	++	knotig	5,4	163	330
S. M.	w	52	145	45	—	+		3,3	—	260
M. M.	w	78	132	—	—	+	kl'knotig multipel	3,8	185	250
W. F.	m	56	146	—	(+)	++		3,3	222	275
R. G.	w	84	112?	—	+	0		6,8	212	—
W. C.	w	65	128	—	(+)	0		3,8	190	340
B. J.	w	71	153	—	+	++		5,8	194	—
H. T.	w	62	128	—	+	0		1,9	371	—
S. J. a)	w	47	153	—	+	++		—	—	—
S. R. a)	w	53	153	—	(+)	++		8,1	163	—
L. M. b)	w	28	127	—	++	+		0,1	276	—
L. A. b)	w	63	140	—	(+)	++		1,8	262	—
B. S.	w	38	134,5	—	++	0 (?)		0,8	276	300
U. A. c)	w	34	158	—	—	+++		3,5	176	230
U. M. c)	w	36	ca. 163	—	—	+++		3,5	174	260

a) a) Schwestern
b) b) L. M. ist die Tochter von L. A.
c) c) Schwestern

des Kongo (DUMONT u. Mitarb.) und bei offenbar euthyreoten Kretinen
des Piemont (COSTA u. Mitarb., 1964). Dies stimmt gut mit den übrigen klinischen und biochemischen Befunden dieser drei Kretinengruppen überein
und beweist einmal mehr die große Heterogenität im Stoffwechsel der
endemischen Kretinen von Endemie zu Endemie und innerhalb derselben.

6.2. Morphologische Veränderungen in der Schilddrüse von endemischen Kretinen

Morphologisch zeigt der endemische Kropf keine spezifische Strukturveränderung. Die Mannigfaltigkeit der Formen, die bei nichtendemischen, sogenannt „einfachen, euthyreoten Strumen" angetroffen werden, existiert

Tabelle 20. *Der intrathyreoidale Jodstoffwechsel bei endemischen Kretinen*

Endemie (Autor)	1. Jodaufnahme	2. Jodoxydation	3. Kupplung von MIT und DIT zu T_3 und T_4	4. Proteolyse (Hormonsekretion)	5. Dejodierung von MIT und DIT
Kongo (DUMONT u. Mitarb.)	erniedrigt bis normal $\frac{\text{Speichel}}{\text{Plasma}} = 10$	kein Abfall nach KSCN	Thyroxin im Serum	$\frac{\text{BE}^{131}\text{I}}{\text{PB}^{131}\text{I}} =$ durchschn. 57—80% (normal 70 und mehr %)	DIT-Test 3 × normal, 2 × leicht pathologisch
Neuguinea (CHOUFOER u. Mitarb., 1965)	stark erhöht	—	Thyroxin im Serum	NBE^{131}I durchschn. 8%	nur Thyroxin im Serum
Himalaya (SRINIVASAN u. Mitarb.)	stark erhöht	kein Abfall nach KSCN oder $KClO_4$	keine Jodtyrosine in Blut und Urin	$\frac{\text{BE}^{131}\text{I}}{\text{PB}^{131}\text{I}} =$ 75—91%	keine Jodtyrosine in Blut und Urin
Piemont/ Norditalien (COSTA u. Mitarb., 1964)	erhöht	—	I, MIT, DIT, T_4 und nicht identifizierte Substanz im Serum	—	I, MIT, DIT, T_4 und nicht identifizierte Substanz im Serum

Bemerkung: Für technische (methodologische) Einzelheiten s. Kap. III/3 (S. 35) und Anhang (S. 152).

in allen Kropfendemien in besonderem Maße. Dabei nehmen mit der Schwere der Endemie hauptsächlich die Häufigkeit der Knotenbildung und die Neigung zu degenerativen Prozessen zu (WEGELIN, 1926; DE SMET, u. a.), und die parenchymatösen Hyperplasien werden häufiger als die kolloidalen Kröpfe (THOENEN).

WEGELIN ist auf Grund zahlreicher Untersuchungen zum Schluß gekommen, daß es keinen typischen Schilddrüsenbefund beim (endemischen) Kretinismus gibt. Diese Ansicht hat heute noch volle Geltung. Allerdings sind in der letzten Zeit kaum mehr Kröpfe von endemischen Kretinen morphologisch eingehend studiert worden; namentlich fehlen solche Untersuchungsberichte aus den schweren kürzlich erst entdeckten Endemien des Kongo und Neuguineas. LOBO u. Mitarb. (1964) berichten über sieben histologisch

Tabelle 21. *Intrathyreoidale Jodstoffwechselveränderungen und Gehörstörungen bei endemischen Kretinen der Schweiz und Anomalien bei deren Verwandten (Methoden s. Anhang)*

Pat.	Geschl.	K	SH	O	Kl.w.	Audiogr.[1] IOSH	Perchlorat-Test nach	Min.	%	I	MIT	DIT	T_4	T_3	DIT-Test % Dosis 0—6 h	$BE^{131}I/PB^{131}I$ (in %)
A. W.	m	+			+	+ bds. HT		—			—				—	—
O. G.	m	+			+	++ bds. HT		—		70	16		6	1	—	100
										77	12	3		2		
H. B.	m					++ bds. HT		—		16	—		84		5,2	97
										15	—	—	84			
E. S.	m					++ bds.	60		30							87
E. G.	m				+	(++)	180		0	86	2?		6	3		91
										95	0,5?		4			
H. S.	m					(no. ?)	120		6							72
A. M.	m				+	(++ bds.)	60		0							88
I. S.	w		+	+	+	?		—							3,7	
R. S.	w					?		—				—			++	
E. S.	w	+	+		+	(+?)	120		8							82
L. M.	w	+				++ bds. u. MOK	90		0							
H. B.	m	+	?	+	+	(+)										
W. T.	w					(+++)		—		93		—	4	—		65
										95	—	—	3	—		
										7	—		93			
R. W.	w	?	+	+	+	(+)		—		—	—	—	—	—		
H. M.	w	+	+	+	+	(++)	150		13	(—	—	—	—	—)		93
										13?	?	?	74?			
T. H.	w	+	+	+	+	(+)	60		8	36	—		64		10,1	85
										46	—	—	54			
H. Z.	m					(+)										

Serum-Chromatographie (BDA/BES) *

L. Z.	w	+		+	+	++ HT	60	11	8		—	90	1		
									(—	—	—	—	—)		
M. M.	w					++ u. MOK	60	0							
R. E.	w					(+++)	90	0	54	2		41	1		82
									63	5?	—	26?			
R. G.	m	+	+	+	+	(++)	60	0	55		—	45	—	11,9	81
									55	—	—	46			
N. S.	m					(++)	120	0							95
E. F.	w					(+?)	90	0	36	—		64			
M. S.	w					(++)	150	5							
E. R.	w					(+++?)									
F. M.	m					(+++?)									
I. A.	w					(+?)	120	27							
E. F.	w					++	60	23							

Bemerkungen zur Tabelle 21

Anomalien in der Familie von endemischen Kretinen:

K   = Kropf
SH   = Schwerhörigkeit
O   = Oligophrenie
Kl.w.   = Kleinwuchs

Audiologischer Befund:

IOSH = Innenohrschwerhörigkeit
MOK = Mittelohrkomponente
HT   = Hörverlust namentlich für hohe Töne
+   = Audiogramm ausgeführt
(+) = Schwerhörigkeit nur auf Grund der klinischen Untersuchung festgestellt

Chromatographie:

* = Die oberen Werte f. jeden Pat. beziehen s. auf BDA, also z. B. für O.G.: I 70%, MIT+DIT 16%, T_4 6%, T_3 1%, die unteren Werte auf BES, also I 77%, MIT 12%, DIT 3%, T_4+T_3 2%

[1] Die Audiogramme wurden in verdankenswerter Weise in der Universitäts-ORL-Klinik (Dir. Prof. F. Escher) Bern ausgeführt.

kontrollierte Fälle, welche alle das Bild einer Struma colloides (follikuläres Adenom) aufweisen.

In unserer eigenen Serie ergab sich fünfmal Gelegenheit, die Schilddrüsen morphologisch zu studieren.

Tabelle 22. *Der periphere Schilddrüsenhormon-Umsatz bei endemischen Kretinen* [1]

Kretine	$t^{1/2}$ (d)	k (%/d)	TDS (L)	PB^{127}I (µg-%)	ETT (µg)	D (µg/d)
H. S. (51j.)	6,9	10	9,8	5,7	558	55,8
R. E. (72j.)	8,7	7,97	7,69	5,2	400	31,9
L. M. (78j.)	8,4	8,21	5,43	6,1	331	27,2
R. G. (73j.) *	9,0	7,7	10,0	3,5	350	26,9
E. F. (59j.)	9,8	7,08	8,33	3,9	325	22,7
W. T. (56j.)	10,0	6,9	7,7	2,2	169,2	11,7
Kongo (Dumont et al.)	7,1	10,7	2,2—11,2	0,5	26—83 (129)	5,9
Piemont Costa et al., 1964	5,94	9,2	12,7	4,85	613	63
Normalwerte						
Sterling et al.	6,7	10,5	8,9	—	548	57
Friis	8,0	8,1	21,0	—	991	84,9
Costa et al., 1964	5,94	12,4	14,1	6,54	928	109
id. (alte P.)	7,08	9,8	10,0	5,74	572	57

Legende:

$t^{1/2}$ = Thyroxin-Halbwertzeit (in Tagen)

k = Thyroxin-Abbaurate, d. h. $\dfrac{0,693 \times 100}{t^{1/2}}$, wobei 1 n = 0,693

    ("turnover-rate" in %/Tag)

TDS = Extrathyreoidaler Hormonraum (in Liter)

PB^{127}I = Eiweißgebundenes Jod

ETT = Extrathyreoidales Hormon (Thyroxin-)jod (in µg), d. h. ETT = TDS × × PBI × 10

D = Thyroxin-Umsatz (in µg/Tag)

* R.G. = Bei diesem Patienten ist etwas Radiothyroxin verloren gegangen, die Werte sind deshalb wahrscheinlich um 5—10% zu tief

[1] Die in Tab. 22 aufgeführten Untersuchungsresultate verdanke ich Herrn Dr. R. Gubler.

Drei unserer Kretine wurden wegen auffälligen und malignomverdächtigen Strumen operiert. In allen drei Fällen ergab die histologische Untersuchung ein für die Schweizer Endemie besonders typisches Resultat. Die Patientin S. E. hatte ein Hämangioendotheliom, H. K. und F. D. eine wuchernde Struma Langhans. Wie Walthard und Uehlinger wiederholt gesagt haben, handelt es sich bei diesen beiden bösartigen Strumaformen um

Malignome, die besonders häufig in endemischen Kröpfen, und zwar besonders von vorbestehenden Knoten ausgehend, entstehen. WEGELIN hat bei vier Kretinen eine maligne epitheliale Struma gesehen.

Bei der Autopsie von zwei typischen endemischen Kretinen unserer Serie fanden sich ebenfalls charakteristische Befunde. Im Fall von G. E. wurde, dem klinisch eindrücklichen Bild der Hypothyreose entsprechend, eine hochgradige Atrophie der Schilddrüse (Organgewicht 8 g) und eine deutlich vergrößerte Hypophyse mit Vermehrung der Hauptzellen gefunden. Bei R. E. bestand eine Struma nodosa parenchymatosa mit zahlreichen kleinen Knoten und daneben ausgesprochener Gewebsatrophie (Organgewicht 38 g). Die Hypophyse war leicht vergrößert (Organgewicht 1 g), mikroskopisch aber unauffällig.

Diese fünf morphologischen Untersuchungsresultate demonstrieren in Übereinstimmung mit anderen Befunden die immer wieder hervorgehobene Vielfalt der Formen.

Die morphologischen Veränderungen der Schilddrüse beim endemischen Kretinismus lassen sich kurz folgendermaßen zusammenfassen:

Endemische Kretine sind nie athyreot, sie haben immer nachweisbares Schilddrüsengewebe an normaler Stelle (keine Ektopien).

Es ist uns kein Fall von endemischem Kretinismus mit morphologisch normaler Schilddrüse bekannt.

Nicht alle endemischen Kretinen haben einen Kropf. Im allgemeinen hat die alte Regel heute noch Gültigkeit, wonach ein Zusammenhang zwischen der Körpergröße des Kretins und seiner Schilddrüsen- bzw. Kropfgröße besteht. Zwergkretine haben häufig nur einen atrophischen Drüsenrest.

Es gibt keinen typischen Kretinenkropf. „Der gewöhnliche Kretinenkropf ist der auch beim Nichtkretinen im Zentrum eines Endemiegebietes am häufigsten beobachtete parenchymatöse Knotenkropf" (DE QUERVAIN).

Alle Veränderungen, die beim endemischen und nichtendemischen „euthyreoten" Kropf beobachtet werden, kommen auch in der Kretinenstruma vor, wobei nach WEGELIN namentlich die Neigung zur Degeneration mit Atrophie und Sklerose als Endstadium einen gemeinsamen Zug dieser Kröpfe darstellt.

Kommt es zu maligner Entartung, so werden vor allem die für die Kropfendemie typischen Formen (differenziertes Adenocarcinom vom Typ der wuchernden Struma Langhans und das Hämangioendotheliom) gefunden.

Die Häufigkeit des Kropfes bei endemischen Kretinen wird je nach Auslese der Patienten unterschiedlich angegeben. Vor 30 Jahren fanden DE QUERVAIN u. WEGELIN bei ungefähr $^2/_3$ der Kretinen einen deutlich erkennbaren Kropf. Bei den 65 von uns in den letzten Jahren im Kanton Bern untersuchten Kretinen war in 42 dieser Fälle eine Struma oder ein Status nach Strumektomie festzustellen (21 Männer und 21 Frauen).

In der Steiermark fanden wir die gleiche Kropfhäufigkeit. Da die meisten von uns untersuchten Kretinen über 50 Jahre alt sind, ist es nicht verwunderlich, daß die von uns bei diesen Individuen gefundene Kropfhäufigkeit mit der von DE QUERVAIN u. WEGELIN vor 30 Jahren festgestellten übereinstimmt.

In der Kropfendemie von Mulia/Neuguinea wiesen 26% (21/80) der als endemische Kretine zu bezeichnenden Invaliden einen eindeutigen Kropf auf, bei weiteren 31 Pat. (39%) war die Schilddrüse leicht palpierbar, also vergrößert (CHOUFOER u. Mitarb., 1965).

In der kongolesischen Endemie hatten 9 der 36 untersuchten Kretinen einen eindeutigen Kropf, bei 18 konnte keine Schilddrüse palpiert werden (DUMONT u. Mitarb.).

LOBO u. Mitarb. (1963) haben bei 26 endemischen Kretinen von Goiaz/ Brasilien 18mal palpatorisch einen Kropf gefunden, der mit einer Ausnahme immer knotig war.

COSTA u. Mitarb. (1953) dagegen stellten bei 17 der 20 untersuchten Kretinen Kröpfe von unterschiedlicher Größe fest.

V. Gehör- und Sprachstörungen beim endemischen Kretinismus und bei der kongenitalen Hypothyreose (inkl. Pendred-Syndrom)

Die Bedeutung der Schilddrüse für die normale Entwicklung des Ohres und des Gehörs ist nicht geklärt. Es ist bekannt, daß endemische Kretine häufig Hör- und Sprachstörungen aufweisen, daß in vielen Kropfendemiegebieten Schwerhörigkeit und Taubstummheit auch neben dem Kretinismus gehäuft vorkommen („endemische Taubstummheit", s. unten), daß die Verbreitung der Gehörstörungen aber weder mit der Häufigkeit des endemischen Kretinismus noch mit der Intensität der Kropfendemie parallel geht (TROTTER, 1960; GREENWALD, COSTA u. FERRARIS, u. a., s. S. 137). Ein Zusammenhang zwischen Schilddrüse und ihren Funktionsstörungen und der endemischen oder sporadischen Schwerhörigkeit wird von vielen Autoren abgelehnt, weil athyreote und schwer hypothyreote Kinder in der Regel ohne Gehördefekt geboren werden und weil die Schwerhörigkeit oder Taubstummheit weder bei der endemischen noch bei der sporadischen Form auf Schilddrüsenhormonbehandlung anspricht.

Neben der im Kropfgebiet vorkommenden „endemischen" Gehörstörung ist seit langem die Schwerhörigkeit bei der Hypothyreose des Erwachsenen bekannt, die in ungefähr der Hälfte der erwachsenen Hypothyreoten festgestellt worden ist (TROTTER, 1960; MARQUET; BATSAKIS u. NISHIYAMA, u. a.).

In letzter Zeit hat besonders das Pendred-Syndrom viel Beachtung gefunden, ein Krankheitsbild, das durch kongenitale Gehörstörung unterschiedlichen Ausmaßes und Kropf charakterisiert ist, wobei die Schilddrüsenstörung auf einem Jodoxydationsdefekt beruht (s. S. 26).

Beim endemischen Kretinismus (und der „endemischen" Taubheit) und dem Pendred-Syndrom ist die Gehörstörung kongenital und durch eine Thyroxintherapie nicht zu beeinflussen (eine gewisse Einschränkung dieser Aussage wird später diskutiert). Die Schwerhörigkeit der Erwachsenen-Hypothyreose ist erworben und läßt sich in ungefähr der Hälfte der Fälle durch Schilddrüsenhormonbehandlung wesentlich verbessern oder ganz zum Verschwinden bringen.

Um Einblick in das Verhältnis Thyreoidea—Ohr zu erhalten, haben unter anderen RITTER u. LAWRENCE und DE VOS tierexperimentelle Untersuchungen vorgenommen. Hühnerembryonen wurden mit Thioharnstoff behandelt, was zu Veränderungen am Innenohr (Cortisches Organ) führte, wenn die Behandlung vor dem 9. Inkubationstag einsetzte. DE VOS verabfolgte Ratten und Mäusen während längerer Zeit (Wochen bis Monaten) Propylthiouracil. Die einzige Störung, die häufig, aber nicht immer auftrat, war eine leichte Degeneration der Spiralganglien.

Die Kenntnisse über den Einfluß des Thyroxins auf die Ohrentwicklung sind noch lückenhaft. Immerhin gestatten die hier nur ganz summarisch erwähnten Befunde, den Einfluß des Schilddrüsenhormonmangels an drei Stellen zu lokalisieren (MARQUET).

Durch ödematöse Infiltration des endolymphatischen Kreislaufes im Innenohr und durch eine Perineuritis des Hörnerven entstehen die typischen Perzeptionsstörungen. Myxödematöse Läsionen im Mittelohr können katarrhalische Erscheinungen wie bei chronischer Otitis hervorrufen und im Extremfall zum Totalverschluß der beiden Fenster führen. Dadurch entsteht zusätzlich ein Überleitungsdefekt (gemischter Typ der Schwerhörigkeit). Schließlich tritt eine Verminderung des cerebralen Hörvermögens und eine Verlangsamung der Sprache als Folge der Hirnrindenveränderung ein.

Die audiologischen und pathologisch-anatomischen Untersuchungsergebnisse sind dementsprechend zu interpretieren.

Pathologisch-anatomische Untersuchungen des Gehörorgans sind vor mehreren Jahren an endemischen Kretinen vorgenommen worden (SIEBENMANN, NAGER, u. a.). Die als typisch bezeichneten Veränderungen betreffen vor allem das Mittelohr in Form einer Verdickung der an die Paukenhöhle angrenzenden periostalen Kapselschicht, namentlich am Promontorium. Dadurch sind die Fensternischen verengt. Der Warzenfortsatz ist schlecht pneumatisiert. Die Gehörknöchelchen sind plump und vergrößert. Die Schleimhaut der Paukenhöhle ist verdickt, das subepitheliale Bindegewebe vermehrt und von Fett und Schleimgewebe durchsetzt. Nach WEGELIN (in DE QUERVAIN u. WEGELIN) kann aus diesen Befunden geschlossen werden, daß der pathologische Prozeß möglicherweise in die letzte Fetalzeit zurückreicht, im wesentlichen aber in den ersten Lebensjahren sich abspielt. Am Innenohr besteht öfters eine säulenförmige, hyaline Leiste, welche sich zwischen dem Cortischen Organ und der Membran befindet.

Nach diesen Arbeiten aus dem Beginn des 20. Jahrhunderts ist beim endemischen Kretinismus vor allem das Mittelohr betroffen, doch kann es auch ganz normal sein (SIEBENMANN, zit. bei DE QUERVAIN u. WEGELIN).

Es sind uns keine pathologisch-anatomischen Untersuchungen des Gehörorgans bei kongenitaler Hypothyreose bekannt.

Die audiologischen Untersuchungen beim endemischen Kretinismus geben trotz den eben erwähnten Mittelohrveränderungen in der Mehrzahl der Fälle einen Funktionsausfall des Innenohres, der alle Grade erreichen kann (LÜSCHER). Hin und wieder wird auch eine Überleitungsstörung festgestellt.

Der Gehördefekt kann beidseits vollständig oder partiell sein, er ist manchmal auf einer Seite ausgesprochener als auf der anderen. Unsere Untersuchungsresultate sind auf Tab. 21 (S. 130) zusammengefaßt. Bei schwer oligophrenen Kretinen ist es gelegentlich unmöglich, eine befriedigende Hörprüfung durchzuführen. Wie Tab. 21 zeigt, ist die familiäre Belastung mit Schwerhörigkeit bei unseren Patienten recht erheblich.

Nach FRASER ist die kongenitale Taubheit des *Pendred-Syndroms* folgendermaßen charakterisiert: Es handelt sich meistens um eine schwere, seltener um eine leichte beidseitige Perzeptions-Schwerhörigkeit, die möglicherweise progressiv verläuft, in der Cochlea lokalisiert ist und im Audiogramm meistens einen symmetrischen Ausfall, besonders für die hohen Töne, zeigt. Die Audiometriekurve ist gelegentlich flach. Manchmal besteht ein vollständiger Hörverlust, namentlich bei Erwachsenen, hin und wieder ist ein Ohr teilweise oder ganz verschont. Die vestibuläre Funktion ist in der Regel herabgesetzt.

Diese Veränderungen unterscheiden sich nicht prinzipiell von denjenigen bei endemischem Kretinismus oder „endemischer Taubheit" (siehe z. B. bei COSTA u. FERRARIS).

Es ist schwer, sich ein richtiges Bild von der *Verbreitung der Gehörstörungen bei Patienten mit Schilddrüsenkrankheiten* zu machen. Audiologische Untersuchungen sind nur in einer kleinen Anzahl von Kropfträgern, Kretinen oder Hypothyreoten ausgeführt worden, und ein klinisch nicht eingeschränktes Hörvermögen kann über einen geringen, aber eindeutigen Hörausfall hinwegtäuschen.

Es wurde am Anfang dieses Kapitels (S. 135) auf die relative Unabhängigkeit der Gehörstörungen von der Häufigkeit von Kropf und Kretinismus innerhalb der Kropfendemien hingewiesen. Es muß dazu ergänzend festgehalten werden, daß offenbar Gehördefekte *nur* in den Kropfendemien gehäuft auftreten, in welchen auch endemischer Kretinismus vorkommt. Diese Tatsache verdient, betont zu werden. Ist die „endemische Taubheit" mit der Gehörstörung des endemischen Kretinismus identisch? Nach NAGER hat sie ihren Grund in der endemisch-kretinen Degeneration. Wie Oligophrenie und Skeletveränderungen (vor allem Kleinwuchs), können auch Gehörstörungen in Kropfendemien monosymptomatisch als Komplikation der endemischen Thyreopathie auftreten (s. Feld 3 auf Abb. 13, S. 93). Um diese „endemische Gehörstörung" beurteilen zu können, müssen die Besonderheiten der Kropfendemien berücksichtigt werden.

Die Schwierigkeit beginnt schon bei der Charakterisierung der „endemischen Gehörstörung". DE REYNIER gibt in seiner Arbeit über „die Taubstummheit in der Schweiz im Jahre 1953" an, daß unter 2868 kongenital Taubstummen 15 (5,3⁰/₀₀) „endemische" Fälle figurieren. Diese 15 Invaliden wurden in einer Gruppe zusammengefaßt, weil sie oder ihre Eltern einen Kropf haben (persönliche Mitteilung von DE REYNIER). Sie wurden nicht näher abgeklärt, war doch 1953 die Besonderheit des Pendred-Syndromes noch nicht beschrieben worden. DE REYNIER hat in seiner Erhebung keine Kretine eingeschlossen, sondern ausschließlich bildungsfähige Taubstumme. Nach den heutigen Kenntnissen ist es kaum gerechtfertigt, eine Gruppe von Gehörgeschädigten nur auf Grund eines Kropfes in einer Gruppe als „endemische Taubstumme" zusammenzufassen.

Zwei weitere Faktoren müssen ebenfalls berücksichtigt werden, worauf namentlich CLEMENTS hinweist.

Kropfendemien mit endemischem Kretinismus kommen praktisch nur in abgelegenen Regionen vor, in denen Inzucht häufig ist. Durch die Zunahme der Blutverwandtschaft können recessive Leiden wie z. B. gewisse Formen von (nichtendemischer) Taubstummheit vermehrt auftreten. Dies ist im Wallis durch HANHART und SECRÉTAN in eindrücklicher Weise demonstriert worden.

Die Isolierung von größeren und kleineren Bevölkerungsgruppen kann auch dazu führen, daß gewisse Infektionskrankheiten wie die Rubeolen nicht hauptsächlich im Kindesalter durchgemacht werden, sondern daß vermehrt nichtimmunisierte Erwachsene daran erkranken. Es ist bekannt, daß Rubeolen, während der Schwangerschaft auftretend, beim Kind eine kongenitale Gehörschädigung verursachen können (Lit. bei CLEMENTS).

Recessive, nichtendemische Formen der kongenitalen Taubheit, das Pendred-Syndrom und Embryopathien sind also zu berücksichtigen, wenn es darum geht, die Häufigkeit und Pathogenese von Gehörstörungen im Kropfendemiegebiet zu beurteilen.

Beim endemischen Kretinismus sind Gehör- und Sprachstörungen sehr häufig und bilden eines der regelmäßigsten Symptome. Aber auch hier variiert die Häufigkeit dieses Symptoms von Endemie zu Endemie. Unter den 111 kontrollierten Fällen von WYDLER (zit. bei DE QUERVAIN u. WEGELIN) hat kein einziger Kretin ein normales Gehör mit normaler Sprache. 42% sind taubstumm, 32% sind schwerhörig mit mehr oder weniger schwer verständlicher Sprache, 25% haben ein befriedigendes Gehör mit schwerfälliger Sprache.

MCCARRISON fand unter 203 endemischen Kretinen des westlichen Himalaya (Chitral und Gilgit) in 87% eine Gehörstörung, meistens Taubstummheit. Der Gehörschaden war bei den „nervösen" Kretinen (s. S. 100) ausgesprochener als bei den „myxödematösen" Fällen, bei den männlichen Patienten häufiger als bei den weiblichen (dies ist eine allgemeine Erscheinung bei Schwerhörigkeit).

SRINIVASAN u. Mitarb. beobachteten einen so hohen Prozentsatz von Taubstummen im Himalayagebiet von Bihar, daß die Taubstummheit als Leitsymptom ihrer Studie über den endemischen Kretinismus galt. Die endemischen Kretinen von Neuguinea (MCCULLAGH und CHOUFOER u. Mitarb., 1965) sind ebenfalls in der Mehrzahl schwerhörig oder taubstumm. Unter den 80 „Defectivs" von CHOUFOER u. Mitarb. (1965) haben nur zwei keine Gehörstörung.

Unter den 28 Zwergkretinen aus der Berner Gegend hören wahrscheinlich nur zwei gut (s. Tab. 21, S. 130), bei fünf Kretinen ist aber wegen der schweren Oligophrenie das Gehör nicht sicher zu beurteilen.

Nicht in allen Kropfendemien ist die Häufigkeit der Taubstummheit und Schwerhörigkeit so groß. Es bestehen auch für dieses Symptom, wie bereits erwähnt, beträchtliche geographische Unterschiede (GREENWALD).

In gewissen Ländern, z. B. in Peru und in Argentinien, ist die Taubstummheit viel häufiger als der Kretinismus, während es, wie GREENWALD betont, in den Savoyer Alpen bedeutend mehr Kretine und Idioten als Taubstumme gibt. Im berühmten *Bericht der Sardinischen Kommission* (1848), die von König Karl Albert mit dem Studium des Kretinismus betraut worden war, heißt es, daß im piemontesischen Endemiegebiet die Taubstummheit nicht häufig vorkomme, obschon es damals auf 1000 Einwohner einen Kretin gab *(Commissione nominata d'ordine di S. M. . . .).*

Auch heute soll nach COSTA u. FERRARIS die Taubstummheit im Piemont nicht sehr verbreitet sein.

Im östlichen Himalayagebiet (Northeastern Frontier Agency) haben RAMAN u. BEIERWALTES unter 48 untersuchten Einwohnern eines Dorfes im Kropfendemiegebiet (s. S. 101) 17 (35%) Gehörgeschädigte festgestellt.

Nur 5 der 35 endemischen Kretinen der Uele-Endemie von DUMONT u. Mitarb. und 10 der 26 von LOBO u. Mitarb. in Goiaz untersuchten Kretinen sind taubstumm oder schwerhörig.

Eine Abnahme der Taubstummheit ist, mehr oder weniger parallel zum Rückgang des Kropfes und des Kretinismus, in verschiedenen Kropfendemien mit und ohne prophylaktische Jodsalz-Verwendung beobachtet worden (WESPI, COSTA u. FERRARIS, u. a.).

Nach FRASER (1964) muß die Häufigkeit des *Pendred-Syndromes* in England auf 1/20 000 Einwohner geschätzt werden. Das autosomal-recessiv vererbte Leiden ist in verschiedenen Völkergruppen sporadisch beobachtet worden, ohne daß die Verbreitung genauer angegeben werden kann, da der Gehörschaden gelegentlich gering ist und der diagnostisch entscheidende Perchlorat-Test (s. S. 26) nicht bei allen kropftragenden Taubstummen und Schwerhörigen ausgeführt werden kann. THOULD u. SCOWEN stellten unter 822 schwerhörigen Kindern in Südengland 15mal einen Kropf fest (1,83%). Sie untersuchten im ganzen 17 Patienten mit Kropf und Schwerhörigkeit mit Radiojod und erhielten bei 13 einen für das Pendred-Syndrom typischen Abfall der Radioaktivität nach Perchlorat.

Für die Erkennung des Pendred-Syndromes außerhalb der Kropfendemie ist *der Gehörschaden* bei Kropfträgern wegleitendes Symptom. Innerhalb der Kropfendemie wird die Unterscheidung gegenüber „endemischer Schwerhörigkeit" und Kretinismus fast unmöglich, wenn man bedenkt, daß die intrathyreoidale Jodoxydation hin und wieder bei Kropfträgern, Schwerhörigen und Kretinen mangelhaft ist (COSTA u. FERRARIS, BASCHIERI u. Mitarb., eigene Fälle, s. Tab. 21).

Es gilt als wahrscheinlich, daß Schwerhörigkeit nicht die Folge des intrathyreoidalen Oxydationsdefektes ist, sondern daß beide verschiedene Manifestationen desselben Gendefektes darstellen (BEIERWALTES, 1964).

Bei der *Hypothyreose im Kindesalter* (s. Kap. III) tritt nach PRADER (1957) nicht selten eine gewisse Schwerhörigkeit auf. Diese Feststellung steht im Gegensatz zur allgemein verbreiteten Ansicht, wonach bei kongenitaler Hypothyreose in der Regel keine Schwerhörigkeit besteht. In unserer Gruppe von kongenital hypothyreoten Patienten (Kap. III) konnten wir klinisch keine Schwerhörigkeit feststellen. Die bei einzelnen ausgeführte Audiometrie war bei den meisten normal, bei den beiden Schwestern E_1 und E_2 an der unteren Grenze der Norm.

Auf die Möglichkeit eines zufälligen Zusammentreffens von Hypothyreose und Schwerhörigkeit infolge Otitis chronica oder einer anderen ätiologisch klar definierten Ohrkrankheit sei nur am Rande hingewiesen.

Die Häufigkeit der Hörstörungen bei Hypothyreose wird gelegentlich überschätzt, weil *Sprachstörungen* falsch interpretiert werden. Der früh einsetzende Hormonmangel kann das Zentralnervensystem so stark schädigen (s. Kap. III, 5.2), daß sich eine ausgeprägte Oligophrenie mit schweren Sprachstörungen einstellt. Dieses Unvermögen, sich anders zu äußern als durch unartikulierte Laute, wird häufig irrtümlicherweise als Schwerhörigkeit oder Taubstummheit bezeichnet, um so mehr, als es in einzelnen Fällen praktisch unmöglich ist, eine einigermaßen zuverlässige Hörprüfung auszuführen. Die gehörten Eindrücke können nicht verarbeitet werden. Die schleppende, plumpe, schwerverständliche Sprache ist in diesen Fällen eine Folge der allgemeinen psychomotorischen Verlangsamung, analog der verkrampften motorischen Unbeholfenheit, die viele Oligophrene auszeichnet und oft fälschlicherweise als neurologische Komplikation betrachtet wird.

Diese zentralnervöse Perzeptionsstörung besteht in einem gewissen Grade, wenn auch viel schwächer, ebenfalls bei vielen hypothyreoten Erwachsenen. Auch hier geht sie mit einer Verlangsamung der psychomotorischen Vorgänge einher (verlangsamtes Denken und verlangsamtes Sprechen). Diese Komponente der Gehör- und Sprachstörungen spricht auf Schilddrüsenhormon-Behandlung meistens sehr gut an. Es ist wahrscheinlich auch dieser Anteil des Hörvermögens, der bei den endemischen Kretinen der Steiermark auf die Hormonbehandlung in so bemerkenswerter Weise ansprach (KUTSCHERA, 1911).

Wie bereits erwähnt, läßt sich die kongenitale Schwerhörigkeit beim endemischen Kretinismus und beim Pendred-Syndrom durch eine Schilddrüsenhormonbehandlung nicht oder kaum beeinflussen. Dies ist für einen irreversiblen Entwicklungsfehler, als den dieser Gehördefekt anzusehen ist, weiter nicht überraschend. Das fehlende Ansprechen der Hörstörungen auf eine Substitutionsbehandlung spricht wohl etwas gegen eine postnatale, nicht aber gegen eine fötale oder gar embryonale, durch Thyroxinmangel verursachte Störung. Die Tatsache, daß viele endemische Kretine mit Hörstörungen zur Zeit der Untersuchung euthyreot sind, sagt nichts aus über die frühere, insbesondere pränatale Schilddrüsenfunktion bei diesen Patienten (s. S. 93 und 122). Ebenso wenig sind die Argumente in der Diskussion um die Bedeutung der Schilddrüsenfunktion für die Gehörstörung stichhaltig, daß bestimmte Jodstoffwechselentgleisungen mit und ohne Schwerhörigkeit auftreten, daß beim Pendred-Syndrom die betroffenen Individuen nicht alle hypothyreot sind und daß deshalb die Schilddrüse für die Gehörentwicklung im allgemeinen, für die Entstehung eines Hörschadens im besonderen keine Bedeutung haben könne.

Wie für die zentralnervösen Störungen spielt möglicherweise auch beim Gehörschaden der Zeitpunkt und das Ausmaß des Thyroxinmangels die entscheidende Rolle. Schließlich ist es nicht ausgeschlossen, daß beim endemischen Kretinismus vielleicht der Jodmangel nicht nur die Schilddrüse schädigt, sondern auch, unabhängig davon, einen direkten Einfluß auf die Entwicklung des Zentralnervensystems und das Ohr ausübt (S. 6).

Lenz hat eine Hypothese aufgestellt, wonach Jod in ein noch unbekanntes Molekül eingebaut werden muß, das für den Aufbau oder für die Funktion des schallempfindlichen Teiles des Innenohres nötig ist. Beim endemischen Kretinismus fehlt das für die normale Schilddrüsenfunktion und Ohrentwicklung (oder -funktion) notwendige Jod, beim Pendred-Syndrom das Enzym (oder ein noch unbekanntes Molekül), das den für die Schilddrüsenfunktion und Ohrentwicklung notwendigen Jodeinbau ermöglicht. Der endemische Kretinismus wäre demnach die Phänokopie eines genetisch bedingten Leidens.

Trotter (1960) erwägt noch die Möglichkeit eines zirkulierenden „Toxins", das, einmal als „Kropfnoxe" exogen zugeführt, Schilddrüse und Ohr schädigt und welches das andere Mal durch einen bestimmten Enzymmangel entsteht und die gleiche Wirkung ausübt.

Kinder von eindeutig hypothyreoten Schwangeren und athyreote Kinder sind in der Regel nicht schwerhörig. Somit wird der pränatale Thyroxinmangel als Ursache des Hörschadens wenigstens teilweise fraglich. Dagegen ist es auffallend, daß nur diejenige Thyroxinstörung regelmäßig mit Schwerhörigkeit einhergeht, bei welcher die Jodoxydation nicht vollwertig ist, im Endeffekt also intrathyreoidal für die Thyroxinsynthese ein Jodmangel entsteht, und daß dieselbe Schwerhörigkeit gehäuft in denjenigen Regionen getroffen wird, in denen wahrscheinlich ein exogener Jodmangel Ursache der endemischen Struma ist und Kretinismus endemisch vorkommt.

VI. Definition und Pathogenese des endemischen Kretinismus

Nach Choufoer u. Mitarb. (1965) ist der endemische Kretinismus ein Kollektivbegriff, der diejenigen kongenitalen Entwicklungsstörungen umfaßt, die geographisch gehäuft mit schweren Kropfendemien auftreten, außerhalb der Kropfendemien wesentlich seltener gefunden werden und mit erfolgreicher Kropfprophylaxe verschwinden. Wie die Autoren zugeben, erlaubt diese Definition eine sichere Diagnose nur für eine bestimmte Population als Ganzes und macht die Diagnose beim Individuum, namentlich wenn dieses von der Population getrennt wird, schwierig oder sogar unmöglich.

Dieser Definition steht Labharts Aussage gegenüber, wonach „der endemische Kretin jeden Grades sein charakteristisches Aussehen hat, das auch dem Laien gestattet, ihn von anderen Formen des Schwachsinns abzugrenzen". Für Labhart bilden der charakteristische Habitus, die psychischen Eigenschaften und die Zeichen der Hypothyreose die Elemente, die mindestens beim Erwachsenen die Diagnose ohne Schwierigkeit zu stellen erlauben.

So unterschiedlich die Definitionen des endemischen Kretinismus ausfallen mögen, zwei Tatsachen sind unbestritten: Die *Ortsbedingtheit* von Kropf und Kretinismus und der *Zusammenhang* zwischen der endemischen Schilddrüsenveränderung und dem klinischen Syndrom, das Kretinismus genannt wird.

Weniger eindeutig ist die Frage beantwortet worden, ob das ortsgebundene gemeinsame Auftreten von Kropf und Kretinismus auf einer gleichen Ätiologie beruht und ob Kretinismus als Folge der endemischen Thyreopathie aufzufassen ist. Bei der Besprechung der klinischen Diagnose des endemischen Kretinismus (S. 93) wurde die Bedeutung der unspezifischen, als Einzelsymptom kaum diagnostisch verwertbaren Defekte unterstrichen. Erst die Kombination mit anderen Störungen hebt diese sozusagen aus der Anonymität und macht sie diagnostisch bedeutsam. Wir müssen uns deshalb entscheiden, ob wir den endemischen Kretinismus nach ätiologischen oder pathogenetischen Grundsätzen definieren wollen, oder ob wir eine rein deskriptive Definition wählen wollen. In Anbetracht der Vielgestaltigkeit des Krankheitsbildes (s. Kap. IV/3) und des regional unterschiedlichen Auftretens der einzelnen Symptome schließt die deskriptive Definition die Gefahr in sich, daß oligosymptomatische Formen nicht erkannt und falsch interpretiert werden. Wollen wir den Kretinismus nach pathogenetischen Gesichtspunkten definieren, so präjudizieren wir damit den auslösenden Faktor, den wir nicht sicher kennen, und wir sind möglicherweise in der Auswahl der Symptome beschränkt. Der Vorteil der ätiologisch gerichteten Definition von CHOUFOER u. Mitarb. (1965) liegt darin, daß sie für jede Endemie anwendbar ist, der Abhängigkeit der Krankheit von einem „geographischen Faktor" Rechnung trägt, ohne diesen und damit die Pathogenese festzulegen. Für CHOUFOER u. Mitarb. (1965) besteht kein Zweifel, der endemische Kretinismus ist ein Kollektivbegriff und *kann nicht* in Anbetracht der verwirrenden Vielfalt der Symptomatologie für das Individuum in einer gültigen Weise definiert werden. Erschwerend kommt noch hinzu, daß fließende Übergänge vom Normalen ins Pathologische häufig sind und daß „die endemische Thyreopathie in gewissen Bezirken der ganzen Bevölkerung ihren Stempel aufdrückt" (DE QUERVAIN u. WEGELIN). M. BLEULER spricht von einer „Ausstrahlung des Kretinoiden ins Gesunde". KLEIN diskutiert im neuen deutschen Schilddrüsenbuch von OBERDISSE u. KLEIN verschiedene in der Literatur zitierte Kretinismus-Definitionen und kommt zum Schluß, daß der heutige Stand der Forschung und Klinik zu folgender Definition führt: „Kretinismus ist das gemeinsame Vorkommen oder die Folge einer schon im Fetalleben ungenügenden Schilddrüsenfunktion mit bestimmt gearteten Entwicklungsstörungen von Skeletund Nervensystem in mehr oder weniger starkem Ausmaß." Es folgt noch der bedeutsame Nachsatz: „Es müssen also stets bestimmte extrathyreoidale Symptome, brauchen aber keine thyreoidalen Störungen mehr nachweisbar zu sein."

KLEIN bestätigt damit die in den vorhergehenden Kapiteln dargelegten Befunde bei endemischen Kretinen. Tatsächlich haben wir in allen Beschreibungen von endemischen Kretinen und bei unseren eigenen Patienten immer extrathyreoidale Symptome gefunden, nicht bei allen war funktionell eine Schilddrüsenstörung nachweisbar (s. S. 122).

Wenn wir uns nun der Ätiologie und Pathogenese des endemischen Kretinismus zuwenden, so stellen wir fest, daß gewichtige Argumente für einen Jodmangel als ätiologischen Faktor sprechen, daß vieles am Krankheitsbild als Folge eines frühkindlichen, hauptsächlich pränatalen Schilddrüsenhormon-Mangels interpretiert werden kann (pathogenetischer Faktor). Einige Befunde können aber damit nicht ganz erklärt werden, und die Vermutung ist begründet, daß der Jodmangel nicht die alleinige Ursache des endemischen Kretinismus ist.

Die von den meisten Autoren befürwortete Jodmangeltheorie wird durch folgende vier wesentliche Tatsachen belegt:

1. Geochemische Untersuchungen über das Jodvorkommen auf der Erde ergeben eine ausgesprochene Jodarmut in Boden und Wasser fast aller

Regionen, in denen der Kropf endemisch vorkommt, in den meisten Gebieten, in denen endemischer Kretinismus beobachtet worden ist (Ausnahme: Costa, 1964).

2. Die gewöhnliche euthyreote Struma der Kropfendemie weist einen niederen Jodgehalt (d. h. eine stark erniedrigte Jodkonzentration, s. S. 121) und eine ausgesprochene Jodavidität auf. Die Träger solcher Strumen scheiden auch viel weniger Jod im Urin aus als normale Individuen außerhalb der Kropfendemien (s. Tab. 16).

3. Experimentell ist es möglich, bei jodarm ernährten Tieren einen Kropf zu verursachen, welcher nach genügender Jodzufuhr wieder verschwindet (Studer u. Greer).

4. Der Erfolg der prophylaktischen Jodverwendung in gewissen Jodmangelgebieten mit endemischem Kropf und Kretinismus ist wiederholt mit eindrücklichen Zahlen belegt worden (s. im Sammelband der *Weltgesundheitsorganisation* „Le goitre endémique", Genf, 1962). Nicht nur der Kropf, sondern auch der Kretinismus ist in diesen Gebieten deutlich zurückgegangen. Daß dies auch in Gegenden beobachtet worden ist, in denen keine öffentlich organisierte prophylaktische Jodabgabe existiert, ist kein stichhaltiges Argument gegen die Jodmangeltheorie (s. S. 89). Der Erfolg der Jodsalzverwendung ist zwar an sich noch kein Beweis für die ätiologische Bedeutung des Jods (verschiedene Krankheiten werden mit prophylaktisch wirksamen Medikamenten unterdrückt, die ursächlich bei der Krankheitsentstehung keine Rolle spielen). Das erreichte Resultat ist aber zusammen mit den eben diskutierten drei Punkten ein weiterer äußerst bedeutsamer Hinweis dafür, daß Jodmangel, Kropf und Kretinismus ursächlich zusammenhängen (siehe dazu S. 33).

Folgende Argumente sprechen dafür, daß neben dem Jodmangel noch andere Faktoren für die Entstehung des endemischen Kretinismus eine Rolle spielen:

1. Es gibt Gebiete mit ausgesprochenem Jodmangel ohne Kropf und Kretinismus (z. B. das Ventuarigebiet in Venezuela (Roche u. Mitarb., 1959).

2. Auch in schweren Kropfendemien mit eindeutigem Jodmangel leiden nur einige Individuen, eine Minderzahl der Bevölkerung, an Kretinismus. Einige Familien dieser Populationen scheinen eindeutig stärker befallen, obschon sie sich in ihrer Lebensweise und ihren Essensgewohnheiten nicht von den anderen, weniger oder nicht betroffenen ortsansässigen Familien unterscheiden (s. Abb. 11, S. 85).

3. Der endemische Kretinismus war schon eindeutig im Rückgang begriffen, bevor eine wirksame Prophylaxe mit Jod eingesetzt hatte (Kutschera, 1911; de Quervain u. Wegelin; Cerletti u. Mitarb.). Die Frage bleibt offen, ob die seit hundert Jahren allmählich sich bessernden hygienischen Zustände und die gleichzeitig reichhaltiger werdende Ernährung damit zu einer „stillen Prophylaxe" mit vermehrter Jodzufuhr geworden sind.

4. Es ist eigenartig, daß in Mulia/Neuguinea und im Himalayagebiet bei extrem niederen Jodwerten im Trinkwasser und bei der untersuchten Bevölkerung (s. Tab. 16) weder Kretine noch nichtkretine Kropfträger hypothyreot sein sollen, während bei annähernd gleichen Werten in Uele/Kongo und in Gornja Josanica/Jugoslawien die Schilddrüseninsuffizienz klinisch häufig diagnostiziert werden konnte. McCarrison fand vor 60 Jahren den „myxödematösen Kretinismus" (also wohl die Hypothyreose) häufiger bei den wohlhabenden, den „nervous cretinism" (also den dem von Mulia am ähnlichsten) vor allem bei den sehr ärmlichen Familien der gleichen Ortschaft.

Wir kommen also zum Schluß, daß sehr viel für den Jodmangel als auslösende Ursache von endemischem Kropf und Kretinismus spricht, daß aber mit dem Jodmangel als einzigem ätiologischen Faktor nicht alle Erscheinungen befriedigend erklärt werden können. Die Natur dieses zusätzlichen Faktors (eventuell mehrerer) ist unbekannt.

Auf Grund der dargelegten Kenntnisse kann folgende Pathogenese postuliert werden:

Der endemische Kretinismus ist eine Entwicklungsstörung, d. h. seine Symptome sind Ausdruck eines Entwicklungsschadens, vor allem des Zentralnervensystems und des Skeletes. Entwicklungsdefekte können dadurch entstehen, daß entweder die embryonale Organogenese oder die fetale Reifung oder die postnatale Entwicklung betroffen werden. Die vorliegenden Befunde (s. letztes Kapitel) lassen nicht mit Sicherheit entscheiden, wann die für den endemischen Kretinismus typische Gehörstörung auftritt. Wir wissen von anderen Arten von kongenitaler Schwerhörigkeit, daß die Noxe (z. B. die Rubeolen) vor dem 3. Schwangerschaftsmonat, also vor der Zeit der Entwicklung der Schilddrüse zu einem funktionstüchtigen Organ, ihre deletäre Wirkung ausüben muß, um Gehörschäden zu verursachen. Später in der Schwangerschaft auftretende entsprechende Krankheiten der Mutter führen zu anderen Mißbildungen, aber nicht mehr zu Schwerhörigkeit bzw. Taubheit beim Kind. Es ist daher verlockend anzunehmen, daß die „endemische Gehörstörung" auf einer embryonalen Schädigung beruht, wobei der Jodmangel als Noxe sicher ins Auge gefaßt werden muß.

Die Oligophrenie wie die schweren neurologischen Defekte (spastisch-hypotoner Symptomenkomplex) sind am wahrscheinlichsten auf eine Entwicklungsstörung in der fetalen Reifungszeit zurückzuführen, ebenso gewisse Störungen der Skeletentwicklung.

Allgemeine psychomotorische Verlangsamung, Kleinwuchs und verspätete Pubertät sind Ausdruck einer postnatalen Entwicklungsstörung und lassen sich, wie oben besprochen (S. 92), ohne weiteres als Folgen eines Thyroxinmangels interpretieren. Entscheidend für die Genese des endemischen Kretinismus ist wohl der embryonale und fetale Jod- und/oder Thyroxinmangel. Es ist anzunehmen, daß dieser bei der schwangeren Frau unter einen bestimmten kritischen Wert absinken muß, um die embryonale und fetale Schädigung auszulösen. Wahrscheinlich variiert dieser kritische Wert individuell und ist bei der einzelnen Mutter ebenfalls Schwankungen unterworfen (z. B. in Abhängigkeit von der Ernährung). Dadurch wird nicht nur die ungleiche Verteilung der endemischen Kretinen in einer bestimmten Bevölkerung erklärt, sondern auch die große Variationsmöglichkeit in der klinischen Symptomatik von Kretinen derselben Mutter (je nach Zeitpunkt und Ausmaß des Jod- oder Thyroxinmangels während der Schwangerschaft). Die Mutter braucht dabei während der Schwangerschaft klinisch nicht faßbar hypothyreot zu sein. Durch prophylaktische Behandlung der Mutter in graviditate mit Jod (oder hohen Thyroxindosen, s. S. 7) läßt sich der endemische Kretinismus wahrscheinlich vermeiden. McCullagh sowie Choufoer u. Mitarb. (1965) haben die von ihnen untersuchte Bevölkerung Neuguineas mit einer Joddepot-Injektion behandelt. Es ist sehr zu hoffen, daß es in den nächsten Jahren möglich sein wird, diese Bevölkerung wieder zu kontrollieren und zu prüfen, ob endemische Kretine von den behandelten Frauen geboren worden sind.

Wenn der Jodmangel als Hauptursache des endemischen Kretinismus anzusehen ist (die unbekannten, aber offenbar ebenfalls bedeutungsvollen anderen Faktoren (s. S. 145) werden absichtlich nicht diskutiert), so kann die Entwicklungsstörung durch drei Mechanismen zustande kommen: 1. Der Jodmangel der Mutter besteht auch beim Kind und ist an sich für die embryonale und fetale Entwicklung schädlich. 2. Der Jodmangel führt zu einer verminderten Thyroxinproduktion bei der Mutter, wodurch das Kind weniger mütterliches Schilddrüsenhormon erhält. 3. Wegen des Jodmangels kann das Kind in utero weniger Thyroxin produzieren und seinen Hormonbedarf nicht decken. Es ist schwer abzuschätzen, welche Bedeutung den einzelnen dieser drei Punkte zukommt. Nach den früher gemachten Ausführungen (S. 10 u.f.) erscheint das mütterliche Thyroxin am unwichtigsten, die fetale Thyroxinproduktion hingegen als ausschlaggebend.

VII. Schlußfolgerungen

DE QUERVAIN u. WEGELIN haben die Abweichungen des endemischen Kretinismus vom klassischen Krankheitsbild der kongenitalen Hypothyreose folgendermaßen zusammengefaßt:

1. Das Längenwachstum des Körpers ist beim Kretinismus in Fällen, welche nicht auf das früheste Kindesalter zurückreichen, nicht immer auffallend — bisweilen gar nicht gestört.
2. Das Myxödem ist nicht immer vorhanden.
3. Die Hautanhänge sind bisweilen normal ausgebildet.
4. Die Geschlechtsorgane ebenfalls.
5. Kretine mit Gehörstörungen zeigen häufig neben den zentralen Störungen Defekte in der peripheren Schalleitung, die wir beim reinen Hypo- und Athyreoten nicht finden. Die Sprachstörung tritt beim Kretinen in einer aufallenderen Form zutage als bei dem des Sprechens fähigen reinen Hypothyreoten.
6. Die psychischen Anomalien zeigen bei Kretinen eine größere Mannigfaltigkeit als bei den Individuen mit reinen Ausfallserscheinungen.
7. Die Dissoziation der somatischen und der psychischen Symptome des Kretinismus geht erheblich weiter als die allerdings auch vorhandene Dissoziation bei angeborener Thyreoaplasie.

Ad 1. Nach DE QUERVAIN u. WEGELIN ist das Längenwachstum nur bei denjenigen endemischen Kretinen wie bei der kongenitalen Hypothyreose gestört, bei denen der „Kretinismus" auf das früheste Alter zurückreicht. Das wenig oder gar nicht zurückgebliebene Wachstum bei gewissen Kretinen ist darauf zurückzuführen, daß im Kindesalter genügend Thyroxin für eine normale Knochenentwicklung vorhanden ist. Diese Feststellung stimmt mit der Beobachtung überein, daß Kretine mit einem Kropf in der Regel größer sind als die kropffreien Kretinen.

Nach CHOUFOER u. Mitarb. (1965) entsteht richtiger Kleinwuchs nur dann, wenn die Funktionsfähigkeit der Schilddrüse beträchtlich herabgesetzt ist. Die funktionelle Kapazität der Schilddrüse dürfte also eine bessere Parallelität mit dem Körperwachstum aufweisen als ihre anatomische Größe.

Entsprechend der unterschiedlich gestörten Schilddrüsenfunktion ist beim endemischen Kretinismus der Wachstumsrückstand wechselnd ausgebildet. Genau die gleiche Beobachtung machen wir bei unserer Serie von kongenital hypothyreoten Patienten, bei denen die Körpergröße zwischen 68 und 108% der Sollgröße variiert. Die Patientin A 10 mit großer ektopischer Schilddrüse ist erst mit 20 Jahren klinisch faßbar erkrankt und weist dementsprechend keinen signifikanten Wachstumsrückstand auf. Die kongenitale Schilddrüsenstörung führte erst nach abgeschlossenem Wachstum zur Unterfunktion. Es ist anzunehmen, daß es normal große (und normal intelligente) Individuen mit einer Schilddrüsenektopie oder einem Hormonsynthesefehler gibt, bei denen die kongenitale Schilddrüsenanomalie zeitlebens unbemerkt bleibt oder spät zur Hypothyreose führt (z. B. bei der Patientin A 10 während einer Schwangerschaft). Damit ist auch ausgedrückt, daß nicht nur beim endemischen Kretinismus, sondern auch bei der sporadischen kongenital bedingten Hypothyreose alle Schweregrade der Erkrankung vorkommen und demzufolge in beiden Gruppen das Längenwachstum wenig oder nicht gestört sein kann.

Ad 2.—4. Es wurde auf S. 51 gesagt, daß das Myxödem kein häufiges Hypothyreosezeichen ist und daß deshalb der Ausdruck Myxödem als Synonym für Hypothyreose vermieden werden sollte. Wenn das Myxödem bei endemischen Kretinen nicht immer vorhanden ist, so bildet dies kein gültiges Unterscheidungsmerkmal gegenüber einer gewöhnlichen Schilddrüseninsuffizienz. Das gleiche gilt für die Hautanhänge und die Geschlechtsorgane. Eine (kongenitale) Hypothyreose führt häufig zu verspäteter und gestörter Pubertät, aber selten zum Hypogonadismus. Wie unsere Patientin A 6, haben mehrere uns bekannte Patienten mit Hypothyreose des Kindes- und Adoleszentenalters zwar eine verspätete, aber normale Pubertät durchgemacht, die primären und sekundären Geschlechtsmerkmale haben sich entwickelt, und die Menstruation ist aufgetreten. Wahrscheinlich führen, abgesehen von den hypophysären Formen, nur schwere Hypothyreosen zum Ausbleiben der Geschlechtsreifung.

Ad 5. Die Gehörstörungen bilden das wichtigste Unterscheidungsmerkmal zwischen endemischem und sporadischem Kretinismus. Die Häufigkeit der Schwerhörigkeit beim ersteren ist beeindruckend; bei der sporadischen kongenitalen Hypothyreose wird sie, mit Ausnahme des Pendred-Syndroms, kaum beobachtet. Weder Kinder von hypothyreoten Müttern, noch solche mit Athyreose sind kongenital schwerhörig. Es kann sich also kaum um die Folge eines pränatalen Schilddrüsenhormon-Mangels handeln.

Von den vielen vorgebrachten Erklärungsversuchen scheint uns deshalb die Hypothese von LENZ verlockend. Dem exogen bedingten Jodmangel beim endemischen Kretinismus steht der endogen bedingte „Jodmangel" beim Pendred-Syndrom gegenüber (s. S. 141). Es ist aber auch möglich, daß die Schwerhörigkeit bei dieser Patientengruppe eine andere von der Schilddrüsenstörung unabhängige Manifestation des gleichen Gendefektes darstellt.

Ad 6. Nach unserer Erfahrung zeigen auch kongenital hypothyreote Patienten, und nicht nur die endemischen Kretine, entsprechend der verschiedenen Ätiologie und dem unterschiedlichen Grad der Hypothyreose

(Zeitpunkt und Ausmaß des Auftretens!) eine große Mannigfaltigkeit ihrer Oligophrenie. Wir haben auch unter unseren kongenital hypothyreoten Oligophrenen die ganze Stufenleiter der geistigen Entwicklungsstörung angetroffen, inklusive die für den endemischen Kretinismus als typisch bezeichnete Originalität. Wie wir auf S. 111 dargelegt haben, ist beim endemischen Kretinismus der Einfluß des Volkscharakters auf den Patienten und umgekehrt „die Ausstrahlung des Kretinoiden ins Gesunde" (M. BLEULER) deutlicher zu spüren als bei außerhalb einer Kropfendemie sich entwickelnden sporadischen Hypothyreose.

Ad 7. Die Dissoziation der somatischen und psychischen Symptome kann bei endemischen Kretinen und bei kongenital hypothyreoten Patienten sehr weit gehen, wie unsere Serie von 40 sporadischen Fällen eindrücklich zeigt.

Wenn der Unterschied zwischen endemischem Kretin und Patienten mit sporadischer kongenitaler Hypothyreose immer als so wesentlich hervorgehoben worden ist, so ist dies mindestens zum Teil deshalb geschehen, weil beim endemischen Kretinismus jedem aufmerksamen Beobachter das ganze Spektrum der kretinen Degeneration in einer bestimmten Bevölkerung auffällt, während eine „Population" von sporadischen kongenital hypothyreoten Patienten mit der auch ihr eigenen Variation der Krankheitsbilder nur wenigen gegenwärtig ist. Die Athyreose mit schon in den ersten Lebenstagen auffallender, schwerer Hypothyreose ist wahrscheinlich nicht die häufigste Form der kongenitalen Hypothyreose, und unter den Patienten mit morphologischen (Ektopien) und biochemischen Schilddrüsenanomalien ist eine Mannigfaltigkeit der klinischen Symptomatologie zu finden, die dem bunten Bild des endemischen Kretinismus kaum nachsteht.

Für beide Krankheitsgruppen ist wohl in erster Linie der Zeitpunkt des Auftretens und das Ausmaß des Thyroxinmangels ausschlaggebend. Hängt dies bei den Patienten mit ektopischer Schilddrüse vor allem von der Größe ab, welche die Schilddrüse zu erreichen imstande ist, bei Individuen mit Hormondysgenesien vom Schweregrad des biochemischen Defektes, so ist beim endemischen Kretinismus mit großer Wahrscheinlichkeit in erster Linie das Ausmaß des pränatalen Jodmangels entscheidend. Dieser Jodmangel kann vielleicht durch andere, exogene und endogene Faktoren in seiner Wirkung verschärft (z. B. durch thyreostatisch wirkende Substanzen) oder vermindert werden. Wenn man sich vorstellt, wie labil das dynamische Gleichgewicht des Jodstoffwechsels in einer Kropfendemie während einer Schwangerschaft sein muß, kann man leicht daraus folgern, daß schon kleine Variationen, z. B. in den Eßgewohnheiten der Mutter während der Schwangerschaft, weitreichende Folgen für das Kind haben können.

Zusammenfassend halten wir fest, daß die Symptomatologie des endemischen Kretinismus mit derjenigen der sporadischen kongenitalen Hypothyreose durchaus vergleichbar, zum Teil damit identisch ist. Die wichtigsten

Unterschiede liegen in der Gehörstörung und den bei gewissen Formen des endemischen Kretinismus offenbar häufigen, bei der sporadischen Hypothyreose dagegen seltenen schweren neurologischen Defekten. Da diese Krankheitszeichen aber bei der sporadischen kongenitalen Hypothyreose unter bestimmten Umständen eben auch auftreten, kann ein prinzipieller Unterschied zwischen beiden Leiden, dem endemischen Kretinismus und der sporadischen Hypothyreose, nicht ohne weiteres postuliert werden.

Auch pathogenetisch sind die beiden Krankheiten nicht unbedingt getrennt zu betrachten, es sind vielmehr m. E. quantitative Unterschiede. Das Entscheidende ist für beide der pränatale Thyroxinmangel und die daraus resultierenden irreversiblen Defekte hauptsächlich des Zentralnervensystems. Eine klinisch manifeste Hypothyreose und die so charakteristischen Skeletveränderungen sind postnatal auftretende Symptome, die sich sowohl beim endemischen Kretinismus wie bei der sporadischen kongenitalen Hypothyreose durch eine frühzeitige und genügende Schilddrüsenhormontherapie vermeiden oder korrigieren lassen.

In Anbetracht der verschiedenen Argumente und Tatsachen erscheint es also gerechtfertigt, den Ausdruck „Kretinismus" zu verwenden. Seine Anwendung sollte aber auf bestimmte Krankheitsbilder beschränkt werden, die folgendermaßen umschrieben werden können:

Der endemische Kretinismus ist ein in Kropfendemien gehäuft vorkommendes Syndrom, welches bei Individuen auftritt, die im Kropfendemiegebiet geboren sind und infolge von pränatalem, eventuell noch frühkindlichem Jod- und/oder Thyroxinmangel folgende Symptome aufweisen: Oligophrenie, Gehörstörungen, neurologische Defekte vom Typ des spastisch-hypotonen Symptomenkomplexes und Skeletveränderungen wie Kleinwuchs und/oder andere Zeichen gestörter Knochenreifung. Eine verläßliche individuelle Diagnose ist nur bei Vorhandensein von zwei oder mehr dieser Symptome möglich.

Nach Ansicht einer Studiengruppe der *Pan American Health Organization* muß für den Kretinismus immer ein geistiger Entwicklungsrückstand, also eine Oligophrenie, gefordert werden (Lobo, persönliche Mitteilung). Für diese Studiengruppe wäre die obenstehende Definition in diesem Sinne zu modifizieren: „... ein Individuum, das neben einem irreversiblen geistigen Entwicklungsrückstand eine Kombination von mindestens zwei der folgenden Symptome aufweist: Gehörstörung, neurologische Störungen, Skeletanomalien, Hypothyreose."

Obschon nach unseren Ausführungen eine Anwendung des Ausdrucks „Kretinismus" auch für die die entsprechenden Symptome aufweisenden Formen der sporadischen kongenitalen Hypothyreose berechtigt wäre, ist nach der heute allgemein sich verbreitenden Ansicht diese Verwendung nicht zu empfehlen. Die erwähnte Panamerikanische Studiengruppe empfiehlt, den Begriff „sporadischer Kretinismus" fallen zu lassen und nur noch von

„kongenitaler Hypothyreose" zu sprechen. In Anbetracht der noch herrschenden Verwirrung um den Ausdruck „Kretinismus" ist dieser Vorschlag sehr zu begrüßen und zu unterstützen.

Anhang

Methoden

1. *Beurteilung des klinischen Schweregrades der Hypothyreose (Tab. 18):*
Nach der Summe der subjektiven Angaben, soweit verwertbar (Kältempfindlichkeit, geringes Schwitzen, Schläfrigkeit, Obstipation), und der objektiven Befunde (allgemeine psychomotorische Verlangsamung, kalte, trockene Haut, Myxödem, geschwollene Augenlider usw.).

  —   euthyreot
(+)   fraglich hypothyreot
 +   leicht, aber eindeutig hypothyreot
++ ausgesprochen hypothyreot

2. *$PB^{127}I$:*
Eiweißgebundenes Jod, nach modifizierter Methode von BARKER u. Mitarb. (J. clin. Invest., 30, 55, 1951) bestimmt.
Normalbereich 3,5—8 µg-%.

3. *Radiojod-Test:*
   a) Messung der Schilddrüsenaufnahme von Radiojod ^{131}I („Schilddrüsenaktivität") 2, 8, 24 und 48 Std nach oraler Gabe von Radiojod mit drei im Ring um den Hals angeordneten Geiger-Müller-Zählern (PORETTI u. ZUPPINGER) bei Erwachsenen und Kindern ab ungefähr 7 Jahren, mit einem kollimierten Szintillationszähler bei kleineren Kindern (s. dazu Text S. 37).
   Normalbereich der Radiojodspeicherung mit dieser Methode in Bern:
   nach 2 Std = 20—40% der Dosis
   nach 8 Std = 32—55% der Dosis
   nach 24 Std = 39—60% der Dosis
   nach 48 Std = 34—60% der Dosis
   Max. Speicherung: Maximale Radiojod-Speicherung in der Schilddrüse zur Std. h nach oraler Radiojodgabe in % der Dosis.

   b) Die Serumbestimmungen erfolgen mit einem Well-type Szintillationszähler, 24 Std nach der Radiojodgabe.
   $PB^{131}I$ = Bestimmung des Radiojodgehaltes des Eiweißpräzipitates nach Essigsäurepräzipitation.
   Normalbereich: 0,05—0,5% der oralen Jod-Dosis pro Liter Serum, 24 Std nach Jodgabe.

   $$UR = \text{Umwandlungsrate} = \frac{PB^{131}I \times 100}{\text{Serum-Gesamt-}^{131}I}$$

   Normalbereich: 15—50%.

   c) TSH-Test:
   Bestimmung der maximalen Radiojodspeicherung über der Schilddrüse und/oder des Serum $PB^{127}I$ nach dreitägiger Stimulation mit 10 E TSH i.m. pro die (Thytropar®).

d) Perchlorat-Test:
Abfall der Schilddrüsenaktivität nach Perchlorat in % der unmittelbar vor der Perchloratgabe gemessenen Schilddrüsenaktivität. Es sind Werte bis 3 Std nach Perchloratgabe berücksichtigt.
(1) bei den Patienten D 4 und E 4 (Tab. 6, S. 38) wurde während des Perchlorat-Tests die Schilddrüsenaktivität kontinuierlich graphisch registriert. Nach Perchlorat trat kein Abfall ein.

e) $D^{131}IT$-Test:
^{131}I-markiertes Dijodtyrosin (DIT) wird i.v. injiziert (25—50 µC) und der Urin in den Zeitabständen 0—2 Std, 2—4 Std, 4—6 Std getrennt gesammelt. Normalerweise werden weniger als 5% der injizierten $D^{131}IT$-Dosis als DIT im Urin chromatographisch wieder identifiziert, der größte Teil des $D^{131}IT$ wird im Körper dejodiert und als ^{131}I ausgeschieden.

f) Neomerkazol-Test (TSH-Reserve-Test):
Bestimmung der endogenen TSH-Reserve nach STUDER u. WYSS durch Messung der Radiojodspeicherung vor und nach Blockierung der Schilddrüse mit Carbimazole (Neomerkazol®). Eine endogene TSH-Reserve („positiver Neomerkazol-Test") wird angenommen, wenn die Schilddrüsenaktivität nach Carbimazol in mindestens einer Messung (2, 8 oder 24 Std nach Radiojodgabe) 10% oder mehr über dem entsprechenden Wert vor Carbimazol liegt.

g) Szintigramm:
Graphisch-topographische Darstellung der lokalen Radiojodspeicherung, meistens 24 Std nach der oralen Radiojodgabe (s. Abb. 4 b und 5 b).

auf Tab. 6:	0	= keine erkennbare Konzentration der ^{131}I-Aktivität im Bereich von Mund bis Thorax.
	normal	= normale Schilddrüsenzeichnung an normaler Lokalisation.
	Ektopie (M)	= Ektopie mit Monitormessung erfaßt, für Szintigraphie zu wenig Aktivität.
	Ektopie	= Radiojodspeicherung an abnormer Stelle, in allen Fällen im Zungengrundbereich.
auf Tab. 18 a:	+	= eindeutige Speicherung an normaler Stelle.
	++	= vermehrte Speicherung.
	(+)	= verminderte Speicherung
	—	= Szintigramm nicht ausgeführt.
	Str.	= abnormes Speicherungsbild im Sinne einer Knotenstruma.

h) Serum-Chromatographie:
Untersuchung des Serums 24, evtl. 48 Std nach peroraler Radiojodgabe von 300—800 µC ^{131}I.

BDA = Butanol-Dioxan-Ammonium, absteigend (4 : 1 : 5).
BES = Butanol-Essigsäure-Wasser, aufsteigend (1 : 1, Essigsäure 2 n).
? = unscharfe Trennung im Chromatogramm.

Die Zahlen in *Tab. 21* geben in % die im Papierchromatogramm planimetrisch gemessene Aktivität der entsprechenden Substanz (I = Jod, MIT = Monojodtyrosin, DIT = Dijodtyrosin, T_4 = Thyroxin, T_3 = Trijodthyronin) wieder.

i) $$\frac{„BE^{131}I"}{PB^{131}I} = \frac{BE^{131}I \times 100}{PB^{131}I}$$

Das Resultat gibt in % an, wieviel von der PB^{131}I-Aktivität des Serums 24 Std nach oraler Radiojodgabe im sauren Butanolextrakt wiedergefunden wird. Die Differenz zu 100% ist also das Maß für das NBEI (s. S. 29).

4. *Cholesterin:*
Methode mit LIEBERMANN-BURCHARD-Reaktion.
Normalbereich 150—280 mg-%.

5. *Alkalische Phosphatase* (im Serum):
B = Bodansky-Einheiten, bei den übrigen Werten Internationale Einheiten.
Methode von BESSEY, LOWRY u. BROCK, modifiz. nach RICHTERICH.

Normalwerte: nach BODANSKI: für Erwachsene   2,0—4,5 E.
                        für Kinder   bis   14 E.
        nach RICHTERICH: Kinder bis 15 J. 38—138 IE.
                        Erwachsene   13— 45 IE.

6. *Grundumsatz:*
Nach McKESSON. Es wurden nach Möglichkeit mehrere Messungen ausgeführt. Wo keine Übereinstimmung der Resultate vorlag, sind die beiden Extremwerte angegeben.
Normalwerte —10% bis +15%.
Wegen der technischen Schwierigkeiten mit oligophrenen Patienten und dem Mangel an befriedigenden Normalwerten für so kleine alte Individuen (namentl. Tab. 18 a), sind die Resultate nur z. T. brauchbar.

7. *ASR-Zeit:*
Achillessehnenreflex-Zeitmessung in msec. Photometrische Registrierung von mindestens 10 Reflexen und Angabe des Durchschnittswertes („Tap-to-half-relaxation-time").
Normalbereich für Erwachsene 230—320 msec.
            für Kinder s. S. 62.

8. *Schilddrüsenautoantikörper:*
Passive Hämagglutination und Komplementfixation in allen untersuchten Fällen.
Methoden nach ROITT u. DONIACH.

9. *TSH-Bestimmung* (im Serum):
Methode nach McKENZIE (s. bei BURGER). Bei Normalpersonen ist mit dieser Methode kein TSH im Serum nachweisbar. Im Serum von A. W. und H. S. *(Tab. 18 a)* ist TSH mit Sicherheit nachgewiesen worden, was auf einen eindeutig erhöhten TSH-Spiegel im Serum dieser beiden endemischen Kretinen hinweist. Im Serum von fünf anderen Kretinen ist mit dieser Methode kein TSH im Serum nachweisbar.

10. *Metopiron-Test* (Bestimmung der endogenen ACTH-Reserve nach LIDDLE u. Mitarb.):
Angegeben ist der Leerwert (L.), d. h. die Basisausscheidung von Corticosteroiden im 24-Std-Urin und der maximale Anstieg (M) unter oder unmittelbar nach Metopiron[1] (4mal 750 mg Metopiron täglich an zwei aufeinanderfolgenden Tagen).
Bestimmung der Corticosteroide im Urin nach folgenden Methoden (Methoden wurden in den letzten Jahren gewechselt):
R: REDDY
(durch das Stoffwechsellabor der Medizinischen Universitätsklinik Zürich,

---

[1] Das Metopiron wurde uns freundlicherweise von der Ciba AG, Basel, zur Verfügung gestellt, wofür wir uns hiermit bestens bedanken.

Leiter PD Dr. R. E. Proesch (bis 1959).
Normalwerte: 1—10 mg/24 Std.
N: Norymberski
Normalwerte: 4—15 mg/24 Std (nach Alter und Geschlecht variierend).
PS: Petersons Modifikation der Porter-Silber-Methode.
Normalwerte: 3—12 mg/24 Std.

Normalbereich für Metopiron-Test: Anstieg auf über das Doppelte des Ausgangswertes und über 10 mg/24 Std.

11. *Gonadotropine:*
Mit biologischer Methode an der Maus (Ut. M. E.) bestimmt (Hormonlabor des kantonalen Frauenspitals Basel, Leiter Dr. M. Keller).
Normalwerte: 10—50 Ut. ME/24 Std.

12. *I. Q.:*
Intelligenz-Quotient nach Kramer.

13. *Kn. A.:*
Knochen-Alter nach Greulich u. Pyle (s. auch Bemerkungen zur *Tab. 15*).

Literatur

AAKERREN, Y.: Prolonged jaundice in the new born associated with congenital myxoedema. Syndrome of practical importance. Acta paediat (Stockh.) **43**, 411—425 (1954).

ABOUL-KHAIR, S. A., T. J. BUCHANAN, J. CROOKS, and A. C. TURNBULL: Structural and functional development of the human foetal thyroid. Clin. Sci. **31**, 415—424 (1966).

ANDERSEN, H. J.: Studies of hypothyroidism in children. Acta paediat. (Stockh.) **50**, Suppl. 125 (1961).

—, H. LEVI, and S. LIND: Fetal thyroid function. Acta paediat. (Uppsala) **48**, 156—157 (1959).

ASCHKENASY, A.: Réponse pondérale de la glande thyroide à la privation d'iode selon la teneur du régime en protéines. J. Physiol. (Paris) **53**, 255—256 (1961).

ASTWOOD, E. B.: The use of antithyroid drugs during pregnancy. J. clin Endocrin. **11**, 1045—1056 (1951).

BAMATTER, F., A. FRANCESCHETTI, et D. KLEIN: Amélioration tardive d'un cas de nanisme athyroidien congénital avec altération intra-sellaire. Etude clinique et généalogique. Helv. paediat. Acta **2**, 154—173 (1947).

BASCHIERI, L., C. BENEDETTI, F. DE LUCA, and M. NEGRI: Evaluation and limitations of the perchlorate test in the study of thyroid function. J. clin. Endocrin. **23**, 786—791 (1963).

BASTENIE, P. A., A. M. ERMANS, O. THYS, C. BECKERS, H. G. VAN DEN SCHRIECK, and M. DE VISSCHER: Endemic goiter in the Uele region. III. Endemic cretinism. J. clin. Endocrin. **22**, 187—194 (1962).

BATSAKIS, J. G., and R. H. NISHIYAMA: Deafness with sporadic goiter. Pendred's Syndrome. Arch. Otolaryngol. **78**, 401—406 (1962).

BECKERS, C.: L'hormonogenèse dans les goitres endémiques et sporadiques. Bruxelles: Editions Arscia S. A. 1963.

—, DE CROMRBUGGHE, and M. DE VISSCHER: Dynamic disturbances of intrathyroid iodine metabolism in sporadic nontoxic goiter. J. clin. Endocrin. **24**, 327—333 (1964).

BEIERWALTES, W. H., V. N. DODSON, and A. H. WHEELER: Thyroid autoantibodies in the families of cretins. J. clin. Endocrin. **19**, 179—182 (1959 a).

—, G. H. LOWREY, R. A. ASTER, C. RAMAN, and E. A. CARR JR.: Congenital hypothyroidism: A preventable cause of mental retardation. J. Mich. med. Soc. **58**, 927—934 (1959 b).

—, and J. MATOVINOVIC: Transplacental transfer of thyroxine in the beagle. Abstract 45th Ann. Meet. Endocrin. Soc., Atlantic City, New Jersey, June 13, 1963.

BÉRAUD, TH., T. DORTA, et A. VANNOTTI: Etude du métabolisme de la diiodotyrosine en pathologie humaine. Schweiz. med. Wschr. **89**, 980—983 (1959).

BERNARD, R., J. COIGNET, F. GIRAUD, et R. ROUBY: Nanisme hypothyroidien par trouble de la migration thyroidienne. Pédiatrie **19**, 461—465 (1964).

BERNHEIM, M., M. BERGER, J. BERTRAND, et B. FRANÇOIS: Etude génétique de l'insuffisance thyroidienne de l'enfant. 18e Congr. Ass. Pédiatres Langue franç., Genève 1961. Vol. 1, 249—279. Bâle/New York: Karger 1961.

BINSWANGER J., H. STUDER und F. WYSS: Der Ablauf der Sehnenreflexe bei Funktionsstörungen der Schilddrüse. Helv. med. Acta 28, 482—486 (1961).

BLEULER, E.: Die Oligophrenien (angeborene und früh erworbene Schwachsinnszustände). In: Lehrb. d. Psychiatrie, 8. Aufl. Berlin-Göttingen-Heidelberg: Springer 1949, S. 410—431.

BLEULER, M.: Endokrinologische Psychiatrie. Stuttgart: G. Thieme 1954.

BLIZZARD, R., R. W. CHANDLER, B. H. LANDING, M. D. PETIT, and C. D. WEST: Maternal Autoimmunization to Thyroid as a Probable Cause of Athyrotic Cretinism. New Engl. J. Med. 263, 327—336 (1960).

BOS, J.: Ned. Tijdskr. v. geneest. 21, 2141 (1955); zitiert bei HOET et al. (1960) und bei NEIMANN et al. (1961).

BOULARD, C., C. VERGOZ, A. RUGUENIN, J. MUSSINI, P. BERNARD, J. C. SCOTTO, et G. MARTY: Le goitre endémique en Algérie. Aspects géographiques et démographiques, anatomo-cliniques et médico-sociaux. Presse méd. 69, 764—766 (1961).

BOYD, J. D.: Development of the human thyroid gland. In: The thyroid gland. Ed. R. PITT-RIVERS & W. R. TROTTER. London: Butterworths, 1964, vol. 1, 9—31.

BURGER, A.: Studies on thyroid stimulating activity in urinary chorionic gonadotropin preparations. Acta Endocrin. (Kbh.) 55, 587—610 (1967).

BURROW, G. N.: Neonatal goiter after maternal propylthiouracil therapy. J. clin. Endocrin. 25, 403—408 (1965).

CANLORBE, P. et A. CHEFNEUX: Le réflexogramme achilléen chez l'enfant. Sem. Hôp. (Paris) 41, 1253—1274 (1965).

CARPENTER JR., J. T., D. N. MOHLER JR., O. A. THORUP JR., and B. S. LEAVELL: Anemia in myxedema. In: Current concepts in hypothyroidism. Edited by K. R. CRISPELL. Oxford-London-New York-Paris: Pergamon Press 1963, pg. 147—157.

CARR JR., E. A., W. H. BEIERWALTES, J. V. NEEL, R. DAVIDSON, G. H. LOWREY, V. N. DODSON, and J. H. TANTON: The various types of thyroid malfunction in cretinism and their relative frequency. Pediatrics 28, 1—16 (1961).

— —, G. RAMAN, V. N. DODSON, J. TANTON, J. S. BETTS, and R. A. STAMBAUGH: The effect of maternal thyroid function on fetal thyroid function and development. J. clin. Endocrin. 19, 1—18 (1959).

CERLETTI, U., A. COSTA, F. MAROCCO, A. MASINI, e M. MORTARA: L'endemia di gozzo-cretinismo oggi e sessanta anni fa. Rilievi nella Valtellina, nella Valle del Mera e nella Val Bisagno. Ric. Sci. (Biol.) 33, Roma 1963.

CHANDLER, R. W., R. M. BLIZZARD, W. HUNG, and M. KYLE: Incidence of thyrocytotoxic factor and other anti-thyroid antibodies in the mothers of cretins. New Engl. J. Med. 267, 376—380 (1962 a).

—, M. A. KYLE, F. HUNG and R. M. BLIZZARD: Experimentally induced autoimmunization disease of the thyroid. I. The failure of transplacental transfer of antithyroid antibodies to produce cretinism. Pediatrics 29, 961—967 (1962b).

CHANEY, W. C.: Tendon reflex in myxedema: A valuable aid in diagnosis. J. Amer. med. Ass. 82, 2013—2016 (1924).

CHAPMAN, E. M., G. W. CORNER JR., D. ROBINSON, R. D. EVANS: The collection of radioactive iodine by the human fetal thyroid. J. clin. Endocrin. 8, 717—720 (1948).

CHOSSON, J., R. ODDO, H. RUF, et J. L. GODACCIONI: Grossesse chez une naine crétine, myxoedémateuse. Histoire d'une stérilisation. Bull. Féd. Soc. Gyn. et Obst. 12, 407—411 (1960).

CHOUFOER, J. C., A. A. H. KASSENAAR, and A. QUERIDO: Syndrome of cengenital hypothyroidism with defective dehalogenation of iodotyrosines. J. clin. Endocrin. 20, 983—1003 (1960).

—, M. VAN RHIJN, A. A. H. KASSENAAR, and A. QUERIDO: Endemic goiter in Western New Guinea: Iodine metabolism in goitrous and nongoitrous subjects. J. clin. Endocrin. 23, 1203—1217 (1963).

— —, and A. QUERIDO: Endemic goiter in Western New Guinea. II. Clinical picture, incidence and pathogenesis of endemic cretinism. J. clin. Endocrin. 25, 385—402 (1965).

CLEMENTS, F. W.: Endemic goiter: Scope of the health problem and related conditions Bull. Wld. Hlth. Org. 18, 178—200 (1958).

—, and J. W. WISHART : A thyroid-blocking agent in the etiology of endemic goiter. Metabolism 5, 623—639 (1956).

COMINGS, D. E.: Myxedema with Erb's limb girdle muscular dystrophy. Report of a case with a review of muscular abnormalities of myxedema. Arch. int. Med. 109, 724—730 (1962).

Commissione nominata d'ordine di S.M. il Re di Sardegna per studiare il Cretinismo. Relazione della commissione, Stamperia Reale, Torino, 1848.

COSTA, A.: Rapprochement entre les fonctions thyroidiennes dans le goitre, le crétinisme, la surdi-mutité endémique et les mémes fonctions dans le goitre, le crétinisme et la surdi-mutité sporadique. Ann. Endocrin. 20, 435—440 (1959 a).

—, F. COTTINO, M. DELLEPIANE, G. M. FERRARIS, L. LENART, G. MAGRO, G. PATRITO, and G. ZOPPETTI: Thyroid function and thyrotropin activity in mother and fetus. In: Current topics in thyroid research. Ed. by. C. CASSANO, and M. ANDREOLI, p. 738—748. New York & London: Academic Press 1965.

— —, G. M. FERRARIS, E. MARCHIS, F. MAROCCO, M. MORTARA, e R. PIETRA: Ricerche sulla patogenesi del cretinismo endemico. Medicina (Parma) 3, 455—476 (1953).

— —, M. MORTARA, e U. VOGLIAZZO: Endemic cretinism in Piemont. Panminerva Medica. 6, 250—259 (1964).

—, et G. M. FERRARIS: Surdimutité goitreuse familiale sporadique et surdimutité goitreuse familiale endémique. Ann. Endocrin. 24, 23—38 (1963).

—, A. M. MASSUCO-COSTA, et M. MORTARA: Crétinisme et croissance. 6e Réunion des Endocrinologistes de Langue Française, 1961 a, 83—106. Paris: Masson & Cie, Ed.

—, M. MORTARA, F. COTTINO, N. PELLERITO, et R. DALL'ACQUA: Recherches sur la fonction de la thyroide, l'électroencéphalographie et la structure du squelette dans le crétinisme endémique. Ann. Endocrin. 20, 237—262 (1959 b).

—, e G. P. RAVERA: Studi sulla funzionalità tiroidea nelle prime età della vita. In. 1 ° volume „La tiroide- Il Surrene Nell'Infanzia". Torino 1961 b, S. 311 bis 343.

COURVOISIER, B., L. J. DE GROOT, J. B. STANBURY, TH. BÉRAUD, et L. KORALNIK: Insuffisances thyroidiennes par anomalies congénitales de la synthèse hormonale. Schweiz. med. Wschr. 89, 973—980 (1959).

—, et E. MARTIN: Squelette et glandes endocrines. Aspects cliniques et radiologiques. Monographies Sandoz.

CRANEFIELD, P. F.: The discovery of cretinism. Bull. Hist. Med. 36, 489—511 (1962).

CREVASSE, L. E., and R. B. LOGUE: Peripheral Neuropathy in Myxedema. Ann. int. Med. **50**, 1433—1437 (1959).

CURLING, TH. .B: Two cases of absence of the thyroid body and symmetrical swellings of fat tissue at the sides of the neck, connected with defective cerebral development. Med. chir. Trans. (London) **33**, 303—306 (1850).

DE GROOT, L. J.: Current views on formation of thyroid hormones. New Engl. J. Med. **272**, 243—250, 297—303, 355—362 (1965).

DELANGE, F., F. THILLY et A. M. ERMANS: La carence iodée, une condition permissive and développment du goitre endémique. European Thyroid Association, Louvain 1967, Abstract.

DENYS, P., L. CORBEEL, A. VAN DEN DRIESSCHE, M. DE VISSCHER, C. BECKERS, A. DROCHMANS, M. DE ROO, et E. VANDERSCHUEREN: L'exploration fonctionnelle de la thyroide. 18e Congr. Ass. Pédiatres Langue franç., Genève 1961, Vol. **1**, 44—88. Bâle/New York: Karger 1961.

DESGREZ, A., O. CACHIN, A. PRUNIN, C. RAYNAUD, C. KELLERSOHN, et P. ROYER: Répartition des différents types d'insuffisance thyroidienne primitive de l'enfant étudiés par scintigraphie à l'iode I-132. 18e Congr. Ass. Pédiatres Langue franç., Genève 1961: Communications pp. 15—20. Bâle/New York: Karger 1961.

DE SMET, M. P.: Anatomie pathologique du goitre endémique. In: Le goitre endémique. Org. Mond. Santé, Genève 1962, p. 327—362.

DE VOS, J. A.: Deafness in Hypothyroidism. J. Laryng. **77**, 390—414 (1963).

DORFF, G. B.: Sporadic cretinism in one of twins. Report of cases with roentgen demonstration of osseous changes that occurred in utero. Amer. J. Dis. Child. **48**, 1316—1325 (1934).

DORTA, T., TH. BÉRAUD, et A. VANNOTTI: Le métabolisme de l'iode dans la thyroide ectopique. Schweiz. med. Wschr. **90**, 150—153 (1960).

DOUCETT, J. A.: Jaundice and congenital hypothyroidism. Amer. J. med. Ass. **194**, 299—300 (1965).

DOWLING, J. T., D. R. HUTCHINSON, W. R. HINDLE, and C. R. KLEEMAN: Studies of iodine metabolism during normal subhuman primate and human pregnancy. Advances in thyroid research. Ed. R. PITT-RIVERS, pg. 482—486. Pergamon Press 1961.

DREYFUS, G., H. FISCHGOLD, M. ZARA, et L. J. FRANK: Absence des sinus crâniens dans le myxoedème congénital. Ann. Endocrin. **11**, 423 (1950).

DUC, M., et M. L. DUC: Le réflexogramme achilléen. Intérêt dans les affections endocriniennes et métaboliques. Paris: Ed Doin, Deren & Cie 1965.

DUMONT, J. E., A. M. ERMANS, and P. A. BASTENIE: Thyroidal function in a goiter endemic: IV: Hypothyroidism and endemic cretinism. J. clin. Endocrin. **23**, 325—335 (1963 a).

— — — Thyroid function in a goiter endemic: V. Mechanism of thyroid function in the Uele endemic cretins. J. clin. Endocrin. **23**, 847—860 (1963 b).

EAYRS, J. T.: The vascularity of the cerebral cortex in normal and cretinous rats. J. Anatom. **88**, 164—173 (1954).

— Thyroid and central nervous development. In: The scientific basis of medicine Annual reviews 1966. The Athlone Press 1966, pg. 315—339.

EGGENBERGER, H.: Kropf und Kretinismus. In: Hdb. d. inneren Sekretion, Bd. 3, I. Teil, 684—958. Herausgeb. M. HIRSCH, Leipzig: C. KABITZSCH 1928.

ENGBRING, N. H., and W. W. ENGSTROM: Effects of etrogen und testosterone on circulating thyroid hormone. J. clin. Endocrin. **19**, 783—796 (1959).

Eugster, J.: Zur Erblichkeitsfrage des endemischen Kretinismus. Untersuchungen an 204 Kretinen und deren Blutsverwandten. Arch. Julius Klaus-Stiftung **13**, 1938, Heft 3.

Fagge, C. H.: On sporadic cretinism, occuring in England. Med. chir. Trans. (London) **54**, 155—171 (1871).

Faxen, N.: Hypothyroidism in one of twins. Acta Paediatr. **17**, 565—573 (1935).

Federman, D., J. Robbins, and J. E. Rall: Some observations on cretinism and its treatment. New Engl. J. Med. **259**, 610—615 (1958).

v. Fellenberg, Th.: Untersuchungen über das Jodniveau von Blumenstein im Kanton Bern. Mitt. Lebensm. Unters. Hyg. **29**, 290—303 (1938).

Fiero-Benitez, R., R. Alban, J. Cordova, L. Eguiguren, R. Franco, M. Moreano, L. Malo, J. D. Paltan, M. Paredes, I. Rivadeneira, P. Sanchez-Jaramillo, and P. Weilbauer: Endemic goiter and endemic cretinism in the Equatorial Andes. VIth Pan American Congr. Endocrin., 1965, Excerpta Med., Internat. Congr. Series No. 99, Abstract No. 36.

Fisher, W. D., M. L. Voorhess, and L. I. Gardner: Congenital hypothyroidism in infant following maternal I-131 Therapy with a review of hazards of environmental radioisotope contamination. J. Pediatr. **62**, 132—146 (1963).

Floyd Jr., J. C., W. H. Beierwaltes, V. N. Dodson, and E. A. Carr Jr.: Defective iodination of tyrosine, a cause of nodular goiter. J. clin. Endocrin. **20**, 881 to 888 (1960).

Forsyth, C. C.: Cretinism in one of monozygotic twins. Gr. Ormond St. J. **7**, 62—65 (1954).

Fränkel, B.: Anatomische Kontrolle der Jod-Prophylaxe des endemischen Kropfes im Kanton Bern 1946—1950. Inaug. Diss. Bern 1951.

Fraser, G. R.: Genetical aspects of thyroid disease. In: The thyroid gland. Ed. R. Pitt-Rivers and W. R. Trotter. London: Butterworths **2**, 271—297 (1964).

Fraser, R., and H. J. Fisher: Antithyroid drugs in pregnancy. Lancet **1953/II**, 89.

Frédérich, A.: Le pronostic du myxoedème congénital. Thèse Lyon, 1959.

French, F. S., and J. J. van Wyk: Etiology and pathophysiology of congenital hypothyroidism. In K. Crispell (editor): Current concepts in hypothyroidism. London: Pergamon Press Inc. 1963, pg. 17—41.

— — Fetal hypothyroidism. I. Effects of thyroxine on neural development. II. Fetal versus maternal contribution to fetal thyroxine requirements. III. Clinical implications. J. Pediat. **64**, 589—600 (1964).

Frierson, H. F., J. C. Hawk jr., and M. W. Jenkins: Sporadic cretinism with goiter occurring in identical twins. J. Pediatrics **51**, 704—708 (1957).

Friis, T.: Thyroxine metabolism in man estimated by means of I^{131}-labeled L-thyroxine. Acta Endocrin. (Kbh.) **29**, 587—601 (1958).

Gabr, M.: The role of thyroid dysgenesis and maldescent in the etiology of sporadic cretinism. J. Pediat. **60**, 830—835 (1962).

Gajdusek, D. C.: Congenital defects of the central nervous system associated with hyperendemic goiter in a Neolithic Highland Society of Netherlands New Guinea. I. Epidemiology. Pediatrics **29**, 345—363 (1962).

Galina, M. P., N. L. Avnet, and A. Einhorn: Iodides during pregnancy: apparent cause of neonatal death. New Engl. J. Med. **267**, 1124—1127 (1962).

Gilboa, Y., A. Ber, Z. Lewitus, and J. Hasenfratz: Goitrous myxedema due to iodine trapping defect. Arch. int. Med. **112**, 212—215 (1963).

Gordon, M. B.: The Achilles reflex test in the diagnosis of thyroid disfunction. Med. Tms (London) **90**, 915—933 (1962).

Grebe, H.: Diskordanzursachen bei erbgleichen Zwillingen. Acta genet. med. gemel. **1**, 89—102 (1952).

GREENMAN, G. W., M. C. GABRIELSON, J. HOWARD-FLANDERS, and M. A. WESSEL: Thyroid disfunction in pregnancy. Fetal loss and follow-up evaluation of surviving infants. New Engl. J. Med. **267**, 426—431 (1962).

GREENWALD, I.: Endemic goiter: Heredity, deficiency, intoxication or infection? In: Clinical endocrinology I, edited by E. B. ASTWOOD. New York-London: Grune & Stratton 1960, 123—132.

GREIG, W. R., A. S. HENDERSON, J. A. BOYLE, E. M. McGIRR, and J. H. HUTCHISON: Thyroid dysgenesis in two pairs of monozygotic twins and in a mother and child. J. clin. Endocrin. **26**, 1309—1316 (1966).

GROB, D.: Myopathies and their relation to thyroid disease. N.Y. St. J. Med. **63**, 218—228 (1963).

GUICHARD, A., et P. PALIARD: Le myxoedème cérébelleux. Les syndromes cérébelleux de l'hypothyroidie. Rev. Lyon. Méd. **10**, 1117—1132 (1961).

HANHART, E.: Über die Bedeutung der Erbforschung von Inzuchtgebieten an Hand von Ergebnissen bei Sippen mit hereditärer Ataxie, Heredo-degenerativem Zwergwuchs und sporadischer Taubstummheit. Schweiz. med. Wschr. **54**, 1143—1151 (1924).

HARDEN, R. McG., W. D. ALEXANDER, S. PAPADOPOULOS, M. T. HARRISON, and S. MACFARLANE: The influence of the plasma inorganic iodine concentration on thyroid function in dehalogenase deficiency. Acta Endocrin. Kbh. **55**, 361—368 (1967).

VON HARNACK, G. A., und W. HORST: Genetisch bedingte Störung der Schilddrüsenhormonsynthese mit Kropf und Schwerhörigkeit. Fortschr. d. Schilddrüsenforschg., herausg. K. OBERDISSE & E. KLEIN. Stuttgart: G. Thieme Verlag 1962, 31—39.

— —, W. LENZ und L. ZUKSCHWERDT: Hormontransplantation von Schilddrüsengewebe bei eineiigem Zwillingspaar. Dtsch. med. Wschr. **83**, 549—555 (1958).

—, und H. WALLIS: Zur Psychopathologie der Hypothyreose im Kindesalter. Mschr. Kinderheilk. **108**, 373—376 (1960).

HAWE, P., and H. H. FRANCIS: Pregnancy and Thyrotoxicosis. Brit. Med. J. II, 817—822 (1962).

HELLINGA, G.: A syndrome of sporadic cretinism with other congenital anomalies. „Memories of the Soc. for Endocrinology" No 10, 1961, 85—86.

HERBST, A. L., and H. A. SELINKOW: Hyperthyroidism during pregnancy. New Engl. J. Med. **273**, 627—633 (1965).

HETTCHE, H. O.: Ätiologie, Pathogenese und Prophylaxe der Struma. München: J. F. Lehmanns Verlag 1954.

HODGES, R. E., H. E. HAMILTON, and W. C. KEETTEL: Pregnancy in Myxedema. Arch. Int. Med. **90**, 863—868 (1952).

HOET, J. P., R. DE MEYER, et L. DE MEYER-DOYEN: Hypothyroidie et grossesse. Helv. med. Acta **27**, 178—195 (1960).

HUNG, W., J. G. RANDOLPH, D. SABATANI, and T. WINSHIP: Lingual and sublingual thyroid glands in euthyroid children. Pediatrics **34**, 647—651 (1966).

HUTCHISON, J. H. and E. M. McGIRR: Sporadic non-endemic goitrous cretinism. Heriditary transmission. Lancet. **1956, I**, 1035—1036.

JAMES, T.: Sporadic cretinism in one of fraternal twins. S. Afric. M. J. **27**, 563 to 564 (1953).

JOB, J. C., P. CANLORBE, and M. TUBIANA: Decreasing radioiodine uptake during the course of congenital hypothyroidism. In: Current topics in thyroid research. Ed. C. CASSANO, and M. ANDREOLI. New York-London: Academic Press 1965, 827—831.

Job, J. C., M. Ribierre, et J. Badoual: Hypercalcémie, hypercalciurie et diminution du pouvoir concentrateur du rein au cours du traitement de l'hypothyroidie congénitale. Arch. franç. Pédiatr. 20, 1033—1050 (1963).

Joseph, R., P. Canlorbe, et J. C. Job: Les hypothyroidies par troubles congénitaux de l'hormonogénèse. 18e Congr. Ass. Pédiatres Langue franç. Genève 1, 158—204 (1961). Bâle/New York: Karger 1961.

Joss, E., und M. P. König: Bedeutung der Schilddrüsenektopie bei der sporadischen kongenitalen Hypothyreose. Schweiz. med. Wschr. 96, 722—727 (1966).

Kelly, F. C., and W. W. Snedden: Prevalence and geographical distribution of endemic goiter. In „Endemic goiter", WHO Geneva 1960, 27—233.

Keynes, G.: Obstetrics and gynecology in relation to thyrotoxicosis and myasthenia gravis. J. Obstet. Gynaec. brit. Emp. 59, 173—182 (1952).

Khamsi, F., and J. T. Eayrs: A study of the effects of thyroid hormones on growth and development. Growth 30, 143—156 (1966).

Kičić, M., P. Milutinovic, S. Djordjevic, and S. Ramzin: Endocrinological aspect of an endemic focus of cretinism. Advances in thyroid research (Edit. R. Pitt-Rivers). London: Pergamon Press 1961, 301—306.

Klein, E.: Der endogene Jodhaushalt des Menschen und seine Störungen. Stuttgart: Georg Thieme Verlag 1960.

— Der Kretinismus. In: „Die Krankheiten der Schilddrüse" von K. Oberdisse und E. Klein. Stuttgart: Thieme-Verlag 1967.

König, M. P.: Was versteht man unter Kretinismus? In Fortschr. d. Schilddrüsenforschung, herausg. K. Oberdisse und E. Klein, Stuttgart: Thieme-Verlag 1962, S. 2—11.

—, Th. Baumann, K. Schärer und Ch. Herren: Familiäre kongenitale Störung der Schilddrüsenhormonsynthese. Schweiz. med. Wschr. 94, 319—326 (1964).

—, und F. Escher: Zungengrundschilddrüsen mit verschiedener klinischer Symptomatologie. Schweiz. med. Wschr. 89, 1234—1236 (1959).

—, und M. Schmidhauser: Neurologische Störungen als Leitsymptom einer langdauernden Hypothyreose mit Tod im Myxödemkoma. Schweiz. med. Wschr. 93, 1183—1186 (1963).

Kusakabe, T., and T. Miyake: Defective deiodination of I^{131}-labeled l-diiodotyrosine in patients with simple goiter. J. clin. Endocrin. 23, 132—139 (1963).

Kutschera-Aichbergen, H.: Das physiologische Jodminimum. Wiener Med. Wschr. 112, 398—400 (1962).

Kutschera Ritter von Aichbergen, A.: Der endemische Kretinismus, seine Ursachen und seine Behandlung. Wschr. „Das österreichische Sanitätswesen", Beilage zu Nr. 7, 1911.

Labhart, A.: Klinik der Inneren Sekretion. Die Schilddrüsen. Berlin-Göttingen-Heidelberg: Springer-Verlag 1957, Kap. VI, S. 147.

Laham, M. E.: Diskussionsvotum zur Mitteilung von Milcou. Ann. Endocrin. 25, 781—788 (1965), Ann. Endocrin. 25, 788 (1965).

Lamberg, B. A., P. Wahlberg, O. Wegelius, G. Hellström, and P. I. Forsius: Iodine metabolism of endemic goiter on the Aland Islands. J. clin. Endocrin. 18, 991—1005 (1958).

Lambert, E. H., L. O. Underdahl, S. Beckett, and L. O. Mederos: A study of the Ankle Jerk in Myxedema. J. clin. Endocrin. 11, 1186—1205 (1951).

Lansing, R. W., and J. B. Trunnell: Electroencephalographic changes accompanying thyroid deficiency in man. J. clin. Endocrin. 23, 470—480 (1963).

Lawson, J. D.: The free achilles reflex in hypothyroidism and hyperthyroidism. New Engl. J. Med. 259, 761—764 (1958).

LEEMING, B. W. A.: Endocrine control of skeletal development in man. Brit. Med. J. **2**, 358—361 (1962).

LENZ, W.: Medizinische Genetik. Eine Einführung in ihre Grundlagen und Probleme. Stuttgart: G. Thieme Verlag 1961.

LEWITUS, Z., and B. BERNSTEIN: The myotonia-like syndrome of myxedema. Israel Med. J. **21**, 103—110 (1962).

—, and E. LUBIN: Genetic and environmental factors in the etiology of endemic goiter in Israel. Current topics in thyroid research. Ed. C. CASSANO, and M. ANDREOLI. New York-London: Academic Press 1965, 843—850.

LISSITZKY, S., J. BISMUTH, and C. SIMON: Absence of free iodotyrosines from the plasma of the rat. Nature 1002—1003 (1963).

LITTLE, G., C. K. MEADOR, R. CUNNINGHAM, and J. A. PITTMAN: „Cryptothyroidism", the major cause of sporadic „Athyreotic" cretinism. J. clin. Endocrin. **25**, 1529—1536 (1965).

LOBO, L. C. G., F. POMEU, and D. ROSENTHAL: Endemic cretinism in Goiaz, Brazil. J. clin. Endocrin. **23**, 407—412 (1963).

—, M. M. DA SILVA, F. B. HARGRAVES, and A. M. COUCEIRO: Thyroidal iodoproteins in endemic cretins. J. clin. Endocrin. **24**, 285—293 (1964).

LOGOTHETOPOULOS, J., and R. F. SCOTT: Active iodide transport across the placenta of the guinea pig, rabbit and rat. J. Physiol. **132**, 365—371 (1956).

LOTMAR, F.: Histopathologische Befunde in Gehirnen von kongenitalem Myxödem (Thyreoaplasie). Z. ges. Neurol. Psychiat. **119**, 491—513 (1929).

— Entwicklungsstörungen in der Kleinhirnrinde beim endemischen Kretinismus. Z. Neur. **136**, 412—435 (1931).

— Histopathologische Befunde in Gehirnen von endemischem Kretinismus, Thyreoaplasie und Kachexia thyreopriva. Zschr. ges. Neurol. Psychiat. **146**, 1—53 (1933).

LOWREY, G. H., R. H. ASTER, E. A. CARR, G. RAMON, W. H. BEIERWALTES, and N. R. SPAFFORD: Early diagnostic criteria of congenital hypothyroidism. Amer. J. Dis. Child. **96**, 131—143 (1958).

LÜSCHER, E.: Kurze Klinik der Ohren-, Nasen- und Halskrankheiten. Basel: B. Schwabe & Co. 1948, S. 240.

MACGREGOR, A. G., and J. F. GOODWIN: Antithyroid drugs in prenancy. Lancet II, 89 (1953).

MAFFEI und RÖSCH: Neue Untersuchungen über den Kretinismus oder die Entartung des Menschen in ihren verschiedenen Graden und Formen. Erlangen: Ferdinand Enke 1844.

MAN, E. B., D. M. KYDD, and J. P. PETERS: Butanol-extractable iodine of serum. J. clin. Invest. **30**, 531 (1951).

—, B. A. SHAVER, and R. E. COOKE: Studies of children born to women with thyroid disease. Amer. J. Obstet. Gynec. **75**, 728—741 (1958).

MARQUET, J.: A propos des troubles auditifs chez les hypothyroidiens. Acta Oto-Rhino-Laryngologica Belgica **10**, 423—438 (1956).

McCARRISON, R.: Observation on endemic cretinism in the Chitral and Gilgit Valleys. Lancet II, 1275—1280 (1908).

McCULLAGH, S. F.: The Huon peninsula endemic: I. The effectiveness of an intramuscular depot of iodized oil in the control of endemic goiter. Med. J. Austr. **50**, 769—777 (1963). II. The effect in the female of endemic goiter on reproductive function. Med. J. Austr. **50**, 806—808 (1963). III. The effect in the female of endemic goiter on reproductive function. Med. J. Austr. **50**, 844—849 (1963). IV. Endemic goiter and congenital defect. Med. J. Austr. **50**, 884—890 (1963).

McGirr, E. M., W. E. Clement, A. R. Currie, and J. S. Kennedy: Impaired dehalogenase activity as a cause of goiter with malignant changes. Scot. Med. J. 4, 232—241 (1959).

McKenzie, J. M.: Neonatal Graves' disease. J. clin. Endocrin. 24, 660—668 (1964).

Medeiros-Neto, G. A., J. Kieffer, W. Nicolau, and A. B. U. Cintra: Plasma chromatography in iodinated compounds in cryptothyroidism. J. clin. Endocrin. 27, 1053—1055 (1967).

Mégevand, A., H. Mathieu, et P. Royer: Anomalies squelettiques et troubles du métabolisme du calcium dans les insuffisances thyroidiennes de l'enfant. 18e Congr. Ass. Pédiatres, Langue franç. Genève 1961, vol. 1, 205—248. Bâle/ New York: Karger 1961.

Melot, G. J., L. Jeanmart-Michez, J. Dumont, A. M. Ermans, et P. Bastenie: Les aspects radiologiques du crétinisme endémique. J. Belg. Radiol. 45, 385—403 (1962).

Merke, F.: The history of endemic goiter and cretinism in the thirteenth to fifteenth centuries. Proc. Roy. Soc. Med. 53, 995—1002 (1960).

Middlemass, I. B.: Bone changes in adult cretins. Brit. J. Radiol. 32, 685—688 (1959).

Milcou, S. M., I. Negoesco, M. Balan, D. Drafta, et H. Stancou: Contribution à l'étude de l'hormonogénèse thyroidienne dans le crétinisme endémique. Ann. Endocrin. (Paris) 25, 781—788 (1965).

Millikan, C. H., and S. F. Haines: The thyroid in relation to neuromuscular disease. Arch. Int. Med. 92, 5—39 (1953).

Montgomery, M. L.: The lingual thyroid. West. J. Surg. 44, 54, 122, 189, 237, 303, 373, 442 (1936).

Moore, G. H.: The thyroid in sporadic goitrous cretinism. Arch. Path. 74, 35 to 46 (1962).

Moran, Th. J.: Congenital goiter with death from milk-aspiration pneumonia. Arch. Path. 54, 213—219 (1952).

Morgans, M. E., and W. R. Trotter: Defective organic binding of iodine by the thyroid in Hashimoto's thyroiditis. Lancet I, 553—555 (1957).

Murray, I. P. C., and E. M. McGirr: Iodine metabolism in thyroid dysfunction. In: „The thyroid gland". Ed. R. Pitt-Rivers, and W. R. Trotter. London: Butterworths 2, 39 (1964).

Murray, P., J. A. Thomson, E. M. McGirr, Th. J. Wallace, E. M. Macdonald, and H. J. Maccabe: Absent and defective iodotyrosine deiodination in a family some of whose members are goitrous cretins. Lancet I, 183—185 (1965).

Myant, N. B.: The thyroid and reproduction in mammals: In: „The thyroid gland". Ed. R. Pitt-Rivers, and W. R. Trotter. London: Butterworths 1, 283—302 (1964).

Nager, F. R.: Die pathologische Anatomie der Labyrinthkapsel und ihre klinische Bedeutung. 13. Endemischer Kretinismus. 14. Athyreose. Z. Hals-Nas.-Ohrenheilk. 34, 98—101 (1933).

Najjar, S. S.: Hypothyroidism in children from an endemic goiter area. J. Pediatrics 64, 372—380 (1964).

—, and H. S. Nachman: The Kocher-Debré-Sémélaigne syndrome. Hypothyroidism with muscular „Hypertrophy". J. Pediat. 66, 901—908 (1965).

Naumoff, N., and D. M. Shook: Abortion and low thyroid reserve. Int. J. Fertil. 8, 811—816 (1963).

Neimann, N., M. Pierson, et X. Berthier: Le pronostic mental du myxoedème infantile. Arch. franç. Pédiat. 20, 147—159 (1963).

Neimann, N., M. Pierson et J. Martin: Hypothyroidies par troubles du développement et lésions inflammatoires du corps thyroide. 18e Congr. Ass. Pediatres, Langue franç. Genève 1, 89—157 (1961). Bâle/New York: Karger 1961.

— —, R. Michel, J. Martin, et J. Sapelier: Les hypothyroidies infantiles avec glande thyroide en place normale. Arch. franç. Pédiat. 23, 129—157 (1966).

Nickel, S. N., and B. Frame: Nervous and muscular systems in myxedema. J. chron. Dis. 14, 570—581 (1961).

Nilsson, L. R., and E. Berne: The perchlorate test in juvenile auto-immune thyroiditis. Acta Endocrin. 47, 133—143 (1964).

Ortiz de Landazuri, E.: Bocio Endemico. I reunion de la sociedad espanola de endocrinologia. Granada 1954, S. 317—361.

Orvis, L. A., M. P. Koenig, and C. A. Owen jr.: In vivo measurement of thyroidal radioiodine: Effect of „neck scatter". J. clin. Endocrin. 17, 966—974 (1957).

Parkin, G., and J. A. Greene: Pregnancy occuring in cretinism and in juvenile and adult myxedema. J. clin. Endocrin. 3, 466—468 (1943).

Pathé, G., H.-J. Ernould, et A. Morel: Incidence de l'hypothyroidie sur les troubles de la formation osseuse et sur la sécrétion des stimulines hypophysaires à propos d'un cas de myxoedème congénital sévère. Sem. Hôp. Paris 37, 1172—1180 (1961).

Paz-Carranza, J., M. Permutter, and L. Prigerson: Normal pregnancies in juvenile hypothyroid patient. Amer. J. Obstet. Gynec. 78, 1199—1201 (1959).

Peltola, A.: Goitrogenic effect of cow's milk from the goiter endemia district of Finland. Acta endocrin. 34, 121—128 (1960).

Pende, N., e V. Pende: L'Atletismo mixedematoso. Folia endocrin. 5, 133—141 (1952).

Pfannenstiel, P., G. A. Andrews, and D. W. Brown: Congenital hypothyroidism from intrauterine I^{131} damage. In: Current topics in thyroid research. Ed. C. Cassano, and M. Andreoli. New York-London: Academic Press 1965, 749—758.

—, and D. A. Fischer: Therapeutic concepts relating to hypothyroidism. J. chron. Dis. 7, 242—263 (1958).

Pickering, D. E., and N. Koulischer: Discordance of cretinism in monozygotic twins. Amer. J. Dis. Child. 92, 63—65 (1956).

Pittman, C. S., and J. A. Pittman: A study of the thyroglobulin, thyroidal protease and iodoproteins in two congenital goitrous cretins. Amer. J. Med. 40, 49—57 (1966).

Pitt-Rivers, R., and W. R. Trotter: The thyroid gland. London: Butterworths 1964 (2 Volumes).

Podoba, J., and P. Langer (Editors): Naturally occurring pot goitrogens and thyroid function. Publ. H. Slovak Academy of Sciences, Bratislava 1964.

Potter, E.: Pathology of the foetus and the newborn. Chicago: The Year Book Publishers 1952.

Prader, A.: Die Hypothyreose im Kindesalter. In: „Klinik der Inneren Sekretion" A. Labhart. Berlin-Göttingen-Heidelberg: Springer-Verlag 1957, S. 174—188. Wachstum und Entwicklung. Ibid., S. 20—69.

— Hypothyreose. In: Lehrb. der Pädiatrie. G. Fanconi und A. Wallgren. Basel-Stuttgart: Schwabe & Co 1963, 312—316.

—, und F. Perabo: Körperwachstum, Knochen- und Zahnentwicklung bei den endokrinen Erkrankungen im Kindesalter. Helv. Paed. Acta 7, 517—529 (1952).

—, J. M. Tanner, und G. A. v. Harnack: Catch-up growth following illness or starvation. J. Pediatr. 62, 646—659 (1963).

DE QUERVAIN, F., und C. WEGELIN: Der endemische Kretinismus. Berlin-Wien: Springer 1936.

RAMALINGASWAMI, V.: In „Endemic goiter". Fed. Proc. **17**, 57—102 (1958).

— Endemic deaf-mutism and cretinism. In: „The thyroid gland". Ed.: R. PITT-RIVERS, and W. R. TROTTER. London: Butterworths 1964, pg. 76.

—, T. A. V. SUBRAMANIAN, and M. G. DEO: The aetiology of himalayan endemic goiter. Lancet I, 791—794 (1961).

RAMAN, G., and W. H. BEIERWALTES: Correlation of goiter, deaf-mutism and mental retardation with serum thyroid hormone levels in non-cretinous inhabitants of a severe endemic goiter area in India. J. clin. Endocrin. **19**, 228—233 (1959).

RANDOLPH, J., J. A. GRUNT, and F. VAWTER: The medical and surgical aspects of intratracheal goiter. New Engl. J. Med. **268**, 457—461 (1963).

REINWEIN, D.: Hormonsynthese und Enzymspektrum bei Erkrankungen der menschlichen Schilddrüse. Acta Endocrin. **47**, Suppl. 94 (1964).

DE REYNIER, J. P.: La surdi-mudité en Suisse en 1953. Fortschr. HNO-Heilkunde **5**, 1—73 (1959).

RICHTERICH, R.: Klinische Chemie, Theorie und Praxis. Alkalische Phosphatase. Basel-New York: S. Karger 1965, S. 249.

RITTER, F. N., and M. LAWRENCE: Reversible hearing loss in human hypothyroidism and correlated changes in the chick inner ear. Laryngoscope **70**, 393—407 (1960).

ROBBINS, J.: Diskussionsvotum zu J. B. STANBURYs Vortrag „The metabolic errors in certain types of familial goiter". Recent Progress in Hormone Research **19**, 573 (1963).

—, and J. H. NELSON: Thyroxine binding by serum protein in pregnancy and in the newborn. J. clin. Invest. **37**, 153—159 (1958).

ROCHE, J., et S. LISSITZKY: Etiologie du goitre endémique. In: „Le Goitre endémique". Organ. Mond. Santé, Genève 1962, p. 363—382.

ROCHE, M.: Elevated thyroidal I^{131} uptake in the absence of goiter in isolated Venezuelan Indians. J. clin. Endocrin. **19**, 1440—1445 (1959).

—, H. PERINETTI, and A. BARBEITO: Urinary excretion of stable iodine in a small group of isolated Venezuelan Indians. J. clin. Endocrin. **21**, 1009—1012 (1961).

—, F. DE VENANZI, J. VERA, E. COLL, M. SPINETTI-BERTI, J. MENDEZ-MARTINEZ, A. GERARDI, and J. FORERO: Endemic goiter in Venezuela studied with I^{131}. J. clin. Endocrin. **17**, 99—110 (1957).

ROITT, I. M., and D. DONIACH: Thyroid auto-immunity. Brit. Med. Bull. **16**, 152 to 158 (1960).

SACHS, M. L.: Abnormalities of cholesterol metabolism in hypothyroidism and the effects of treatment with thyroid hormones and thyroxine analogues. In: „Current concepts of hypothyroidism". Ed. K. R. CRISPELL. Oxford-London-New York-Paris: Pergamon Press 1963, pg. 83—107.

SAEGESSER, M.: Schilddrüse, Jod und Kropf. Helv. Med. Acta **6**, Suppl. 4 (1939).

SANDERS, V.: Neurologic manifestations of myxedema. New Engl. J. Med. **266**, 547—552, 599—603 (1962).

SAPELIER, J.-G.: Les hypothyroidies infantiles. Nancy Imprimerie: G. Thomas 1965.

SAXÉN, L.: On the foetal thyroid. Ann. Chir. Gynaec. Fenn. **47**, 185—200 (1958).

SCHMIDHAUSER, M.: Über die Beziehungen langdauernder Hypothyreose des Erwachsenen zu Funktionsstörungen des Zentralnervensystems. Inaug. Diss. Bern 1965.

SCHULTZ, M. A., J. B. FORSANDER, M. A. RONALD, R. A. CHEZ, and D. L. HUTCHINSON: The bi-directional placental transfer of I^{131}3 : 5 : 3′ Triiodothyronine in the Rhesus Monkey. Pediatrics **35**, 743—752 (1965).

Secrétan, J.-P.: De la surdi-mutité récessive et de ses rapports avec les autres formes de surdi-mutité. Arch. Klaus-Stift. Vererb. Forsch 29, 1—134 (1954).

Shepard, Th. H.: Onset of function in the human fetal thyroid: biochemical and radioautographic studies from organ culture. J. clin. Endocrin. 27, 945—958 (1967).

Siebenmann: Zitiert bei de Quervain u. Wegelin.

Siegler, A. M.: Pregnancy and cretinism: Report of case and review of literature. Obstet. Gynec. 8, 639—641 (1956).

Silverman, F. N.: Roentgen standards for size of pituitary fossa from infancy to adolescence. Amer. J. Roentgenol. 78, 451—460 (1957).

Simspon, M. E., C. W. Asling, and H. K. Evans: Some endocrine influences on skeletal growth and differentiation. Yale J. Biol. Med. 23, 1—27 (1950/51).

Smith, C. A., H. A. Oberhelman Jr., E. H. Storer, E. R. Woodward, and L. R. Dragstedt: Production of experimental cretinism in dogs by the administration of radioactive iodine. Arch. Surg. 63, 807—820 (1951).

Smith, D. W., R. M. Blizzard, and L. Wilkins: The mental prognosis in hypothyroidism of infancy and childhood. Pediatrics 19, 1011—1022 (1957).

Srinivasan, S., T. A. V. Subramanyan, A. Sinha, M. G. Deo, and V. Ramalingaswami: Himalayan endemic deaf-mutism. Lancet II, 176—178 (1964).

Stanbury, J. B.: The metabolic errors in certain types of familial goiter. Rec. Progr. Hormone Res. 19, 547—577 (1963).

— Familial goiter. In: The metabolic basis of inherited disease. Ed. J. B. Stanbury, J. B. Wyngaarden, D. S. Frederickson, 2nd Edition. New York-Toronto-Sydney-London: McGraw-Hill Book Company 1966, p. 215—257.

—, G. L. Brownell, D. S. Riggs, H. Perinetti, J. Itoiz, and E. B. Del Castillo: Endemic goiter, the adaptation of man to iodine deficiency. Cambridge, Mass.: Harvard University Press 1954.

—, and E. M. Chapman: Congenital hypothyroidism with goiter. Absence of an iodide-concentrating mechanism. Lancet I, 1162—1165 (1960).

—, A. A. H. Kassenaar, J. W. A. Meijer, and J. Terpstra: The occurrence of mono- and di-iodotyrosine in the blood of patient with congenital goiter. J. clin. Endocrin. 15, 1216—1227 (1955).

—, and J. Litvak: The metabolism of iodotyrosines. IV. Metabolism of l-diiodotyrosine in patients with hypothyroidism. J. clin. Endocrin. 17, 654—657 (1957).

Sterling, K., and R. B. Chodos: Radiothyroxine turnover studies in myxedema, thyrotoxicosis, and hypermetabolism without endocrine disease. J. clin. Invest. 35, 806—813 (1956).

Stewart, R. D. H., and I. P. C. Murray: An Evaluation of the perchlorate discharge test. J. clin. Endocrin. 26, 1050—1058 (1966).

Stott, H., B. B. Bhatia, and K. C. Rai: The distribution and cause of endemic goiter in the United Provinces. Indian J. Med. Res. 18, 1059—1085 (1930/31).

Studer, H. u. M. A. Greer: Die Regulation der Schilddrüsenfunktion bei Jodmangel. Bern: Huber 1966.

—, und F. Wyss: Eine Methode zum Nachweis der hypophysären TSH-Reserve. Schweiz. med. Wschr. 91, 1536—1539 (1961).

Sutherland, J. U., V. U. Esselborn, R. L. Burket, T. B. Skillman, and J. T. Benson: Familial non-goitrous cretinism apparently due to maternal anti-thyroid antibody: Report of a family. New Engl. J. Med. 263, 336—341 (1960).

Swoboda, W., et H. Zimmprich: A propos du diagnostic du mysoedème congénital. 18e Congr. Ass. Pédiatres, Langue franç. Genève 1961. Communications 34—37. Bâle/New York: Karger 1961.

TANNER, J. M.: Wachstum und Reifung des Menschen. Stuttgart: G. Thieme Verlag 1962 (deutsche Übersetzung von K. H. WEBER).

TEJADA, C.: Relation of thyroid changes to nutritional status. In: Endemic goiter. Fed. Proc. 17, 57—102 (1958).

TERPSTRA, J.: De Schildklierfunctie bij endemische Krop. Dissertation. Univ. Leiden 1956.

THALMANN, A.: Die Häufigkeit der Struma maligna am Berner Pathologischen Institut von 1910—1950 und ihre Beziehung zur Jodprophylaxe des endemischen Kropfes. Schweiz. med. Wschr. 84, 473—478 (1954).

THOENEN, H.: Die morphologische Beeinflussung der Struktur der Schilddrüse, insbesondere der Adenome, durch die Jodprophylaxe des Kropfes. Inaug. Diss., Bern 1957.

THOULD, A. K., and E. F. SCOWEN: The syndrome of congenital deafness and simple goiter. J. Endocrin. 30, 69—77 (1964).

TROTTER, W. R.: The Association of deafness with thyroid dysfunction. Brit. Med. Bull. 16, 92—98 (1960).

— Diseases of thyroid. Oxford: Blackwell Scientific Publications 1962.

TUBIANA, M., et G. VALLÉE: L'étude de la fonction thyroidienne chez l'enfant grâce à l'iode radioactif. Path. Biol. 7, 1259—1277 (1959).

UEHLINGER, E.: In endemic goiter. Fed. Proc. 17, 57—102 (1958).

VAGUE, J., H. GASTAUT, J. L. GODACCIONI, et A. ROGER: L'électroencéphalographie des maladies thyroidiennes. Ann. Endocrin. 18, 996—1009 (1957).

—, S. LISSITZKY, J. L. CODACCIONI, R. SIMONIN, G. MILLER, J. BOYER, G. AUDIBERT, et J. NICOLINO: Hypothyroidie infantile avec goitre par défaut de la désiodation des iodotyrosines, traitée avec succès par l'iode. Considérations physiopathologiques. Presse médicale 70, 2497—2500 (1962).

VAN WYK, J. J., J. O. WYNN, W. P. DEISS, M. B. ARNOLD, A. B. GRAHAM: Genetic studies in a family with „simple goiter". J. clin. Endocrin. 22, 399—414 (1962).

VERNERO, F.: Zitiert bei A. COSTA, M. MORTARA, L. MARTINETTI, F. MAROCCO, G. M. FERRARIS, F. COTTINO, e G. FREGOLA: Raffronti fra cretinismo endemico e cretinismo sporadico. Medicina (Parma), 1955, 5, fasc. 2.

DE VISSCHER, M., C. BECKERS, H. G. VAN DEN SCHRIECK, M. DE SMET, A. H. ERMANS, H. GALPÉRIN, and P. A. BASTENIE: Endemic goiter in the Uele region. I. General aspects and functional studies. J. clin. Endocrin. 21, 175—188 (1961).

WALTHARD, B.: Formenkreise und Zusammenhänge von Kropf und Krebs in Krebsforschung und Krebsbekämpfung. Herausgeb. A. DIETRISCH. Strahlentherapie 34, 69—99 (1955).

WARKANY, J., and T. L. SELKIRK: Discordant monozygotic twins: Hypothyroidism. Amer. J. Dis. Child. 89, 144 (1955).

WAYNE, E. J., D. A. KOUTRAS, and W. D. ALEXANDER: Clinical aspects of iodine metabolism. Oxford: Blackwell Scientific Publications 1964.

WEGELIN, C.: Schilddrüse. In: Hdb. der speziellen pathologischen Anatomie und Histologie von F. HENKE, C. LUBARSCH. Berlin: Springer Verlag 1926, 8, 38 bis 47, 333—337.

— Zur Entstehung des intralaryngo-trachealen Kropfes. Schweiz. med. Wschr. 69, 593—594 (1939).

WERNER, S. C., and R. J. BLOCK: Discrepancy between the distribution of iodine in human serum when estimated by iodine-131 and iodine-127. Nature 183, 406—407 (1959).

WESPI, H. J.: Ursachen, Entstehung und Verhütung des endemischen Kropfes. Münch. med. Wschr. 98, 1150—1157 (1956).

WIENER. J. D., and G. A. LINDERBOOM: The possible occurrence of two inborn errors of iodine metabolism in one patient. Acta Endocrin. **47**, 385—401 (1964).

WILKINS, L.: Thyroid disorders: Hypothyroidism. In: The diagnosis and treatment of endocrine disorders in childhood and adolescence. Oxford: Blackwell Scientific Publications 1957, pg. 88—134.

— The effects of thyroid deficiency upon the development of the brain. Res. Publ. Ass. Res. Nerv. Ment. Dis. **39**, 150—155 (1962).

—, W. FLEISCHMANN, and W. BLOCK: Hypothyroidism in childhood, I—IV, J. clin. Endocrin. **1**, 3—13, 14—23, 91—97, 98—108 (1941).

WOLFF, J., R. H. THOMPSON, and J. ROBBINS: Congenital goitrous cretinism due to the absence of iodide-concentrating ability. J. clin. Endocrin. **24**, 699—707 (1964).

WYDLER, A.: Die Histologie der Kretinenstruma, mit Berücksichtigung der Klinik des Kretinismus und der funktionellen Untersuchung. Mitt. Grenzgeb. Med. u. Chir. **39**, 467—542 (1926).

WYSS, F., und H. STUDER: Peripherer, euthyreoter Hypometabolismus oder sekundäre Hypothyreose? Schweiz. med. Wschr. **93**, 1680—1684 (1963).

YAMAZAKI, E., A. NOGUCHI, and D. W. SLINGERLAND: The development of hormonal biosynthesis in human fetal thyroids. J. clin. Endocrin. **19**, 1437—1439 (1959).

Sachverzeichnis

Die *kursiven* Zahlen weisen auf diejenigen Seiten hin, auf denen die wichtigsten Informationen über das fragliche Thema zusammengestellt sind.